Die „Monographien aus dem Gesamtgebiete der Neurologie und Psychiatrie" stellen eine Sammlung solcher Arbeiten dar, die einen Einzelgegenstand dieses Gebietes in wissenschaftlich-methodischer Weise behandeln. Jede Arbeit soll ein in sich abgeschlossenes Ganzes bilden. Diese Vorbedingung läßt die Aufnahme von Originalarbeiten, auch solchen größeren Umfanges, nicht zu.

Die Sammlung möchte damit die Zeitschriften „Archiv für Psychiatrie und Nervenkrankheiten, vereinigt mit Zeitschrift für die gesamte Neurologie und Psychiatrie", und „Deutsche Zeitschrift für Nervenheilkunde" ergänzen. Sie wird deshalb deren Abonnenten zu einem Vorzugspreis geliefert.

Manuskripte nehmen entgegen

    aus dem Gebiete der Psychiatrie: Prof. Dr. M. MÜLLER,
        Rüfenacht bei Bern, Hinterhausstraße 28

    aus dem Gebiete der Anatomie: Prof. Dr. H. SPATZ,
        6 Frankfurt (Main)-Niederrad,
        Deutschordenstraße 46

    aus dem Gebiete der Neurologie: Prof. Dr. P. VOGEL,
        69 Heidelberg, Voßstraße 2

Die Bezieher des „Archiv für Psychiatrie und Nervenkrankheiten, vereinigt mit der Zeitschrift für die gesamte Neurologie und Psychiatrie", der „Deutsche Zeitschrift für Nervenheilkunde" und des „Zentralblatt für die gesamte Neurologie und Psychiatrie" erhalten die Monographien bei Bezug durch den Buchhandel zu einem gegenüber dem Ladenpreis um 10% ermäßigten Vorzugspreis

MONOGRAPHIEN AUS DEM GESAMTGEBIETE DER NEUROLOGIE UND
PSYCHIATRIE
HERAUSGEGEBEN VON
M. MÜLLER-RÜFENACHT BEI BERN · H. SPATZ-FRANKFURT · P. VOGEL-HEIDELBERG
HEFT 101

ZENTRALE ATEMSTÖRUNGEN BEI SCHÄDEL-HIRN-VERLETZUNGEN UND BEI HIRNTUMOREN

EINFLÜSSE VON ART UND LOKALISATION DER PROZESSE
INTRAKRANIELLER DRUCKSTEIGERUNG UND HIRNOPERATION
AUF DIE ZENTRALE STEUERUNG DER ATMUNG

VON

Dr. MED. REINHOLD A. FROWEIN
PRIVATDOZENT FÜR NEUROCHIRURGIE,
OBERARZT AN DER NEUROCHIRURGISCHEN KLINIK
DER UNIVERSITÄT KÖLN

MIT EINEM GELEITWORT VON
PROF. DR. MED. WILHELM TÖNNIS
DIREKTOR DER NEUROCHIRURGISCHEN KLINIK DER UNIVERSITÄT KÖLN

MIT 66 ABBILDUNGEN

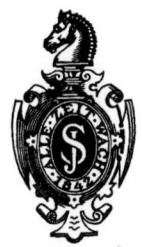

SPRINGER-VERLAG
BERLIN · GÖTTINGEN · HEIDELBERG
1963

Aus der Neurochirurgischen Klinik der Universität Köln und dem Max-Planck-Institut für Hirnforschung, Abteilung für Tumorforschung und experimentelle Pathologie (Direktor: Prof. Dr. med. W. TÖNNIS).
Die Untersuchungen wurden unterstützt durch die Europäische Gemeinschaft für Kohle und Stahl (Hohe Behörde) und durch das Bundesministerium für Arbeits- und Sozialordnung

---

ISBN-13: 978-3-540-03029-4   e-ISBN-13: 978-3-642-88731-4
DOI: 10.1007/978-3-642-88731-4

Alle Rechte, insbesondere das der Übersetzung in fremde Sprachen, vorbehalten. Ohne ausdrückliche Genehmigung des Verlages ist es auch nicht gestattet, dieses Buch oder Teile daraus auf photomechanischem Wege (Photokopie, Mikrokopie) oder auf andere Art zu vervielfältigen

Die Wiedergabe von Gebrauchsnamen, Handelsnamen, Warenbezeichnungen usw. in diesem Werk berechtigt auch ohne besondere Kennzeichnung nicht zu der Annahme, daß solche Namen im Sinne der Warenzeichen- und Markenschutz-Gesetzgebung als frei zu betrachten wären und daher von jedermann benutzt werden dürften

© by Springer-Verlag OHG. Berlin · Göttingen · Heidelberg 1963

Library of Congress Catalog Card Number 63-12927

Geleitwort

Die Differenzierung und prognostische Beurteilung der Atemstörungen bei schweren Kopfverletzungen ist ein dringendes Problem geworden.

Beobachtungen an Verletzten, die eine Cheyne-Stokes-Atmung oder Schnappatmung überlebt haben, Atemstörungen, die früher als Hirnstammschädigung prognostisch völlig infaust beurteilt wurden, zeigten die Notwendigkeit, systematische Untersuchungen auf diesem Gebiet durchzuführen.

Die klinische Beurteilung von Atemstörungen geschah bisher im wesentlichen gestützt auf ältere tierexperimentelle Untersuchungen. Leider fanden die spirometrischen Untersuchungen, die KNIPPING u. Mitarb. bereits 1930 an Patienten mit Hirntumoren und Hirndurchblutungsstörungen durchführten, nicht die entsprechende Resonanz, obwohl sie wegweisend für die wissenschaftliche Arbeit der Neurologen und Neurochirurgen hätten sein können. Sicherlich standen die Schwierigkeiten bei der technischen Durchführung hindernd im Wege. Durch die neueren Behandlungsmaßnahmen schwer Hirngeschädigter haben sich auch die Untersuchungsmöglichkeiten der Atemstörungen verbessert. So war es meinem Mitarbeiter FROWEIN möglich, bei 170 Patienten mit frischen Hirnverletzungen oder anderen Hirnschädigungen durch Geschwülste, Durchblutungsstörungen, Anfallsleiden und postoperative Veränderungen, unter Anwendung der modernen Spirometrie und der gasanalytischen Methoden die Atemstörungen systematisch zu erfassen. Erfreulicherweise gelang es ihm, durch 370 Einzeluntersuchungen auch Verläufe unter dem Einfluß des Krankheitsgeschehens wie der Behandlung festzuhalten. Die Untersuchungen wurden durchgeführt mit Unterstützung der Europäischen Gemeinschaft für Kohle und Stahl (Hohe Behörde) und des Bundesministeriums für Arbeit und Sozialordnung. Ganz besonderen Dank aber schulden wir unserem Kölner Physiologen MAX SCHNEIDER und seinem Mitarbeiter HIRSCH sowie den Kollegen KNIPPING und VENRATH für die Beratung und Unterstützung, die sie Herrn FROWEIN bei der Planung und Durchführung seiner Untersuchungen zuteil werden ließen.

Anders als bei früheren Untersuchungen von Veränderungen der zentralen Atemsteuerung nach Hirnverletzungen und -operationen waren unsere Bemühungen darauf gerichtet, nicht nur die äußeren Formveränderungen der Atmung festzustellen, sondern auch die damit verbundene quantitative Beeinträchtigung des Gaswechsels zu erfassen. Dabei ergab sich, daß bei schweren Hirnschädigungen nur in einem Teil der Fälle die immer wieder vermutete Verminderung der Atmung besteht, während in vielen anderen Fällen eine für den Gaswechsel unökonomisch starke Atmung gefunden wurde, die auf einer gesteigerten Erregbarkeit des Atemzentrums beruht.

Durch diese quantitativen Untersuchungen ergaben sich wichtige Schlußfolgerungen sowohl für die Behandlung dieser Patienten in der Klinik als auch am Unfallort. Es sollte bei Hirnschädigungen nicht mehr von Atemstörungen schlechthin gesprochen werden, sondern es muß aufmerksamer als bisher darauf geachtet werden, ob eine Hypo- oder Hyperventilation vorliegt, wie lange sie besteht und welche Auswirkungen auf die Gasdrucke im Blut und auf das allgemeine Kreislaufverhalten sie haben können. Diese Differenzierung ist möglich und für die Therapie erforderlich. Die Erfahrungen der letzten Jahre haben deutlich erkennen lassen, daß das Schicksal der Schwerbeschädigten mit Hirnverletzungen in starkem Maße entschieden wird durch eine möglichst frühzeitige und richtige Behandlung gerade der anfänglichen Atem- und Kreislaufstörungen. Jede Untersuchung, die einen kleinen Beitrag zur Klärung der Ursachen und Zusammenhänge dieser Störungen verspricht, sollte aufmerksam beachtet werden. Nur dadurch dürfen wir hoffen, die auch heute noch alarmierend schlechte Prognose der zahlreichen schweren Hirnschädigungen im Rahmen der uns gegebenen Möglichkeiten allmählich etwas zu bessern.

Köln-Lindenthal, Herbst 1962　　　　　　　　　　　　　　　　　　W. Tönnis.

Inhaltsverzeichnis

	Seite
A. Einleitung	1
B. Normale und gestörte zentralnervöse Kontrolle der Atmung	2
I. Caudaler Hirnstamm	3
1. Entstehung des Atemrhythmus	3
2. Aufbau und Modulation der Atemformen auf ponto-medullärer Ebene im Tierexperiment	4
a) Regelmäßige Atmung	4
b) Vertiefte, regelmäßige Atmung	4
c) Apneustische Atmung	4
d) Schnappatmung und ataktische Atmung	4
e) Periodische Atmung	5
f) Impulse über die Nn. vagus und glossopharyngeus	6
3. Leistung der vom Hirnstamm kontrollierten Atmung	6
II. Oraler Hirnstamm und Hirnrinde	7
1. Mittel- und Zwischenhirn, Thalamus	7
2. Hirnrinde	8
3. Regulation der Atmung innerhalb größerer Funktionskomplexe	9
III. Unterschiede der Auswirkung experimenteller gegenüber klinischer Hirnläsionen auf die Atemzentren	9
IV. Periphere Einflüsse auf die Atemform	10
C. Bisherige Beobachtungen über zentrale Atemstörungen bei Hirnverletzungen, -tumoren und -erkrankungen	11
I. Klinische Befunde	11
1. Spezielle Beobachtungen von Veränderungen der Atemform, Atemleistung und Blutgase	11
a) Hirnverletzungen und raumfordernde intrakranielle Prozesse	11
b) Gefäßprozesse und Systemerkrankungen des Zentralnervensystems, cerebrale Krampfanfälle	13
c) Meningitis, Encephalitis und Parkinson-Syndrom	14
d) Poliomyelitis	14
e) Primäre (essentielle) alveoläre Hypoventilation	14
f) Atmung beim Kind	15
2. Allgemeine klinische Beobachtungen von Atemstörungen als Teil der klinischen Symptomatologie bei Hirnverletzungen und -erkrankungen	15
II. Atemstörungen bei experimentellen Untersuchungen	16
1. Hirnverletzungen beim Tier	16
2. Experimentelle intrakranielle Drucksteigerungen beim Menschen oder Tier	25
III. Zusammenfassung zu C	26
D. Krankengut und Methodik	26
I. Krankengut	26
II. Meßmethoden	28
1. Thorakographie	28
2. Spirometrie	28

Inhaltsverzeichnis

Seite

3. Prüfung der Erregbarkeit des Atemzentrums gegenüber zunehmender artieller Kohlensäurespannung 31
   a) Atmungsmessung 31
   b) Messung des arteriellen p_{CO_2} 32
   c) Theoretische Grundlagen und technische Einzelheiten der $p_{CO_2 a}$-Bestimmung mit der Astrup-Methode 33
   d) Standardbikarbonat, Pufferbase, Basenabweichung 34
   e) Sauerstoffsättigung des Blutes ($S_{O_2 a}$%) 35
   f) Tierexperimentelle Untersuchungen 35

E. Veränderungen der Atemform 36
   I. Typische Atemformen nach schweren Schädel-Hirnverletzungen, bei Hirntumoren und nach Hirnoperationen 36
      1. Unregelmäßige, normale Atmung 38
      2. Stark unregelmäßige Atmung 38
      3. Periodische Atmung 41
      4. Wogende Atmung 45
      5. Seufzeratmung 46
      6. Regelmäßige Atmung 48
      7. Schnappatmung 50
      8. Gähnen 51
      9. Singultus 52
     10. Atemstillstand 52
   II. Vergleich von klinischen Befunden mit der Atemform 53
      1. Lokalisation der Hirnschädigung 53
      2. Art des intrakraniellen raumfordernden Prozesses und der Hirnschädigung . 58
      3. Intrakranielle Drucksteigerung 65
      4. Die Zeit nach der Hirnverletzung bzw. -operation 65
      5. Atemform in bezug auf psychische Störungen 68
      6. Atemform in bezug auf den klinischen Verlauf 69

F. Leistung und Ökonomie der Atmung 72
   I. Verhältnis von Atemfrequenz zu Atemminutenvolumen bei Hirnschädigungen . 72
   II. Atemäquivalent 73
      1. Beziehung zur Atemform, intrakranieller Drucksteigerung und Zeitpunkt des Verlaufs 73
         a) Vor Operation 74
         b) Nach Hirnverletzungen oder -operation 74
      2. Beziehung zwischen Atemäquivalent, Atemform und klinischem Verlauf . . 77
      3. Verlaufsbeobachtung von Atemform und Atemäquivalent 78

G. CO_2-Atemantwortkurven nach Hirnverletzungen und bei Hirntumoren 83
   I. Kontrollmessungen bei Normalpersonen 83
   II. CO_2-Atemantwort nach Hirnverletzungen und bei Hirntumoren 88
      1. Besprechung der Atemantwortkurven 88
      2. Lage der Kurven unter Berücksichtigung der Bewußtseinsstörungen 96
      3. Steilheit der CO_2-Atemantwortkurven; Beziehung zu Tonusstörungen . . . 96
      4. Zentrale Hyperventilation 98
      5. Unterschiede der CO_2-Atemantwort bzw. CO_2-Schwelle bei Bewußtlosigkeit, Narkose und Schlaf 100

Inhaltsverzeichnis VII

Seite

H. Folgerungen für die Therapie 100
    1. Lagerung und Tracheotomie bewußtloser Hirnverletzter 100
    2. Vegetative Dämpfung und Narkose im akuten Stadium nach Hirnverletzungen 103
    3. Indikationsstellung für verschiedene Medikament-Kombinationen 105
        a) Bewußtlose Verletzte mit Tonussteigerung 105
        b) Bewußtlose Patienten mit Tonusminderung 108

I. Zusammenfassung 109
    a) Atemform 109
    b) Ökonomie der Atmung: Atemäquivalent 111
    c) Verlauf 111
    d) Erregbarkeit des Atemzentrums 112
    e) Zentrale Atem- und Tonusstörungen 113
    f) Folgerungen für die Behandlung 113

Summary 115

Résumé 119

K. Symbole, Nomenklatur und Normalwerte 126

Literatur 128

Namenverzeichnis 147

Sachverzeichnis 154

A. Einleitung

Die Kenntnisse in der neurologischen Symptomatologie und somit die Sicherheit in der Diagnostik von Hirnverletzungen, Hirntumoren und Hirndurchblutungsstörungen sind durch die klassischen und modernen Untersuchungsmethoden beständig weiterentwickelt worden (CUSHING 1932, BAILEY 1948, ROWBOTHAM 1949, SCHEID 1953,, 1959, GURDJIAN u. WEBSTER 1958, OLIVECRONA u. TÖNNIS 1960, TÖNNIS 1938, 1948, 1959, BROCK 1960, DAVID u. POURPRE 1961, WERTHEIMER u. DESCOTES 1961, POTTER 1961, HOLUB 1962 u. v. a.).

Auch die Behandlungsmaßnahmen, besonders bei akuten Hirnfunktionsstörungen, ferner die Operationstechnik und die Anaesthesie haben sich in den letzten Jahren sprunghaft verbessert. Dadurch hat sich das Bild der in den neurologischen und neurochirurgischen Kliniken behandelten Patienten zum Teil grundlegend geändert. Schwere Hirnfunktionsstörungen werden zeitweise oder sogar dauerhaft überlebt, die bis dahin als nicht mehr mit dem Leben vereinbar angesehen wurden.

Diese Fortschritte sind besonders Untersuchungen über die zentralen *Kreislauf*-Regulationsstörungen und Störungen der Hirndurchblutung zu danken, die infolge von Hirnverletzungen und intrakranieller Drucksteigerung entstehen. Sie sind zusammenfassend dargestellt von NOELL u. SCHNEIDER 1948, OPITZ u. SCHNEIDER 1950, 1959, BROBEIL 1950, TÖNNIS 1939, 1940, 1949, 1956, 1959, TÖNNIS u. LOEW 1953, TÖNNIS u. SCHIEFER 1959, TÖNNIS u. MARGUTH 1961, COMNINOS 1949, LOEW 1949, 1950, GÄNSHIRT 1957, QUANDT 1959.

Unerwartete Besserungen des Verlaufs wurden besonders bei bewußtlosen Hirnverletzten erreicht durch die *vegetative Dämpfung* und durch die *Freihaltung der Atemwege* (s. S. 100ff.).

Mit dieser Entwicklung haben die klinischen Kenntnisse von *zentralen Atemstörungen* bei Hirnschädigungen bisher nicht Schritt gehalten. Dies ist um so weniger verständlich, als gerade die funktionellen Zusammenhänge der reticulären Zellmassen und ihrer Faserverbindungen im Hirnstamm und im Endhirn, die an der Entstehung und Steuerung des Atemvorgangs beteiligt sind, von der Physiologie in den letzten Jahren wesentlich weiter geklärt werden konnten (s. S. 3ff.).

Die bei Reizung oder Ausschaltung verschiedener Hirnstammabschnitte beobachteten Veränderungen der Atemform haben sich jedoch nur bei einem Teil der Patienten mit Hirnverletzungen, Hirntumoren oder nach Hirnoperationen feststellen lassen. Es besteht daher in der Klinik häufig Unsicherheit in der Beurteilung, ob die nach einer Hirnschädigung auftretenden Atmungsveränderungen tatsächlich eine Störung der Atmungssteuerung oder nur eine Variante der Norm darstellen. Dies geht auch daraus hervor, daß in klinischen Berichten über Patienten mit Hirnverletzungen und -tumoren auch heute der plötzliche

Atemstillstand nicht selten als „unerwartet" erwähnt wird. Das kann nur heißen, daß die noch kurze Zeit vorher beobachtete Atmung dem Untersucher als „völlig normal" erschienen ist. Besonders scheint man bei derartigen Verläufen ein allmähliches, schrittweises Versagen der Atmung vermißt, im Grunde aber erwartet zu haben, weil der Ablauf der Atemstörungen bei Hirnschädigungen einen Vergleich mit dem allmählichen Versiegen anderer Hirnfunktionen, besonders des Bewußtseins, nahelegt. Es wird sich aber zeigen, daß bei unseren Patienten mit Hirnschädigungen die normale Atmung unregelmäßig, dagegen eine ganz regelmäßige Atmung eher das Zeichen einer stärkeren Hirnfunktionsstörung ist.

Ein Versuch, die Klinik der zentralen Atemstörungen bei Hirnverletzungen und Hirntumoren zu untersuchen, wird sich daher nicht speziell auf die Patienten mit den auffälligsten Atemveränderungen beschränken dürfen; es sollte vielmehr eine möglichst allgemeine Übersicht angestrebt werden. Beschränkungen ergeben sich dabei von selbst durch das spezielle Krankengut einer neurochirurgischen Klinik.

Infolge der technischen Schwierigkeiten bei der instrumentellen Registrierung ist für die tägliche klinische Untersuchung und laufende Überwachung der Patienten mit akuten Hirnschädigungen die Beurteilung der *Atemform* nach wie vor von größter Bedeutung. Sie soll deshalb in der vorliegenden Arbeit einer eingehenden Analyse unterzogen und dabei besonders auch ihre Leistung hinsichtlich der effektiven Sauerstoffaufnahme des Patienten berücksichtigt werden.

Schließlich wird die Erregbarkeit des Atemzentrums bei schweren Hirnverletzungen, bei intrakranieller Drucksteigerung und nach Hirnoperationen untersucht und dazu das Atemminutenvolumen als Funktion steigender Kohlensäurespannung im Blut gemessen. Dadurch kann geprüft werden, ob die Ansprechbarkeit der Atmungsneuronen im Hirnstamm auf einen für sie spezifischen Reiz und somit auf einen der wichtigsten Steuerungsmechanismen der Atmung trotz der Hirnschädigung noch erhalten ist.

B. Normale und gestörte zentralnervöse Kontrolle der Atmung

Der Versuch, die bei Patienten mit Hirnschädigungen beobachteten Atemveränderungen systematisch zu ordnen, muß sich auf die bisherigen, meist tierexperimentellen Untersuchungen der normalen zentralnervösen Erregung und Steuerung der Atmung stützen. Diese zeigten, daß *Ausschaltung oder Reizung entsprechender Hirngebiete sich in erster Linie in Veränderungen der Atemform auswirkt.*

Von den sich schon über ein Jahrhundert erstreckenden Untersuchungen seien hier besonders erwähnt die Arbeiten und Zusammenfassungen von MARCKWALD 1890, SCHOEN 1927, HESS 1931, PITTS, MAGOUN u. RANSON 1939, GESELL 1940, PITTS 1946, BUCHER 1952, GASTAUT 1952, WYSS 1954, POOL 1954, 1960, HOFF u. BRECKENRIDGE 1955, REIN u. SCHNEIDER 1955, 1960, SCHOEDEL 1956, v. BAUMGARTEN 1956, 1961, ROSSIER, BÜHLMANN u. WIESINGER 1956/58, OBERHOLZER 1957, LILJESTRAND 1958, K. E. SCHAEFER 1960, YOUNG 1960, SCHOEDEL 1961.

I. Caudaler Hirnstamm

1. Entstehung des Atemrhythmus

Mehrere Untersuchungen sprechen dafür, daß nur ein Minimum an zentralnervöser Substanz vorhanden sein muß, um eine Folge von Ein-und-Ausatem-Bewegung aufrechtzuerhalten: Es handelt sich um ein Substrat bilateral in der Formatio reticularis der Medulla, in Höhe der unteren Olive und vor dem Tractus solitarius, also wenige Millimeter unter dem Boden des 4. Ventrikels, sowie um die von dort zu den spinalen Segmenten abführenden Bahnen.

Das die Atmung auslösende Neuronen-Netzwerk soll zwischen die übrigen Zellen der medullären Formatio reticularis eingestreut sein. Ableitungen haben gezeigt, daß der caudale, ventrale Teil dieses Neuronensystems besonders inspiratorische Impulse, der kraniale, dorsale Teil vor allem exspiratorische Impulse aussendet. Andere Untersucher stellten keine so strenge Trennung der in- bzw. exspiratorischen Neuronengruppen fest, sondern nahmen an, daß diese innig miteinander durchmischt sind (Literatur bei Wyss 1954, Liljestrand 1958). Von Baumgarten 1960 lokalisiert die inspiratorischen Neuronen 1—3 mm rostral und 2—3 mm lateral vom Obex (bei Katze, Hund, Kaninchen und Affe). In einem Substrat mehr ventrolateral der rostralen Hälfte des Hypoglossuskerns fand Vassella 1961 bei Kaninchen dasjenige Gebiet, dessen beiderseitige völlige Zerstörung durch Hochfrequenzkoagulation zum primären Atemstillstand in Exspirationsstellung führt.

In auffällig guter Annäherung an diese Befunde hatten bereits Le Galois 1812 und Flourens 1824 in diesem Hirnstammabschnitt den lebenswichtigen Teil für die Atmung, den „noeud vital", erkannt.

Dem medullären Atmungssubstrat wird auch auf Grund neuester Untersuchungen von Brodie u. Borison 1957, v. Baumgarten, Balthasar u. Koepchen 1960 eine autonome, inhärente, oscillierende Erregungsbildung zugesprochen, weil diese Neuronen auch dann noch tätig waren, wenn das Rhombencephalon von allen höheren oder tieferen Afferenzen abgeschaltet oder die Peripherie durch Succinyl gelähmt worden war.

Burns u. Salmoiraghi 1960 beobachteten dagegen, daß bei progressiver Abtrennung des Hirnstammes vom übrigen Nervensystem die Atemzellen für eine periodische Entladung unfähig wurden. Es ergab sich kein Anhalt dafür, daß eines dieser Neuronen überhaupt spontan feuern könne, wenn es von aller Aktivität der Nachbarschaftszellen isoliert wird. Die Autoren schließen daraus, daß beim Ungeborenen oder beim überanaesthesierten Individuum das Atmungssystem stabil, d.h. ohne rhythmische Aktivität bleiben müßte, infolge der extrem niedrigen Schwelle der allgemeinen Aktivität innerhalb des Hirnstammes. Wenn aber die Aktivität wachse, komme es wahrscheinlich zu einer Summierung von Reizimpulsen, die von Nicht-Atmungssystemen auch auf Neuronen der Atmungsgruppe übertragen würden.

Trotz dieser Unklarheit über die Automatie des Atemzentrums bleibt für die Klinik der Atemstörung bei Hirnverletzungen und Hirntumoren am wichtigsten, daß ein unersetzlicher Schrittmacher der Atmung intrakraniell liegt und eben dort, bis zum Atemstillstand, geschädigt werden kann. Für den Kreislauf sind dagegen die medullären „Zentren" nur Modulatoren, während das Reizbildungszentrum im Herzen peripher vom Schädel liegt. Daraus erklärt sich das vorübergehende Überleben des Kreislaufs trotz zentralem Atemstillstand, bis der zentrale Kreislauftod erst durch Erstickung eintritt (LEYDEN 1866).

2. Aufbau und Modulation der Atemformen auf ponto-medullärer Ebene im Tierexperiment

Die Abb. 2 zeigt verschiedene Atemformen, welche von LUMSDEN 1923 bei der Katze durch schrittweise Isolierung des Hirnstamms von seinen höheren Bezügen und vom N. vagus beobachtet worden sind. Im Prinzip wurden diese Formen auch bei anderen Tierspecies und auch von späteren Untersuchungen bestätigt, so von TANG 1953.

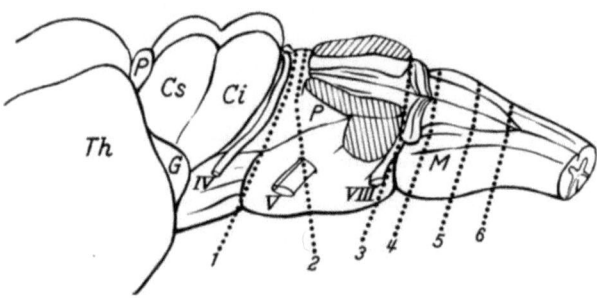

Abb. 1. Durchschneidung des Hirnstammes der Katze in verschiedenen Ebenen (LUMSDEN 1923). — *Ci* Colliculus inferior (corp. quadrigem.); *Cs* Colliculus superior (corp. quadrigem.); *G* Corp. genicul. med.; *M* Medulla oblongata; *P* Pons; *p* Corpus pineale; *Th* Thalamus

a) Regelmäßige Atmung

Regelmäßige, pausenlose Atmung blieb erhalten, wenn Großhirn und oraler Hirnstamm in der Mittelhirnebene, zwischen den Vierhügeln, abgetrennt oder durch Unterbrechung der Durchblutung außer Funktion gesetzt wurden. Gegenüber dem Normalzustand ist diese Atmung aber durch ihre „maschinenmäßige" Gleichförmigkeit auffallend (MARCKWALD 1890).

b) Vertiefte, regelmäßige Atmung

Bei zusätzlicher Ausschaltung beider Nn. vagi tritt eine deutliche Vertiefung und Verlangsamung der Atmung ein, die aber, nach Beobachtungen von MARCKWALD, nur sehr vorübergehend sind.

c) Apneustische Atmung

Krampfhaft inspiratorische, „apneustische" Atmung bei Isolierung von Medulla und Pons bis unterhalb der caudalen Vierhügel.

Da apneustische Atmung aber nur nach beidseitiger Vagusausschaltung des infracollicular isolierten Hirnstamms auftrat, ist diese Form bei den klinischen Atemstörungen nach viel weniger diskreten traumatischen oder blastomatösen Hirnschädigungen kaum zu erwarten.

d) Schnappatmung und ataktische Atmung

Schnappatmung mit atonischen Pausen: medulläre Ebene, unterhalb der striae acusticae; die Schnappatmung soll eine maximal tiefe „Alles-oder-nichts-Atmung" sein (BARCROFT 1938), sie wird aber durch CO_2 in Frequenz und Tiefe verstärkt (NGAI 1957). HOFF u. BRECKENRIDGE 1955 konnten bei völlig isolierter

Medulla eine typische, langsame Schnappatmung durch elektrische Stimulation mit Frequenzen bis 60/sec erzeugen. Bei hoher Reizfrequenz, ab 150/sec, trat dagegen in einigen Fällen eine nichtmaximale, schnellere, in Amplitudenhöhe und Rhythmus außerdem völlig unregelmäßige „ataktische" Atmung auf. Bei mittleren Reizfrequenzen waren Schnappatmung und ataktische Atmung superponiert. Die Autoren schlossen daraus, daß die *Medulla* über wenigstens diese *zwei* Atemformen verfüge und zwischen dem völligen Überwiegen der einen oder anderen Art wechseln könne. Dabei wirke sich Bahnung bzw. Hemmung in der gleichen Weise auf die Atemgrundformen aus, wie es MAGOUN u. Mitarb. 1952 von der Wirkung der retikulären Formationen des Hirnstammes auf andere motorische und vegetative Funktionen des Organismus nachgewiesen haben. Das „Atemzentrum" ist dann als Teil dieses größeren pontomedullären Bahnungs-

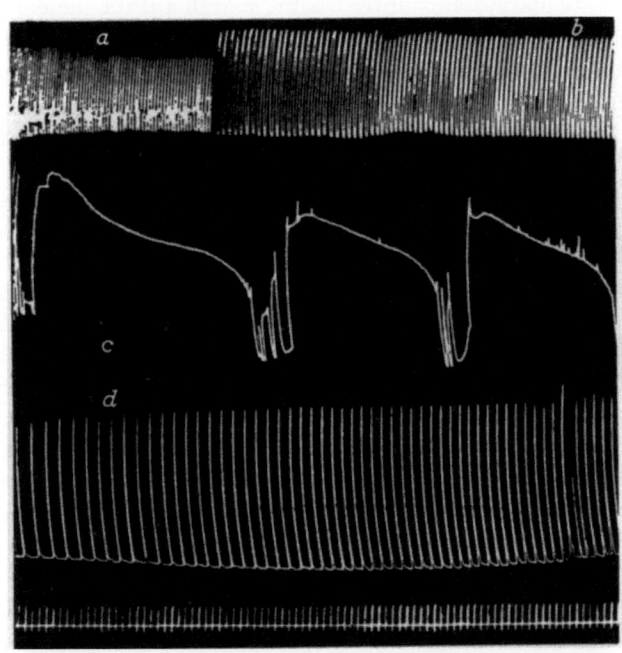

Abb. 2. Die dabei beobachteten Atemtypen: *a* normal; *b* vertiefte und verlangsamte Atmung nach Vagotomie; *c* verlängertes inspiratorisches Atemanhalten — Apneusis — und schnappende Atemzüge nach Durchschneidung in Höhe der Linie 2 der oberen Abbildung; *d* Schnappatmung. Zeitzeichen 5 sec, Inspiration aufwärts, Schreibung von links nach rechts (Abb. aus LUMSDEN 1923)

und Hemmungssystems aufzufassen. Die Verbindungen dieses Systems mit höheren Hirnabschnitten wie auch mit dem Rückenmark und den Hirnnerven werden als Wege zusätzlicher Bahnungen und Hemmungen betrachtet.

In dieser Hinsicht ist dann „apneustische" Atmung mit Inspirationsspasmen das Ergebnis einer übersteigerten Bahnung der Inspiration, verknüpft mit einem gesteigerten Alles-oder-nichts-Rhythmus. Sie entsteht daraus, daß der pontine Anteil des Bahnungssystems intakt bleibt, während die dämpfenden Wirkungen der höheren „Zentren" der Vagusregulation ausgefallen sind. Die über die Nn. vagi von den Lungen hergeleiteten Impulse erscheinen bei dieser Isolierung des Hirnstamms bis auf Medulla und Pons vorwiegend als Hemmungssystem der Alles-oder-nichts-Atmung und somit als Hemmung der inspiratorischen Kräfte.

e) Periodische Atmung

Die Normalatmung bei intaktem Gehirn halten HOFF und BRECKENRIDGE für — im wesentlichen — völlig gleichmäßig, weil alle supramedullären und corticalen Regulationen ausbalanciert sind, die integrierend und modulierend auf die primitiven medullären Atemformen einwirken.

Je mehr aber die höheren Koordinationsgebiete durch anatomische Abtrennung in verschiedenen Ebenen, durch Pharmaka, Anoxie, Zirkulationsstörungen oder Schlaf ausgeschaltet werden, um so unvollständiger wird die Integrierung und um so weniger wird der langsame Eigenrhythmus des ponto-medullären Reticularsystems unterdrückt, so daß auf die gleichmäßige Eupnoe die langsame, maximale Alles-oder-nichts-Atmung mehr und mehr superponiert wird. Nach dieser Auffassung wäre Seufzeratmung als eine nur mäßig geringer integrierte Normalatmung zu betrachten. Periodischer Wechsel von Atmung und Apnoe, wie beim Cheyne-Stokes-Typ, wäre als eine noch niedrigere Stufe der Integration atmungssteuernder Mechanismen zu deuten.

Die klinischen Beobachtungen der Atemformen bei Hirnverletzungen und Tumoren führen jedoch zu einer anderen Korrelation.

f) Impulse über die Nn. vagus und glossopharyngeus

Auf die schon im Zusammenhang mit der regelmäßigen (b) und der apneustischen (c) Atmung genannten Einflüsse des *N. vagus* auf den ponto-medullären Atemrhythmus wird bei diesen Untersuchungen nicht speziell eingegangen werden. Die Hering-Breuer-Reflexe, alternierende Impulse von der Lungendehnung und -entspannung, begrenzen die In- und Exspirationsbewegung (HERING u. BREUER 1868). Im Falle der intrakraniellen Verletzungen und Tumoren wird dieser Mechanismus, was seine peripheren Bestandteile anbelangt, zunächst einmal als intakt und somit die Atemform nicht anders als normal beeinflussend vorausgesetzt werden. Dies mag auch dadurch bestätigt werden, daß bei unseren Patienten während der zu schildernden CO_2-Rückatmungsversuche keine Störungen des Atmungsablaufs beobachtet wurden, wie sie sonst bei vagotomierten Tieren bekannt sind (HESS 1931). — Die über den N. glossopharyngeus geleiteten Impulse der O_2-Mangel-empfindlichen Chemoreceptoren des Carotissinus und der Paraganglien der thorakalen Aorta beeinflussen die Atmung nur quantitativ. — Zu eingehenden Analysen wird auf BUCHER 1952, WYSS 1954, LILJESTRAND 1958, REIN u. SCHNEIDER 1960, YOUNG 1960, SCHOEDEL 1961 verwiesen.

3. Leistung der vom Hirnstamm kontrollierten Atmung

Bei den geschilderten tierexperimentellen Untersuchungen standen die Veränderungen der Atemform im Vordergrund. Es ist von klinischem Interesse, daß die bei Ausschaltung des Mittelhirns und des Vagus auftretenden Inspirationskrämpfe schon nach einigen Minuten durch Anoxie zum Tode führen (MARCKWALD 1890). Dabei ist die spirometrisch gemessene O_2-Aufnahme zunächst noch normal, ebenso wie bei der medullären Schnappatmung und bei der Eupnoe nach Decerebrierung zwischen den Vierhügeln (NGAI 1957). Allerdings kommt es bei dieser Eupnoe zu erniedrigtem arteriellen CO_2-Druck — durchschnittlich 27 mm Hg —, was einer Hyperventilation entspricht. — Bei apneustischer und bei Schnappatmung stieg der $p_{CO_2 a}$ auf 70—120 mm Hg an, während die Sauerstoffsättigung noch 80% betrug. Die Atemantwort auf steigende CO_2-Drucke ist vermindert; durch mechanische Erzeugung einer Hypokapnie wird Apnoe ausgelöst (FINK 1962). Bei supracolliculärer Abtragung des Hirnstamms der Katze erscheint der Atemantrieb dagegen unabhängig vom arteriellen CO_2-Druck, denn auch bei extremer Hypokapnie von 7—18 mm Hg $p_{CO_2 a}$ tritt keine Apnoe ein.

II. Oraler Hirnstamm und Hirnrinde

Daß die Atembewegung auch von Hirnabschnitten oberhalb des ponto-medullären Gebietes, also aus dem Bereich der Hemisphären und des Zwischenhirns, gesteuert wird, ist nicht nur durch die willkürliche und emotionale Modulation der Atembewegungen offensichtlich und bekannt (BERGER 1937), sondern auch experimentell hinreichend gesichert; die klinische Bedeutung dieses Teiles der Atemsteuerung ist jedoch bisher wenig geklärt.

Zusammenfassende Darstellungen des Schrifttums über die Atmungsveränderungen bei Reizungs- und Ausschaltungsversuchen im Tierexperiment gaben DELGADO u. LIVINGSTON 1948, KAADA 1951, DELL 1952, HOFF u. BRECKENRIDGE 1955; über die klinisch besonders interessierenden Beobachtungen bei Reizversuchen am menschlichen Gehirn berichtete vor allem POOL 1954, 1960.

1. Mittel- und Zwischenhirn, Thalamus

Bei Ausschaltung eines Teiles des Mittelhirns durch Ischämie, sei es auch nur einseitig und im Bereich der vorderen Vierhügel, treten heftige Atemkrämpfe neben allgemeinen Muskelkrämpfen auf (MARCKWALD 1890), die aber nach einiger Zeit verschwinden. Nach Ausschaltung des ganzen Mittelhirns kommt es zu der schon besprochenen frequenten, maschinenmäßig regelmäßigen Atmung.

Die Einflüsse des Hypothalamus auf die Atmung wurden an unnarkotisierten, freibeweglichen Katzen vor allem von HESS 1949/54 und HESS u. MÜLLER 1956 untersucht: Es zeigten sich bei Versuchen mit elektrischer Reizung sowohl Atmungsaktivierung mit zunehmender Steigerung von Frequenz und Amplitude oder mit „paroxysmaler Tachypnoe" wie auch Abnahme von Amplitude, Frequenz und Fördervolumen, im Sinne der Atmungshemmung.

Auch bei experimentell gesetzter „Depression" des Hypothalamus durch lokale Narkose mit Thiopental oder durch Koagulation — also durch funktionelle oder strukturelle Ausschaltung — fand REDGATE 1960, daß dadurch die Reizbarkeit der Atemfelder in der Medulla erniedrigt und das Atemminutenvolumen um 20—30% signifikant vermindert wird. REDGATE schließt daraus, daß der Hypothalamus auf die atmungssteuernden ponto-medullären Substrate normalerweise einen fördernden Einfluß ausübt, welcher die Reizbarkeit der reflektorischen Bahnen der Atmung erhöht und dadurch eine Zunahme des Minutenvolumens bewirkt.

Die einzigen Beobachtungen über Atemveränderungen mittels Reizung *subcorticaler Strukturen* beim *Menschen* wurden bisher von DELL u. TALAIRACH 1954 sowie von SCHMIDT u. KANIAK 1960 berichtet. Während stereotaktischer Operationen bei Parkinson-Syndromen konnten DELL und TALAIRACH Atmungsveränderungen bei Reizung im nucleus ventralis anterior des Thalamus, im vorderen Hypothalamus und nucleus ruber registrieren, wobei als konstanter Reizeffekt eine *Verlangsamung* der Atmung, bis zur Apnoe, eintrat. — SCHMIDT und KANIAK beobachteten nach Thalamus-Koagulationen, daß postoperativ eine Verminderung des Atemminutenvolumens und auch eine Verschiebung der Atmungsökonomie, nämlich Senkung des Atemäquivalentes, eintrat, am ausgeprägtesten bei Syndromen mit starker Akinese (vgl. S. 19).

Zusammenfassend ergibt sich aus den experimentellen Untersuchungen an Strukturen des Thalamus, Zwischen- und Mittelhirns, daß beim Tier durch Reizung oder Ausschaltung sowohl Förderung wie Hemmung der Atmung eintraten, während beim Menschen bisher nur Atemhemmung beobachtet worden ist (Tabelle 1, S. 8). Da überdies auch bei den meisten bisherigen Tierversuchen nur eine Registrierung der Atemform, nicht aber des Atemvolumens und der O_2-Aufnahme vorgenommen worden ist, dürfte es oft schwierig sein zu entscheiden, ob es quantitativ zu einer Förderung oder Depression der Atmung im Sinne des Gasaustausches in der Lunge gekommen ist.

2. Hirnrinde

Eine mehr oder weniger ausgesprochene Atemhemmung ist ebenfalls das überwiegende Ergebnis bei Reizungen oder bei operativer Abtragung von Hirnrindengebieten beim Tier und beim Menschen.

Aus den *tierexperimentellen* Ergebnissen, die besonders von TURNER 1954, POOL 1954, 1960, HOFF u. BRECKENRIDGE 1955, CASTEX 1957 und ANAND, DUA u. CHINA 1957 zusammengestellt wurden, geht hervor, daß bei elektrischer

Tabelle 1. *Wirkung experimenteller lokaler Reizung bzw. Ausschaltung verschiedener Hirnstrukturen auf die Atmung bei Mensch und Tier*

	Tier		Mensch	
	Reizung elektrisch	Ausschaltung Koagulation Ischämie	Reizung	Ausschaltung
Cortex	↓	↓ ↑	↓ ↑	↓
Thalamus Diencephalon Mesencephalon	↓ ↑	↓ ↑	↓	↓

↑ Förderung; ↓ Hemmung.

Stimulation verschiedener Rindenbezirke sowohl Förderung wie Hemmung der Atembewegung eintrat. Die anatomische Ausschaltung einzelner Großhirnabschnitte ist schon von MARCKWALD 1890 beim Hund mittels Einspritzung erstarrender Massen durchgeführt worden:

Bei nur einseitigem Ausfall des Großhirns trat äußerst kleine, ganz unregelmäßige und sehr beschleunigte Atembewegung auf. Nach Ausschaltung auch der anderen Hirnseite verschwand die unregelmäßig-beschleunigte Atmung wieder. Wurden danach zusätzlich die Nn. vagi durchtrennt, so kam es vorübergehend zu einer Vertiefung und Verlangsamung der Atmung.

Beim *Menschen* wurden Veränderungen von Atemtiefe und -frequenz beobachtet nach Stimulation des vorderen Anteils des gyrus cinguli, im hinteren Orbitalhirn, in medialen Abschnitten des Temporallappens, am uncus und gyrus hypocampi, an der Insel, am lobus paracentralis und am nucleus amygdalae. Aus den Angaben von KAADA u. JASPER 1952, POOL 1954, 1960 und VAN BUREN 1961 geht hervor, daß die Rindenreizungen beim Menschen fast alle zu einer Atemhemmung führten. Nur bei zwei bilateralen Reizungen des rostralen gyrus cinguli beobachteten POOL u. RANSOHOFF 1949 einen Anstieg der Atemfrequenz für die Dauer des Reizes; zwei weitere gleichartige Versuche ergaben Atemhemmung bis zur Apnoe. Die einzelnen Lokalisationen und Reizerfolge sind in Tabelle 1 in Anlehnung an POOL dargestellt.

Bemerkenswert ist aus den experimentellen Untersuchungen von TURNER 1954 besonders die Beobachtung, daß Tiere mit Läsionen in der hinteren Orbitalregion (Area 13 nach WALKER) eine erhöhte Widerstandsfähigkeit gegenüber Anoxie zeigen, was auch als mangelhafte Antwort gegenüber Steigerung des CO_2-Druckes gedeutet werden kann. TURNER schloß daraus, daß die Area 13 gewisse Beziehungen zum CO_2-Spiegel im Blut habe.

Es ist noch wenig untersucht, welche *absteigenden Bahnen* die von corticalen Feldern und vom Hypothalamus kommenden atmungssteuernden Impulse übertragen. TURNER 1954 konnte für das hintere Orbitalgebiet ein zweibahniges „präthalamisches Bündel" durch den Subthalamus bzw. die Hirnschenkel zum pontinen Reticulum wahrscheinlich machen. Da von der motorischen Area 4 aus — außer isolierten Beeinflussungen der Atemmuskeln — keine koordinierte Modulation der Atmung erzielt wurde, wird geschlossen, daß die Atmung keiner Kontrolle durch das Pyramidenbahnsystem unterliegt, sondern daß auch die willkürliche Regulation der Atmung durch extrapyramidale Bahnen übertragen wird (HOFF u. BRECKENRIDGE 1955, YOUNG 1960).

3. Regulation der Atmung innerhalb größerer Funktionskomplexe

Bei der Reizung von corticalen Feldern und subcorticalen Strukturen ist der Reizeffekt gewöhnlich nicht allein auf die Atmung beschränkt. Vom Tierexperiment sind die gleichzeitigen Kreislauf-, Pupillen-, Sekretions- und auch Verhaltensänderungen bekannt (HESS). TURNER wies auf die Parallelität von Atemhemmung und Wutdämpfung hin. DELL und TALAIRACH diskutieren als Ursache der Atemhemmung einerseits eine Hemmung der gesamten Motilität der quergestreiften Muskulatur und andererseits die Erzeugung einer Muskelhypertonie, welche den Thorax in der einen oder anderen extremen Stellung fixiert. Bei einem Patienten wurde Atemstillstand während subcorticaler Reizung jeweils mit gleichzeitiger Hypertonie der gesamten Muskulatur registriert. — KAADA u. JASPER 1952 beobachteten bei den Reizversuchen am Patienten gleichzeitig mit der Atemhemmung auch das Auftreten von Ermüdung, Augenschließen, Herabsetzung der Spontanbewegung und Reflexaktivität, schließlich Schlaf. Diese Reaktionsweise entspricht der Stellung des Zwischenhirns als desjenigen Abschnittes des Zentralnervensystems, der Einzelfunktionen zu größeren Funktionskomplexen und zu einer einheitlichen, verbesserten Leistung zusammenfaßt (HESS 1954, REIN u. SCHNEIDER 1955).

Über die funktionellen Zusammenhänge der Atemzentren als Schaltzentren im Sinne der Regelungslehre s. O. F. FRANKE 1960, W. SCHOEDEL 1961.

III. Unterschiede der Auswirkung experimenteller gegenüber klinischer Hirnläsionen auf die Atemzentren

Im Gegensatz zu den voraufgehend genannten diskreten *fokalen*, präzis lokalisierbaren Hirnreizungen oder -ausschaltungen im Experiment muß in der Klinik bei den meisten Hirntumoren und -verletzungen mit *diffusen* Hirnschädigungen gerechnet werden: denn neben der örtlichen Druckwirkung eines raumfordernden Prozesses kommt es durch die Massenverschiebung (s. ZÜLCH 1959) und durch die intrakranielle Drucksteigerung mit Verminderung der Hirndurchblutung (s. TÖNNIS 1959; GÄNSHIRT 1957, TÖNNIS u. SCHIEFER 1959, FROWEIN 1960) oft zu einer *allgemeinen* Hirnfunktionsstörung.

Daher werden die später zu berichtenden klinischen Beobachtungen der Atemveränderungen bei Patienten mit Hirnverletzungen und Hirntumoren im allgemeinen nicht geeignet sein, über eine genaue Lage von „Atemzentren" bzw. atmungsregulierender corticaler Felder und subcorticaler Strukturen zu diskutieren.

Dies könnte bereits eine der Erklärungen dafür sein, daß bei den klinischen Untersuchungen verschiedener Hirnschädigungen meistens nicht die erwartete Atemhemmung beobachtet wurde, sondern eher eine Atemförderung, deren Nützlichkeit für den Organismus aber zu prüfen sein wird.

IV. Periphere Einflüsse auf die Atemform

Auf die große Bedeutung der Behinderung der Atmung durch *Verlegung der Atemwege* wird in den Ergebnissen (S. 100 ff.) eingegangen.

Im Tierexperiment ist die Intaktheit oder Ausschaltung des *N. vagus* für die Atemform meist ausschlaggebend (vgl. S. 6). In den klinischen Fällen dagegen ist der periphere Teil des N. vagus stets intakt. Für die Veränderungen der Atemform kommen hier vorwiegend der allgemeine *Muskeltonus* sowie zentrale und periphere *Lähmungen der Atemmuskulatur* zur Auswirkung.

Wie die gesamte Skeletmuskulatur des Menschen und der Säugetiere, steht auch die Atemmuskulatur unter einem Dauertonus (ROSSIER, BÜHLMANN u. WIESINGER 1956, SCHOEDEL 1956, BUCHER 1952, CAMPBELL 1958). Dieser bestimmt weitgehend die Atemruhelage.

Ruhige Atmung wird überwiegend durch Bewegung des Zwerchfells bewirkt, während die Thoraxbewegung höchstens zu 30—40% beteiligt ist (CAMPBELL). Nur bei forcierter Atmung nimmt die thorakale Atemmuskulatur an der Atembewegung stärker Anteil, etwa ab 40 Liter pro Minute. — Demgegenüber kam WASSNER 1962a durch bronchospirometrische Untersuchungen zum Ergebnis, daß unter normalen Bedingungen Brustwände und Zwerchfell zu gleichen Teilen an der Belüftung der Lunge beteiligt sind: „Wird ein Glied aus der Funktionskette herausgelöst, dann trägt der ganze Atemapparat den Schaden, der immer größer ist als der Kraft des einzelnen Gliedes entspricht. Stets wird der Umfang des effektiv beatmeten Lungenvolumens um weit mehr als die Hälfte vermindert. Das hat zur Folge, daß weder die reine Zwerchfellatmung noch die reine Brustwandatmung auf die Dauer mit dem Leben vereinbar ist. Ein relativ vergrößertes Residualvolumen bei erheblich vermindertem beatembarem Lungenvolumen bedingt die absolut unökonomische Atmung. Unphysiologische Forderungen an die verbliebene Atemmuskulatur führen zu deren Ermüdung und leiten schließlich die tödliche Ateminsuffizienz ein."

Der überwiegend aktive Teil der Atmungsphase ist die Inspiration. Zur Überwindung eines Atemhindernisses wird in erster Linie die Inspirationskraft verstärkt (CAMPBELL). Der Dauertonus der In- und Exspirationsmuskulatur schwankt mit der Atemphase, und in der Ausatmungszeit ist der Tonus der Exspirationsmuskulatur gesteigert, so daß auch dieser Vorgang als eine aktive Exspiration aufgefaßt werden kann (SCHOEDEL). In jedem Fall wird also nicht völlig, sondern nur weitgehend passiv ausgeatmet (SCHOEDEL 1956).

Bei Patienten mit *Halbseitenlähmung* wird auf der hemiplegischen Seite zwar eine verminderte willkürliche, in manchen Fällen aber eine gesteigerte *un*willkürliche Bewegung der Brustwand festgestellt und schon von JACKSON 1895 beschrieben (GRIMMER 1939, PLUM 1960). Die Störung der willkürlichen Atembewegung ist hier peripherer Natur, wie bei einer hohen Rückenmarksläsion. Im späteren Verlauf der Hemiplegie ist die Atemamplitude abhängig vom Tonus: Wenn eine beträchtliche Spastik auftritt, sind die Atembewegungen reduziert; bei schlaffer Hemiparese sind sie dagegen größer als auf der normalen Seite. Bei Kohlensäureatmung werden die Atembewegungen auf der gelähmten Seite gegenüber der normalen unverhältnismäßig vergrößert (KOLB u. KLEYNTJENS 1937, GRIMMER, HESSER u. LANGWORTHY 1939). Die *Zwerchfell*bewegung ist dagegen auch auf der hemiplegischen Seite eher normal als etwas eingeschränkt (CAMPBELL 1958). Es wird deshalb an eine bilaterale corticale Repräsentation der Zwerchfellinnervation gedacht.

Bei den hier durchgeführten spirographischen Untersuchungen wurde stets die Summe des geatmeten Volumens beider Thoraxseiten registriert. Daher können Seitenunterschiede hier nicht erkannt werden.

Patienten mit erheblich *entzündlichen* Lungenveränderungen, wie Bronchopneumonie, Lungenabscessen oder Pleuraergüssen, wie sie im Verlauf langdauernder Bewußtseinsstörung nicht selten auftreten (vgl. S. 32), wurden *nicht* zu den Atmungsanalysen herangezogen.

C. Bisherige Beobachtungen über zentrale Atemstörungen bei Hirnverletzungen, -tumoren und -erkrankungen

Die bisherigen Mitteilungen über nicht pulmonal bedingte Veränderungen der Atmung bei verschiedenen Hirnläsionen liegen in einem großen Schrifttum stark verstreut und teilweise unter anderen Gesichtspunkten vor[1]. Darum wurde hier versucht, die Orientierung dadurch zu erleichtern, daß die Ergebnisse nach der Art der Hirnschädigungen zusammengefaßt wurden. Mit der chronologischen Reihenfolge soll ein Einblick in die Entwicklung und in den heutigen Stand der Kenntnisse cerebraler Atemstörungen vermittelt werden (s. S. 17—25).

Die zusammengestellte Literaturauswahl ist zweifellos unvollständig, besonders hinsichtlich der Atemstörungen bei Systemerkrankungen und Durchblutungsstörungen des Gehirns. Eine noch wesentlichere Einschränkung war durch das Bemühen bedingt, bei den einzelnen Arbeiten jeweils die Hauptergebnisse nur stichwortartig zu charakterisieren. Es muß deshalb auf die Lektüre der Originalarbeiten verwiesen werden.

Zusammenfassende Darstellungen über die hier nicht besprochenen Veränderungen der Atemform und der Blutgase bei nicht organischen, psychischen Störungen findet man bei WINKLER 1898, BERGER 1932, EXNER 1948, GLASER 1948, JEDDELOH 1950, BROWN 1953, CHRISTIAN u. Mitarb. 1955.

I. Klinische Befunde

1. Spezielle Beobachtungen von Veränderungen der Atemform, Atemleistung und Blutgase

a) Hirnverletzungen und raumfordernde intrakranielle Prozesse

Im Schrifttum sind bisher verhältnismäßig nur wenige klinische Untersuchungen speziell auf die zentralen Atemstörungen bei Hirnverletzungen und -tumoren gerichtet und dabei quantitative Messungen von Veränderungen wenigstens

---

[1] Für die Beschaffung der zahlreichen Monographien und Zeitschriften möchte ich hier der Medizinischen Abteilung der Universitäts- und Stadtbibliothek Köln, besonders ihrem Leiter, Herrn Dr. SCHORER, und seinen Mitarbeitern, danken.

einiger der Atemgrößen oder der Atemform vorgenommen worden. Zuletzt gab STAEHELIN 1930 eine Übersicht.

Zu den frühesten Beobachtungen auf diesem Gebiet zählen diejenigen von KNIPPING, LEWIS u. MONCRIEFF 1932, die bei einer allgemeinen Untersuchung der Dyspnoe auch zwei Hirntumorfälle mitteilten. Dabei handelte es sich einmal um einen Tumor mit Stauungspapille und Druckpuls, einmal um einen Brückenwinkeltumor. Die Patienten wiesen noch eine normale Atmung, wenn auch ein etwas niedriges Atemäquivalent auf.

Es sei hier vorweggenommen, daß KNIPPING in der genannten sowie in zwei weiteren Arbeiten — JANSEN, KNIPPING u. STROMBERGER 1932, KNIPPING 1933 — die „zentrale Dyspnoe" ausführlich bei Hirngefäßprozessen sowie bei Schlafmittel- und CO-Vergiftungen untersucht hat (s. 1b, S. 18, dieser Zusammenstellung), wobei sich eine zentral bedingte respiratorische Insuffizienz einerseits von stark überventilierenden Formen andererseits unterscheiden ließ.

Einen systematischen Vergleich spirometrischer Untersuchungen bei Hirntumoren hat EXNER 1934 begonnen. Neben der hauptsächlichen Prüfung von Grundumsatzveränderungen erkannte er, daß bei Prozessen mit vermehrten Impressiones digitatae im Röntgenbild — d.h. zum Teil mit chronischer intrakranieller Drucksteigerung — die Atemform auffallend wenig streut, also wohl regelmäßig ist. Daneben wurden aber auch stark unregelmäßige Atemkurven registriert.

GAGEL 1950 teilte einen für die Beurteilung der Atemstörungen bei Hirntumoren besonders auffälligen Befund mit: Bei einem elfjährigen Knaben hatte ein Gangliocytom den gesamten Querschnitt der Oblongata so weitgehend zerstört, daß das Markscheidenbild der Oblongata praktisch völlig entmarkt war und sich auch auf dem Achsenzylinderbild weitgehende Ausfälle fanden. Trotzdem war neben spärlichen neurologischen Symptomen besonders die Atmung bis zum finalen Zustand völlig unauffällig geblieben. Allgemein gelten Atemstörungen als ein sehr spät auftretendes Symptom bei Tumoren des Mittelhirns, des Pons und der Medulla oblongata (FOERSTER, GAGEL u. MAHONEY 1939/40, NETZKY u. STROBOS 1952, HASSLER 1953, BRUGGER 1954). Im Gegensatz dazu können bei Syringobulbie Atemkrisen ohne Dyspnoe über längere Zeit beobachtet werden (SCHLESINGER 1901). TER BRAAK u. KRAUSE 1932 berichteten, daß ein junger Mann 10 Jahre lang bei Anstrengungen Dyspnoe bekam; im Endstadium der Krankheit traten lange Atempausen ein, „als ob er die Atmung vergessen" hätte. Nach der Apnoe mit hochgradiger Cyanose war die Atmung nicht spontan vertieft oder beschleunigt, konnte aber willkürlich gesteigert werden.

Sehr ähnlich ist die Beobachtung von GERLACH bei einem Patienten mit frontobasalem Angiom, bei dem am 2. postoperativen Tag die Spontanatmung aussetzte, der aber durch Fremdbefehle wieder zum aktiven Atmen angehalten werden konnte. Dieses Bild der „vergessenen Atmung" scheint auch noch bei entzündlichen Veränderungen im Laufe der akuten Poliomyelitis beobachtet zu werden (PLUM u. SWANSON 1958).

Aus der allgemeinen Symptomatologie der Hirntumoren und intrakraniellen Massenverschiebung (2., S. 15) ist bekannt, daß es bei diesen Prozessen nicht nur zu einer langsam sich entwickelnden Atemdepression, sondern auch zu akuter

Atemlähmung kommen kann. GÄNSHIRT hat diese Verläufe im finalen Stadium mehrerer Hirntumor-Patienten durch Atemfrequenzmessung systematisch verfolgt.

Ausgesprochene Atemdepression, vor allem Abnahme der Atemtiefe bis 100—300 ml, beobachtete auch UGRYUMOV 1961 bei pneumographischen Untersuchungen von 75 Patienten mit Hirntumoren, vorwiegend der hinteren Schädelgrube. Die Ergebnisse liegen leider hier nur im Referat vor. WASSNER 1962b konnte außerdem eine verminderte Erregbarkeit des Atemzentrums gegenüber Kohlensäure messen.

Während also die voraufgehend genannten Beobachtungen besonders die *Hypoventilation* bei Hirnverletzungen und -tumoren betonen, wird in anderen neueren Untersuchungen bei Hirnverletzungen sowie klinischer und experimenteller intrakranieller Drucksteigerung (bis 800—1300 mm H_2O) mehr das Auftreten einer *verstärkten* Atmung beachtet, so von DESCOTES u. WERTHEIMER 1958, TARLOV u. Mitarb. 1959, LUNDBERG 1960, INGVAR u. LUNDBERG 1961.

Spirographische und spirometrische Untersuchungen, ähnlich denjenigen von KNIPPING u. Mitarb. und von EXNER, sind anscheinend erst 1958 wieder von DESCOTES u. WERTHEIMER bei schweren Hirnverletzungen vorgenommen und mitgeteilt worden. Die Untersucher beobachteten ähnliche Atemformveränderungen, wie sie bei dem in dieser Arbeit untersuchten Krankengut beschrieben werden sollen. Von besonderer klinischer Bedeutung ist ihre Feststellung, daß auch mit den modernen Behandlungsmaßnahmen der üblichen vegetativen Dämpfung im akuten Stadium schwerer Schädel-Hirnverletzungen nicht immer die erforderliche Normalisierung des Sauerstoffverbrauches, der bei diesen Patienten stark metabolisch erhöht sein kann, erreicht wird.

Zusammenfassende Darstellungen der hier nicht näher referierten zahlreichen Untersuchungen über die metabolisch bedingten *Veränderungen der Sauerstoffaufnahme* bei Hirnschädigungen, besonders Hirnverletzungen, s. bei ROLF FROWEIN u. HARRER 1948, 1956.

b) Gefäßprozesse und Systemerkrankungen des Zentralnervensystems, cerebrale Krampfanfälle

Hier liegen bereits größere quantitative Untersuchungen vor (1 b, S. 18), wovon diejenigen von KNIPPING u. Mitarb. schon besprochen wurden. Neben Untersuchungen über Pathogenese und Klinik der auch bei Hirndurchblutungsstörungen und Hirnblutungen beobachteten auffällig an- und abschwellenden oder periodisch intermittierenden sog. Cheyne-Stokes-Atmung ist in den letzten Jahren von PLUM und SWANSON die Beobachtung neurogener Hyperventilation bei solchen Hirnblutungen getreten, die zu einer Läsion der medialen Pons-Strukturen geführt haben. Die Autoren sehen hier spezifische, ursächliche Zusammenhänge zwischen den Pons-Läsionen und der auffällig regelmäßigen, pausenlosen Atemzugfolge.

Demgegenüber hatte STEEGMANN 1951 bei ebenfalls primären Pons-Blutungen mit großen Zerstörungen nur in 3 von 17 Fällen eine verstärkte, in den übrigen Fällen eine insuffiziente oder unregelmäßige Atmung beobachtet, allerdings nicht spirographisch kontrolliert.

Von HEYMAN u. Mitarb. sowie von PLUM u. Mitarb. ist in den letzten Jahren auch erstmalig die Empfindlichkeit des Atemzentrums gegenüber steigendem

CO_2-Druck im Blut bei Hirninfarkten gemessen worden: Sie fanden eine teilweise signifikant erhöhte CO_2-Sensibilität, was mit unseren Messungen bei Hirnverletzungen und Hirntumoren verglichen werden soll.

c) Meningitis, Encephalitis und Parkinson-Syndrom

Die bisher größte Zahl der Untersuchungen über Veränderungen der Atemform und der Blutgase bei Hirnveränderungen sind anscheinend im akuten und chronischen Stadium der Encephalitis durchgeführt worden. In der Übersicht 1 c, S. 19, wurden einige der Ergebnisse zum Vergleich mit den Beobachtungen bei Hirnverletzungen und -tumoren zusammengestellt: Es ist zu erkennen, daß sowohl eine Hyper- wie auch eine Hypoventilation mit ihren entsprechenden Blutgasveränderungen beobachtet worden sind.

Bereits während der Encephalitisepidemien hatten die dabei aufgetretenen Atemformveränderungen entsprechende Beachtung gefunden. Sie wurden von STERN im Bumke-Försterschen Handbuch 1936 als respiratorische Dyskinesen zusammenfassend dargestellt.

Es handelte sich um Störungen der Atemfrequenz, Dysrhythmien der Atmung, Atemtics — Gähnkrämpfe, Singultus, Schnüffeln, krampfhaftes Husten. Am auffälligsten waren Anfälle mit Inspirationskrampf, insbesondere wegen ihrer formalen Ähnlichkeit mit der apneustischen Atmung, die LUMSDEN experimentell bei Hirnstammdurchschneidung unterhalb der Vierhügel beobachtete.

Leider scheinen spirometrische Aufzeichnungen dieser Atemstörungen wegen des Widerstandes der oft reizbaren, uneinsichtigen Patienten nicht durchgeführt worden zu sein (PARKER 1922). Es blieb auch ungeklärt, ob diesen encephalitischen Atemstörungen immer spezielle lokale Hirnveränderungen zuzuordnen seien, die nicht in einer Affektion der bulbären Atemapparatur, sondern in suprabulbären Läsionen, besonders in Störungen der hypothalamisch-mesencephalen Atemzentren vermutet wurden (STERN).

d) Poliomyelitis

Der gefürchtete klinische Verlauf bulbärer Poliomyelitis mit Abflachung der Atmung bis zum Atemstillstand wurde durch die quantitativen Messungen bestätigt (1 d, S. 20). Sie konnten eine Abnahme der Kohlensäureempfindlichkeit des Atemzentrums nachweisen, welche nicht nur im akuten Stadium, sondern auch noch lange Zeit später im chronischen Stadium bestehen kann. Diese Feststellungen sind besonders für die Durchführung einer Narkose bei derartigen Patienten von größter Bedeutung.

BAKER 1950 hat ferner bei den histologischen Untersuchungen einen deutlichen Zusammenhang zwischen der Schwere der Atemstörungen und der prozentualen Zellschädigung der kleinen Zellen der bulbären Formatio reticularis bei Poliomyelitis nachgewiesen.

e) Primäre (essentielle) alveoläre Hypoventilation

Auffälligerweise wurde eine Hypoventilation bei Patienten beobachtet, die keinerlei krankhafte Veränderungen des Atemapparates hatten, welche diese verminderte Atmung hätte erklären können. Dies zwang zu der Annahme, daß auch hier unbekannte cerebrale Veränderungen Ursache der Hypoventilation seien. Das klinische Bild wird charakterisiert durch die Folgen der Hypoventilation, nämlich durch Anoxämie, Polycythämie, Hyperkapnie, verminderte CO_2-

Empfindlichkeit, cor pulmonale, aber keine Dyspnoe. Die Patienten klagen meist über Kopfschmerzen, leichtere Ermüdbarkeit, Ohnmachten. Willkürliche Hyperventilation ist möglich, auch durch Muskelarbeit wird Atemsteigerung ausgelöst. Die anfängliche Diagnose lautet entsprechend den voraufgehend genannten Befunden gewöhnlich auf kongenitale Herzerkrankung, primäre Polycythämie, Narkolepsie u.ä. Eine Differenzierung wurde erst durch die atmungsphysiologischen Untersuchungen erreicht. Aber die Genese der Störungen bleibt unklar, zumal neurologisch lange symptomlos verlaufende Tumoren von Pons und Oblongata auch keine Atemstörungen verursachen, wie S. 12 beschrieben wurde. Wenn man das Carotisaneurysma in dem von GERARDY u. Mitarb. berichteten Fall (I 1 b, S. 19) als zufälligen Nebenbefund ansieht, ist er ebenfalls in diese Gruppe zu rechnen. Das Krankheitsbild ist von sehr großem Interesse für das Studium der zentralen Atmungssteuerung, ähnlich den funktionellen Störungen bei Poliomyelitis-Genesenden (I 1 d, S. 20) und einigen Fällen chronischer Encephalitis (I 1 c, S. 19). Zusammenfassende Darstellungen geben die auf S. 21 aufgezählten Veröffentlichungen der letzten Jahre.

f) Atmung beim Kind

Eindrucksvolle Beschreibungen und Abbildungen von Störungen der Atemform bei Hirnerkrankungen im Kindesalter und bei Frühgeburten verdanken wir ECKSTEIN u. ROMINGER 1922 sowie PEIPER 1931, 1956. Diese Befunde waren eine wichtige Stütze für die Entwicklung und Beurteilung der Atemformen bei unseren Patienten (Tabelle 2f, S. 21). Vgl. auch ZIEHEN 1912.

2. Allgemeine klinische Beobachtungen von Atemstörungen als Teil der klinischen Symptomatologie bei Hirnverletzungen und -erkrankungen (Übersicht S. 22—23)

Die meisten Erfahrungen über Atemveränderungen bei Hirnverletzungen und Hirntumoren sind aus der allgemeinen Analyse der klinischen Symptomatologie dieser Hirnschädigungen hervorgegangen. Bei den älteren Untersuchern wie auch bei den jüngsten Beschreibungen der Symptomatologie von Hirntumoren und -verletzungen sind allerdings die Atemmessungen — abgesehen von der Atemfrequenz — nur selten quantitativ gewesen. Aber auch die rein qualitative Beschreibung hat schon frühzeitig gröbere Atemveränderungen mit den wichtigsten klinischen Verläufen und der Prognose in Zusammenhang bringen können. Erklärlicherweise waren dabei die unregelmäßigen und periodischen Atemveränderungen das Auffälligste und Einprägsamste. Genauere Differenzierungen sind eben nur mit spirographischen und spirometrischen Hilfsmitteln möglich. Da derartige Untersuchungen aber bisher nur vereinzelt vorliegen, wie voraufgehend dargestellt worden ist, mußte sich auch in den letzten Jahren die klinische Beurteilung auf die Ergebnisse der gewissermaßen „klassischen" Untersuchungen vom Ende des vorigen Jahrhunderts stützen. Die tägliche klinische Erfahrung weicht davon nur insofern ab, als durch die Fortschritte der Diagnostik Patienten mit intrakraniellen raumfordernden Prozessen heute seltener als früher in so fortgeschrittenem Stadium der intrakraniellen Drucksteigerung in die Klinik eingeliefert werden.

Eine Sichtung der wenigen heute noch greifbaren, älteren Arbeiten und der jüngeren Literaturübersichten und Handbuchbeiträge ergibt, daß bisher eine

Depression und eine phasische oder unregelmäßige Unterbrechung der Atmung als typische Form der Atemstörungen bei Tumoren, Massenverschiebung und Verletzungen des Gehirns aufgefaßt wurden.

Dem entspricht die allgemeine, klinische Erfahrung eines oft plötzlichen Todes durch Atemlähmung nach Hirnverletzungen. Die absolute oder relative Häufigkeit dieses Verlaufes läßt sich klinisch gar nicht erfassen, da der größte Teil dieser Patienten kaum die Klinik erreicht. In den eingehenden Untersuchungen von KLEIST 1934 über die Kriegsverletzungen des Gehirns in ihrer Bedeutung für die Hirnlokalisation und die Hirnpathologie sind die Atemstörungen nicht genannt. KLEIST erklärt sich das seltene Auftreten vegetativ-nervöser Störungen bei Hirnverletzungen — im subakuten und chronischen Stadium — damit, daß Gewalteinwirkungen, die bis in die Tiefe der Zwischenhirnbasis und in das Mittel- und Nachhirn hineinwirken, meistens unmittelbar oder nach kurzer Zeit zum Tode führen.

Nur vereinzelt wurden bisher Beobachtungen einer Hyperventilation und entsprechenden Hypokapnie im Verlauf nach schweren Schädel-Hirnverletzungen genannt, obgleich TEMPLE FAY daraus den Vorschlag einer Kohlensäurerückatmung bei entsprechenden Fällen von Hirnverletzungen ableitete. Er beobachtete dann neben Vertiefung und teilweiser Verlangsamung der Atmung auch Besserung des Verlaufes (FAY 1935).

Die gleiche Beobachtung forcierter Atmung bei Hirnverletzten hatte in den letzten Jahren zur Einführung einer Behandlung durch Kurznarkose geführt (s. Tabelle 2/I, 1, S. 17).

II. Atemstörungen bei experimentellen Untersuchungen

1. Hirnverletzungen beim Tier

Da die ersten Augenblicke nach einer Hirnverletzung in der Klinik kaum beobachtet werden, wurde versucht, diesen Verlauf im Tierexperiment nachzuahmen und zu registrieren. Einige Beispiele der Literatur (II 1, S. 24) zeigen,

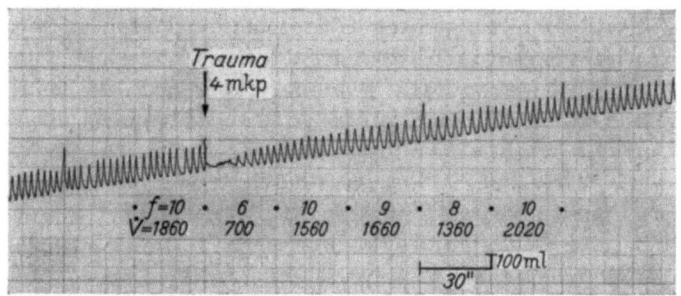

Abb. 3. Initiale Apnoe und anschließende kurzdauernde Atemdepression nach stumpfem Kopftrauma bei einem narkotisierten und intubierten Hund. Die normale Atmung kommt spontan und rasch wieder in Gang. Das hier gesetzte Beschleunigungstrauma (Technik s. S. 35) würde beim Menschen einem Sturz mit einem Motorrad bei etwa 40 km/Std Geschwindigkeit entsprechen

daß das charakteristische Phänomen die *initiale Apnoe* ist, wie sie auch die Abb. 3 erkennen läßt. Je nach Schwere des Traumas folgt danach für kurze Zeit entweder Atembeschleunigung oder aber Atemverlangsamung, Schnappatmung und erneute Apnoe. Die Erholung ist um so langsamer und gefährdeter, je stärkere

Tabelle 2. *Cerebrale Atemstörungen* (Literaturübersicht)
Bisherige Beobachtungen bei Hirnverletzungen, -tumoren und -erkrankungen

Autor	Jahr	Diagnose	Zahl der Fälle	Befunde
\multicolumn{5}{c}{I. *Klinische* Befunde}				

I. *Klinische* Befunde
1. Spezielle Beobachtungen von Veränderungen der Atemform, Atemleistung und Blutgase
   a) Hirnverletzungen und raumfordernde intrakranielle Prozesse

Autor	Jahr	Diagnose	Zahl der Fälle	Befunde
Jarlöv	1921	Akromegalie		CO_2-Bindungskurve normal
Paillas	1931			Cheyne-Stokes-Atmung nicht absolut infaust
Knipping, Lewis u. Moncrieff	1932	Hirntumoren	2	Atmung normal, Atemäquivalent 20—21
Ter Braak u. Krause	1932	Syringobulbie	1	Hustenanfälle, Hypoventilation ohne Dyspnoe, „vergessene Atmung"
Exner	1934 1937	Spirometrische Kurven bei Patienten mit Hirntumoren	10	teilweise auffällige Unregelmäßigkeit, teilweise geringe Streuungsbreite der Kurven
Grimmer, Hesser u. Langworthy	1939	bilaterale Schädigung efferenter Bahnen des Gehirns		Atemrhythmusstörungen
Benett u. Fortes	1945	Meningiom am Foramen magnum	1	Atemmuskellähmung, postoperativ reversibel
Gagel	1950	Pons-Oblongata-Gangliocytom	1	Atmung symptomlos bis zum finalen Zustand
Jefferson u. Johnson	1950	Hämatom hintere Schädelgrube	1	Bewußtseinsstörung ging dem Atemstillstand voraus
Gänshirt	1951	zentraler Tod beim Hirntumor	22	Atem- und Kreislaufdepression: 4 Fälle; akute Atemlähmung: 3 Fälle. Hirnödem und Ausbildung von temporalen und cerebellaren Hernien teils stark, teils aber fehlend
Gerlach	1952	Angiom frontal	1	„vergessene Atmung"
Fischgold u. Arfel-Capdev.	1955	Glioblastom temporal	1	anfallsweise EEG-Abflachung mit Atemdepression bis Apnoe
Schneider, R.	1957	475 Hirnoperationen		72 Atemstörungen, davon 9mal Apnoe, während oder nach Operation
Descotes u. Wertheimer	1958	schwere Hirnverletzungen	42	Atemfrequenzänderungen sind zuverlässigstes Zeichen einer Schädigung der Hirnzentren. Messung der O_2-Aufnahme zur Bestimmung des täglichen Calorien- und Wasserbedarfs und der Wirksamkeit vegetativer Dämpfung
Frowein	1958	akutes Stadium schwerer Schädelhirnverletzungen	1	Kurznarkose bei Cheyne-Stokes-Atmung, Lungenödem und Streckkrämpfen

Tabelle 2 (Fortsetzung)

Autor	Jahr	Diagnose	Zahl der Fälle	Befunde
TARLOV u. Mitarb.	1959	intrakranielle raumfordernde Prozesse mit Temporalhernie oder Mittelhirnkompression	20	(vgl. I 2, S. 23) 10 Verlangsamung von Puls und Atmung, 10 Beschleunigung
		ohne Hernien	23	meist Puls und Atmung beschleunigt
FROWEIN u. LEHMANN	1959	akutes Stadium schwerer Schädelhirnverletzungen	3	Überleben initialer Schnappatmung bei frühzeitiger Intubation bzw. Tracheotomie
LUNDBERG	1960	Ventrikel-Liquor-Drucksteigerungen bei Hirntumoren	143	mit paroxysmaler Drucksteigerung synchrone periodische Atmung; bei länger dauernder Druckerhöhung auf 800—1300 mm H_2O: oft Hyperventilation
FROWEIN	1961	Hirntumoren und -verletzungen	170	ganz regelmäßige Atmung oft bei akuten schweren Großhirnschädigungen; neben verminderter teilweise auch gesteigerte Erregbarkeit des medullären Atemzentrums mit Hyperventilation
UGRYUMOV	1961	Hirntumoren, besonders hintere Schädelgrube	75	stark verminderte Atemtiefe, spirographisch eher als klinisch erkennbar
WASSNER	1962	Hirntumoren, besonders Stammganglien		Reizschwelle des Atemzentrums kann verändert oder blockiert sein; wird durch Narkotica weiter gesenkt

b) Gefäßprozesse und Systemerkrankungen des ZNS, cerebrale Krampfanfälle

Autor	Jahr	Diagnose	Zahl der Fälle	Befunde
MEANS u. a.	1921	Hirninfarkte	1	CO_2-Bindungskurve erhöht
JARLÖV	1921	Epilepsie		CO_2-Bindungskurve erhöht
MØRDRE	1922	Epilepsie		CO_2-Bindungskurve erhöht
JANSEN, KNIPPING, STROMBERGER	1932	Hirnblutungen	8	Atemäquivalent minimal 5 (moribund), maximal 66; meist leichte Atemäquivalentsteigerung
KNIPPING u. a.	1932	Hirnblutungen	6	— zentrale Hyperpnoe — arterielle O_2-Sättigung: normal arterieller CO_2-Gehalt: normal oder erniedrigt; venöse O_2-Ausnutzung: normal; organische Säuren im Blut nicht vermehrt
	1933	ZNS-Systemerkrankungen	3	
JANSEN, KNIPPING, STROMBERGER	1932	CO-Vergiftung; Herde nur im Pallidum		Atemgrößen beträchtlich gesteigert
STEEGMANN	1951	primäre Ponsblutungen mit größeren Zerstörungen	17	11 Fälle: Insuffizienz der Atmung 3 Fälle: verstärkte Atmung 2 Fälle: unregelmäßige Atmung
TALBERT	1954	Hirngefäßprozesse	17	Cheyne-Stokes-Atmung häufiger bei Hemisphären- als bei Stammprozessen

Tabelle 2 (Fortsetzung)

Autor	Jahr	Diagnose	Zahl der Fälle	Befunde
Hebertson u.a.	1957	Hirndurchblutungsstörungen	80	Cheyne-Stokes-Atmung hauptsächlich bei Läsionen oberhalb eines intakten Hirnstammes
Heyman u.a.	1958	bilaterale Infarkte 1—3 Wochen alt	8	in 7 Fällen Cheyne-Stokes-Atmung, CO_2-Empfindlichkeit erhöht
		unilaterale Infarkte	7	keine periodische Atmung, CO_2-Empfindlichkeit weniger erhöht
Plum u. Swanson	1959	Pons-Infarkte	9	neurogene Hyperventilation spezifisch durch Läsion medialer Pons-Strukturen
	1960	Infarkte außerhalb Pons	25	Cheyne-Stokes bei bilateraler Unterbrechung efferenter motorischer Bahnen
Gerardy u.a.	1960	Carotisaneurysma infraclinoidal; Schlafsucht	1	Hypoventilation, Cyanose im Schlaf zunehmend, CO_2-Empfindlichkeit vermindert
Brown u. Plum	1961	Cheyne-Stokes-Atmung bei Hirndurchblutungsstörungen mit bilateraler Schädigung der absteigenden motorischen Bahnsysteme	28	neurogene Hyperventilation, arterielle Alkalose; CO_2-Empfindlichkeit der Atmung auf etwa das Dreifache der Norm gesteigert
c) Meningitis, Encephalitis und Parkinson-Syndrom				
Biot	1878	Meningitis		völlig unregelmäßige Atmung
Barker u. Sprunt	1921	Encephalitis		Hyperventilation, $p_{CO_2 A}$ herabgesetzt
Jarlöv	1921	Parkinson-Syndrom		CO_2-Bindungskurve normal
Barach, Means, Woodwell	1922	Encephalitis		Hypoventilation, Empfindlichkeit des Atemzentrums extrem herabgesetzt
Parker	1922	Encephalitis Kinder Erwachsene	7 1	anfallsweises Atemanhalten mit Körperdistorsion, maximal tiefe Atmung auch in Ruhe
Harrop u. Loeb	1923	Encephalitis		unkompensierte Alkalose
Porges u. Lipschütz	1923	Encephalitis	2	Hyperventilation; $p_{CO_2 A}$ herabgesetzt, Acetonurie
Stern	1928 bis 1936	Encephalitis, akutes und chronisches Stadium		respiratorische Dyskinesen (s. Text S. 14)
Pluegge u. Anthony	1940	Encephalitis, chronisches Stadium	1	„Zahnradatmung"
Brown	1953	Hyperventilation bei Encephalitis, durch künstliche Beatmung usw.		renale Kompensation der Alkalose tritt ein, wenn Hyperventilation mehrere Stunden oder Tage andauert.

Tabelle 2 (Fortsetzung)

Autor	Jahr	Diagnose	Zahl der Fälle	Befunde
noch Brown		Literaturübersicht		— Nach langdauernder Hyperventilation überdauert die Hyperventilation die eigentliche Ursache
Astrup	1957	chronische Encephalitis, finales Stadium	1	Hypoventilation mit respiratorischer, später auch metabolischer Acidose
Garlind u. Linderholm	1958	Encephalitis, chronisches Stadium (vor 34 Jahren)	1	verminderte Reaktion auf CO_2, normale Reaktion auf O_2-Mangel und auf Arbeit
Rapin	1958	Encephalitis und Meningitis	3	Abnahme der CO_2-Empfindlichkeit
Schmidt u. Kaniak	1960	Parkinson-Syndrome	50	bei starker Akinesie ist Atemgrenzwert um 73% vermindert; Atemäquivalent zum Teil von 33 auf 25 vermindert
De la Torre, R. u.a.	1960	Parkinson-Syndrom	12	Atemminutenvolumen in oder über der Norm. Atemkurven unregelmäßig. Blut-CO_2-Gehalt normal oder gering erhöht, O_2-Sättigung normal oder gering erniedrigt
		d) Poliomyelitis		
Finley	1931		2	akuter Atemstillstand nach 7- bzw. 4tägiger Erkrankung. — Nekroseherde in Format. retic. des Pons und der oberen $^2/_3$ der Medulla
Baker u.a.	1950	letale Verläufe	80	Korrelation zwischen Schwere der medullären Zellschäden und Stärke der klinischen Atemstörungen
Sarnoff	1951	akutes Stadium	4	Hypoventilation, Abnahme der CO_2-Empfindlichkeit
Linderholm u. Werneman	1956	Poliomyelitis-Erholungsfälle	71	davon 12 mit verminderter CO_2-Empfindlichkeit, ohne wesentliche Dyspnoe
Liot	1957	Poliomyelitis, bulbäre Form	6	Atempausen bis zu 1 min, ungleichmäßige Amplitude, Hyperkapnie, teilweise mit Acidose. Atmungshemmende Wirkung von O_2
Plum u. Swanson	1958	akutes Stadium	20	unregelmäßige Atmung zuerst nur im Schlaf, später auch im Wachzustand. Atemdepression bei reiner O_2-Atmung
		chronisches Stadium (9 Monate)	2	im Schlaf noch unregelmäßige Atmung; CO_2-Retention ohne Dyspnoe
		chronisches Stadium	16	bei um 50% verminderter Vitalkapazität war auch CO_2-Empfindlichkeit herabgesetzt

Tabelle 2 (Fortsetzung)

Autor	Jahr	Diagnose	Zahl der Fälle	Befunde
RAPIN	1958	akutes Stadium		Hypoventilation, niedrige CO_2-Empfindlichkeit

e) Primäre alveoläre Hypoventilation

Allgemeine Befunde

		neurologisch ungeklärte Grundkrankheit; Lungenfunktion ungestört		Hypoventilation ohne Dyspnoe; Hyperkapnie, Polycythämie, Cor pulmonale

Weitere Befunde von Einzelfällen

Autor	Jahr	Diagnose	Zahl der Fälle	Befunde
NEWMAN, FELTMAN u. DEVLIN	1951		5	bei Luftatmung $p_{CO_2 a}$ zwischen 43 und 78 mm Hg
RATTO, BRISCOE, MORTON u. COMROE	1955		1	CO_2-Atemantwort fehlt fast ganz; Magenblutung
PARE u. LOWENSTEIN	1956		1	Müdigkeit, Erbrechen. CO_2-Empfindlichkeit herabgesetzt, Hyperkapnie
RICHTER u.a.	1957	vorübergehende Lähmung, rechter Arm	1	
EFRON u. KENT	1957			Umkehr der normalen EEG-Veränderungen bei Hyperventilation
HADORN u. SCHERRER	1959	Debilität und Unruhe		
RODMAN u. CLOSE, RODMAN u.a.	1959 1962		4	CO_2-Empfindlichkeit dreimal deutlich, einmal leicht vermindert. $p_{CO_2 a}$ 43—72 mm Hg
GERARDY, HERBERG u. KUHN	1960	Carotis-Aneurysma	1	(vgl. 1.b, S. 19)
FRUHMANN, BLÖMER u. KOLB	1961		1	9% CO_2-Einatmung löst keine Atemsteigerung aus

f) Atmung beim Kind

Autor	Jahr	Diagnose	Zahl der Fälle	Befunde
PEIPER	1956	Atemstörungen der Säuglinge und in der späteren Kindheit		Spirogramme typischer Atemformen
MARX	1959	Atmungsphysiologie Frühgeborener	29	exspiratorische CO_2-Konzentration durchschnittlich 0,6—1,5%; extreme Werte von 0,35—3,5% ohne jede klinische Auffälligkeit während der ersten 10 Lebenstage
WULF	1960	Atmungsanalysen bei Neugeborenen	246	bei Geburt $p_{CO_2 A} = 22{,}8$—$36{,}1$ mm Hg, steigt mit Lebensalter an, während Atemfrequenz abnimmt

Tabelle 2 (Fortsetzung)

Autor	Jahr	Diagnose	Befunde

2. Allgemeine klinische Beobachtungen von Atemstörungen als Teil der neurologischen Symptomatologie bei Hirnverletzungen und -erkrankungen (zum Teil Literaturübersichten)

Autor	Jahr	Diagnose	Befunde
v. Bergmann	1880	epidurales Hämatom „Hirndruck"	Atmung schnarchend, später zeitweise aussetzend und mit frequenter Atmung wechselnd
Jackson	1895	Hirninfarkte	Cheyne-Stokes-Atmung bei (bilateralen) Hemisphärenläsionen
Schlesinger	1901	Syringomyelie	Dyspnoe, häufig durch laryngeale, seltener durch bulbäre Störungen
Bruns	1908	Geschwülste des ZNS	bei starker intrakranieller Drucksteigerung Bradypnoe. — Im finalen Stadium Cheyne-Stokes-Atmung signum pessimi ominis
Straub	1924	cerebrale Formen von Atemstörungen	centrogene Atemstörungen anzunehmen, wenn Blutgase und Gasaustausch in der Lunge normal sind
Hess u. Pollak	1927	cerebrale Oligopnoe bei Nephritis	Veränderungen in den Zellen des dorsomedialen Vaguskernes
Staehelin	1930	Störungen der nervösen Atmungsregulation	Literaturübersicht. Befunde bei Hirn- und anderen Erkrankungen
Kehrer	1931	infratentorielle raumfordernde Prozesse	Atemstörungen meist bald zum Tode führendes Zeichen (nach Oppenheim). Frühzeitiges Auftreten von Herz- und Atemstörungen unter künstlichen Lageveränderungen des Kopfes (nach Finkelnburg)
Fay	1935	Hirnverletzungen	Atemfrequenz über 30/min bedeutet Hyperventilation; Behandlung mit CO_2-Rückatmung
Vincent Köbcke	1936 1944	Schädelhirnverletzungen, — leicht	Atmung meist oberflächlich und langsam
		— Verschlechterung	— schneller, tiefer, stöhnend
		— signum pessimum	— unregelmäßig, beschleunigt, tief seufzend; Schaum auf den Lippen, Lungenödem
Le Beau	1938	Temporallappen-Einklemmung im Tentoriumschlitz	Atmung zunächst unregelmäßig vertieft, dann röchelnd, beschleunigt, teilweise mit Atempausen. Atemfrequenz über 30/min ist Operationsindikation
Riessner u. Zülch	1939	temporaler Druckkonus	Cheyne-Stokes-Atmung, Atemstillstand
		cerebellarer Druckkonus	plötzlicher Atemstillstand, auch ohne vorherigen Bewußtseinsverlust
Tönnis	1948	intrakranielle Drucksteigerung, akut: Reizstadium Lähmungsstadium subakut: chronisch: kompensiert dekompensiert	Atmung ungestört oder oberflächlich Atmung röchelnd oder periodisch Atemstörungen erst im Endstadium keine Atemstörungen plötzliche Atemlähmung nicht selten

Tabelle 2 (Fortsetzung)

Autor	Jahr	Diagnose	Befunde
WANKE	1948	frische, geschlossene Hirnverletzungen	Cheyne-Stokes-Atmung ist gleichzeitig Symptom einer lebensgefährlichen zentralen Kreislaufstörung. — Pleurablutungen bei Verletzung im Bereich des 3. Ventrikels
CAIRNS	1952	Tumoren im oralen Hirnstamm	Bradypnoe ohne klinisch erkennbare Anoxie — Schlafstörungen —
BRUN	1953	cerebrales Koma	langsame, vertiefte oder beschleunigte, unregelmäßige Atmung. Cheyne-Stokes-Atmung prognostisch infaust, doch gelegentlich auch nach langem Bestehen überlebt
SCHEID	1953	Massenblutungen des Großhirns	Cheyne-Stokes-Atmung als Zeichen der Lähmung des Atemzentrums
HASSLER	1953	Gefäßprozesse der Oblongata, des Pons und Mesencephalon	Aufhebung der willkürlichen, bei ungestörter automatischer Atmung. — Anfälle von Dyspnoe und Cheyne-Stokes
BRUGGER	1954	Ponstumor	Atmung unauffällig
HIGGINS	1954	Hirnverletzungen	Hyperpnoe mit Alkalose
LOENNECKEN	1956	Schädelhirnverletzungen	Behandlung der peripheren Atemstörungen
LAUBENTHAL	1957	neurogene Atemstörungen	Differentialdiagnose
PIA	1957	Hirnstammschädigung bei intrakranieller Massenverschiebung	bulbäre Einklemmung: akuter Atemstillstand; mesencephale Einklemmung: Atembeschleunigung
TARLOV u.a.	1959	akute intrakranielle Drucksteigerung a) supratentoriell	(vgl. 1.a, S. 18) Verlangsamung der Atmung scheint empfindlichste und konstanteste Reaktion zu sein. Atem- und Pulsverlangsamung (mit oder ohne Blutdruckanstieg) immer mit Mittelhirnschädigung (Uncushernie)
		b) infratentoriell	plötzlicher Atemstillstand
TÖNNIS, FROWEIN	1959	intrakranielle Drucksteigerung	Atemstillstand erlaubt keine sichere topische Diagnose der primären Läsion
HUNZIKER, BÜHLMANN u.a.	1960	intrakranielle Drucksteigerung	bei Hypoventilation Ansteigen des CO_2- und Liquordruckes
KLINGLER	1960	schwere Hirnverletzungen	Hyperventilation in 2 Fällen bei Schnappatmung
TÖNNIS u. BISCHOF	1961	Störungen innerer Organe bei Erkrankungen des Gehirns	Blutungen in Pleura und Lungen (Literaturübersicht). Unter 770 teils operierten, teils inoperablen Hirntumoren bestanden 23mal verlaufsbestimmende Lungenkomplikationen

Tabelle 2 (Fortsetzung)

Autor	Jahr	Diagnose	Befunde
II. Atemstörungen bei experimentellen Untersuchungen			
1. Hirnverletzungen beim Tier[1]			
Koch u. Filehne	1874	Commotio durch Verhämmerung	initiale Apnoe, dann Tachypnoe und unregelmäßige Form
Duret	1878	Commotio durch Verhämmerung	initiale Apnoe, dann Tachypnoe und unregelmäßige Form
Polis	1894	leichtes bis mittelschweres Trauma	Dauer der Apnoe abhängig von Schwere der Hirnschädigung; nach Apnoe teilweise Bradypnoe. Nie Cheyne-Stokes-Atmung
		schweres Trauma (Pistolenschuß)	Apnoe, „tetanische Krämpfe", fast immer letal
Kornfeld u. Sanmartino	1922	Zuckerstich	P_{CO_2} a erniedrigt
Denny-Brown, Russell	1941	Pendelschlag: concussive blow	Apnoe, dann Bradypnoe, langsam abflachend, irregulär
Walker, Kollros u. Case	1944	Bolzenschuß	Apnoe, Gasping, Bradypnoe. Dauer je nach Schlagstärke
Mérei u. Mitarb.	1957	Pendelschlag	nach Apnoe gewöhnlich Atembeschleunigung; bei Blutdruckabfall aber Verlangsamung und erneute Apnoe
Hensell u. Müller	1959	Trauma und mechanische Atembehinderung	nach Hirnerschütterung und nachfolgender Apnoe erholt sich Tier wesentlich langsamer als ohne Atembehinderung
2. Experimentelle intrakranielle Drucksteigerung beim Menschen oder Tier			
Leyden	1866	Liquordrucksteigerung beim Hund	ab 600 mm H_2O: Atmung beschleunigt; ab 1700 mm H_2O: Atmung langsam, tief, bis Apnoe
v. Bergmann, Naunyn	1880 1881	Liquordrucksteigerung beim Hund	Herzaktion überdauert den Atemstillstand
Wellenbergh	1885	intrakranielle Drucksteigerung beim Tier	unterbrochene Atmung, möglicherweise nicht identisch mit periodischer Atmung beim Menschen
Kocher	1901	Liquordrucksteigerung beim Hund	Atmungsbeschleunigung, dann Verlangsamung und Vertiefung, schließlich Abflachung
Cushing	1902	Liquordrucksteigerung beim Hund	Atemrhythmusstörung ab 400 mm H_2O, also vor Beginn der Blutdrucksteigerung
Eyster	1906	Liquordrucksteigerung beim Hund	unterbrochene Atmung, entspricht periodischer Atmung beim Menschen
Browder u. Meyers	1938	Liquordrucksteigerung beim Menschen	Atemstörungen erst bei Liquordruck oberhalb 600 mm H_2O
Evans, Espey u. Ryder	1951 1953	Liquordrucksteigerung beim Menschen	Atemstörungen erst bei Liquordruck oberhalb 600 mm H_2O

[1] Ausführliche Darstellung bei Kober 1962.

Tabelle 2 (Fortsetzung)

Autor	Jahr	Diagnose	Befunde
MEYERS	1942	intraventrikuläre Drucksteigerung, schnell und langsam	Abflachung der Atmung öfter ab 700, seltener schon ab 400 mm H_2O
TARLOV u.a.	1959	akute intrakranielle Drucksteigerung und Massenverschiebung (intraduraler Ballon beim Hund)	
		a) supratentorielle	zuerst Atmung, dann Puls verlangsamt, dann Pupillenerweiterung homolateral, dann kontralateral
		b) infratentorielle Kompression	keine progressiven Veränderungen wie bei a); plötzlicher Atemstillstand
LUNDBERG	1960	intraventrikuläre Liquordrucksteigerung beim Menschen	s. Tabelle 2/I, 1, (S. 18)

mechanische Atembehinderungen in diesem Stadium vorliegen (HENSELL u. MÜLLER), eine für die Erste Hilfe nach Kopftrauma außerordentlich wichtige Feststellung, auf die später noch eingegangen wird (vgl. Abb. 59a). Tierexperimente waren für die Beobachtung der Atemstörungen unmittelbar nach Hirntraumen unersetzbar. Es muß aber auffallen, daß heftige Traumen beispielsweise beim Hund nur sehr geringe Atemveränderungen auslösen. Dabei könnte von Bedeutung sein, daß im Vergleich zum Menschen das Gehirn des Hundes klein und überdies von einer sehr starken Schädelkapsel umgeben ist.

2. Experimentelle intrakranielle Drucksteigerung beim Menschen oder Tier

Die zahlreichen, im vorigen Jahrhundert begonnenen experimentellen Untersuchungen intrakranieller Drucksteigerung kommen den Bedingungen bei Hirnverletzungen und akuten Hämatomen näher als denjenigen bei den meisten Verläufen der verschiedenen Hirngeschwulstarten, weil selbst die Glioblastome und Hirnmetastasen sich langsamer vergrößern, als es die experimentelle Injektion von Flüssigkeiten, Aluminiumpaste oder die Vergrößerung aufblasbarer Ballons oder Laminaria-Stifte im intrakraniellen Raum nachahmen können. Außerdem wies z.B. KOCHER 1901 bereits darauf hin, daß bei den Experimenten meist eine Höhe der intrakraniellen Drucksteigerung von über 1000 mm H_2O angewandt wird, wie sie beim Menschen im Verlauf von Hirngeschwulsterkrankungen nur selten auftritt. Denn die bei diesen Patienten gemessenen Liquordrucke liegen bei 200—400, weniger oft bis 800 und nur etwa 5—15 min lang bei 1000 bis 1400 mm H_2O (GÄNSHIRT 1957, TÖNNIS 1959, HEMMER 1960, LUNDBERG 1960, INGVAR u. LUNDBERG 1961). Die in der Tabelle 2/II, 2, S. 24 mitgeteilten Beobachtungen zeigen bereits, daß Atemstörungen gewöhnlich erst von einer Druckhöhe von 600 mm H_2O ab beobachtet werden[1].

GÄNSHIRT 1957 konnte zeigen, daß es bei dieser Druckhöhe zu einer Verminderung der allgemeinen Hirndurchblutung kommt. Auf diese Zusammenhänge wurde ausführlicher im Beitrag über die Pathophysiologie und Klinik der intrakraniellen Drucksteigerung (TÖNNIS 1959) im Handbuch der Neurochirurgie eingegangen.

---

[1] Vgl. MITCHELL u. M., J. Neurosurg. 19, 766—774 (1962).

III. Zusammenfassung zu C

Gewöhnlich wurde die Atemdepression oder die periodische Atmung als typisch für Schädigungen des Gehirns im allgemeinen bzw. in einzelnen Hirnabschnitten angesehen. Verstärkte Atmung nach schweren Hirnverletzungen schien, wie im Experiment, nur eine kurzdauernde Atemstörung oder Zeichen einer Komplikation zu sein.

Andererseits war langdauernde Hyperventilation sowohl im akuten wie im chronischen Stadium nach Encephalitis bekanntgeworden. In letzter Zeit konnte erhöhte Erregbarkeit des Atemzentrums auch bei verschiedenen Fällen mit Hirnblutungen nachgewiesen werden.

Außerdem wurden bei einigen Atemveränderungen, besonders bei periodischer Atmung und Schnappatmung, die bisher als Zeichen infauster Prognose galten, nun auch Verläufe mit einem Überleben derartiger Atemformen berichtet, wenn rasch genug Behandlung eingeleitet werden konnte (s. S. 111).

Zu widersprechenden Ergebnissen haben Versuche geführt, bestimmten Hirnläsionen, d.h. einer bestimmten Art oder Lokalisation des Prozesses oder der intrakraniellen Massenverschiebung, auch jeweils typische Atemveränderungen zuzuordnen.

Man ist daher vorläufig weiterhin auf eine empirische, symptomatische Einteilung und Behandlung angewiesen (TÖNNIS 1959, WERTHEIMER u. DESCOTES 1961, HOLUB 1962). Vor allem dank anaesthesiologischer Bemühungen wurde geklärt, daß bei bewußtlosen Patienten die Atemstörung oft hauptsächlich durch *Atembehinderung*, d.h. durch mechanische Verlegung der Atemwege, bedingt ist. Auf rascheste Freilegung der Atemwege wurde daher in den letzten Jahren besonderer Wert gelegt (Zusammenfassung bei LOENNECKEN). Die dann verbleibenden *zentralen Atemstörungen* bereiten aber noch heute therapeutisch sehr große Schwierigkeiten:

In den bisherigen Darstellungen ist noch völlig unklar geblieben, bei welchen Atemstörungen eine vegetative Dämpfung oder gar Narkose zu vermeiden, bei welchen Patienten sie aber erforderlich ist.

Der Versuch einer systematischen Untersuchung der formalen und quantitativen Atmungsveränderungen bei Hirnverletzungen und Hirntumoren schien daher gerechtfertigt.

D. Krankengut und Methodik

I. Krankengut

Die Registrierung der Spontanatmung wurde bei 180 Patienten in 370 einzelnen Untersuchungen durchgeführt (Tabelle 3). Bei den 43 Patienten mit frischen Schädelhirnverletzungen sind diejenigen mit akuten traumatischen Hämatomen nicht berücksichtigt. Diese wurden vielmehr mit den akuten intrakraniellen Hämatomen anderer Genese, nämlich infolge von Aneurysma- oder Tumorblutungen, in einer einheitlichen Gruppe zusammengefaßt, weil es sich hier um den Ablauf der stärksten und raschesten intrakraniellen Drucksteigerung gegenüber anderen intrakraniellen raumfordernden Prozessen handelt.

Die nicht mit raumfordernden Hämatomen verbundenen Aneurysmen und Angiome wurden von den raumfordernden intrakraniellen Prozessen getrennt aufgeführt.

Während die Hirntumoren und Hirngefäßmißbildungen entweder gar keine oder eine nur lokale und gerichtete Druckwirkung haben und erst in einer be-

Tabelle 3. *Atmungsuntersuchungen*

	Patienten-Zahl	Spirometrie		Gesamt-zahl
		ohne oder vor Operation	nach Operation oder Trauma	
Schädel-Hirnverletzungen	43		101	101
Hämatome	16	10	35	45
Tumoren, Mißbildungen	69	64	79	143
Abscesse	4	13	4	17
Arachnitis mit Hydrocephalus und/oder Stauungspapille	7	9	4	13
Angiome, Aneurysmen (ohne Hämatome)	7	6	5	11
Gefäßprozesse und degenerative Erkrankungen	16	15	3	18
Hirnorganische Anfälle ohne Herdbefund	7	7	—	7
Hohe Querschnittslähmung	1	—	1	1
Normalpersonen	10	14	—	14
	180[1]	138	232	370

stimmten Größe und Lokalisation auch eine allgemeine intrakranielle Drucksteigerung bewirken, wiesen die Patienten mit Arachnitis der hinteren Schädelgrube, Aquäduktverschluß und Stauungspapille ungeklärter Genese jeweils eine allgemeine, diffuse intrakranielle Drucksteigerung auf.

Differentialdiagnostisch untersuchte Gefäßprozesse und degenerative Prozesse ungeklärter Genese wurden den intrakraniellen raumfordernden und den drucksteigernden Prozessen gegenübergestellt.

Zur Kontrolle der technischen Bedingungen wurden außerdem bei 10 Normalpersonen, Ärzten und Studenten, Atemkurven mit der gleichen Apparatur und unter den gleichen Bedingungen wie bei den Patienten geschrieben.

Die Zahl der Patienten und Einzeluntersuchungen mußte groß genug gewählt werden, um folgende Gesichtspunkte zu gewährleisten: a) eine möglichst vollständige Auswahl aus den häufigsten neurochirurgischen Prozessen, b) Vergleiche von Atemveränderungen je nach Hirnlokalisation, intrakranieller Drucksteigerung, Zeitpunkt der Hirnschädigung, psychischer Störung und klinischem Verlauf. Im untersuchten Krankengut befinden sich Prozesse ohne und mit intrakranieller Drucksteigerung verschiedenen Grades und verschiedener Entstehungsgeschwindigkeit. Etwa ein Drittel der Messungen ist bei Patienten wenige Tage vor der Schädel-Hirnoperation durchgeführt worden bzw. bei Patienten, bei denen ein operativer Eingriff nicht angezeigt war. Die übrigen Messungen wurden im Verlauf nach der Hirnoperation bzw. Hirnverletzung ausgeführt, und zwar überwiegend während des akuten Stadiums der ersten 10—20 Tage. In einigen Fällen liegen auch Registrierungen bei chronischen posttraumatischen Zuständen vor.

Die Erregbarkeit des Atemzentrums wurde durch 28 Rückatmungsversuche bei Hirnverletzungen und Prozessen mit intrakranieller Drucksteigerung sowie zur Kontrolle bei 4 Normalpersonen geprüft (S. 83—100).

---

[1] Bei 27 Patienten konnten die Atmungsuntersuchungen in der Nervenklinik der Universität Köln vorgenommen werden. Herrn Prof. Dr. W. SCHEID und Herrn Prof. Dr. H. H. WIECK möchte ich dafür nochmals besonders danken.

Klinische Daten; Medikamente. Größe und Gewicht konnten nur von den aufstehfähigen Patienten ermittelt werden, da eine Bettwaage für das Wiegen der bewußtlosen und ausschließlich bettlägerigen Patienten und Verletzten nicht zur Verfügung stand.

Da aber bei den hier vorgenommenen Untersuchungen stoffwechselbedingte Veränderungen von Atemform, Atemökonomie und Atemantrieb nicht zur Diskussion standen, fiel dieser Mangel nicht ins Gewicht. Dagegen ermöglichte die in der Klinik durchgeführte $1/_4$—1—3stündliche Messung von Blutdruck, Puls und Temperatur eine Berücksichtigung dieser Werte nicht nur zum Zeitpunkt der Atemregistrierung, sondern sie ließ auch auf eine mögliche wesentliche Änderung des Kreislauf- und Temperaturverhaltens unmittelbar vor oder nach der Atemmessung schließen.

Den Patienten während der Stunden vor der Atemmessung gegebene Medikamente wurden für die Auswertung berücksichtigt, sofern es sich um Barbiturate, um vegetative Dämpfung mit Phenothiazinen und Dolantin — lytische Mischung —, um Atropin oder um Atemanaleptica wie Micoren handelte.

II. Meßmethoden

1. Thorakographie

In ersten orientierenden Untersuchungen wurden die Atemveränderungen nach Hirnschädigungen mit einfacher *Thorakographie* untersucht, in Anlehnung an die klassischen tierexperimentellen Untersuchungen:

a) Die Druckschwankungen einer um den Thorax gelegten Luftmanschette wurden über eine Maraysche Kapsel auf einem Russ-Kymographion aufgezeichnet.

b) Thorakograph nach JAQUET (Nr. 2152): Es handelt sich dabei um einen Jute-Atemgürtel, welcher über ein Hebel- und Federsystem eine Tintenschreiber-Registrierung auf mechanisch bewegtem Registrierpapier vornimmt.

Der Jaquet-Thorakograph erwies sich als für unsere Fragestellung zu unempfindlich und zu träge. Die Aufschreibungen der Druckveränderungen in der Luftmanschette hätten sich durch Anschluß eines elektrischen Registriergerätes zwar verbessern lassen, doch gaben beide Methoden keine Registrierung der Zwerchfellatmung, welche auch bei dem hier untersuchten Krankengut, wie beim Normalen, an dem mechanischen Vorgang der Atembewegung wesentlich stärker als die Thoraxwandbewegung beteiligt ist. Bei vertiefter Atmung mit stärkerer Brustwandbewegung dagegen bestand häufig gleichzeitig eine erhebliche Unruhe des Patienten, so daß die Registrierung durch Artefakte verzerrt wurde. Aus diesem Grunde konnte auch eine gleichzeitige Registrierung der Bauchwandbewegung als relativer Ausdruck der Zwerchfellbewegung kein günstigeres Ergebnis versprechen. Vor allem konnte die Thorakographie keine verbindliche Aussage über das bei den einzelnen Atemformen und -veränderungen tatsächlich bewegte Atemluftvolumen machen.

2. Spirometrie

Wesentlich mehr Aussagemöglichkeiten wurden daher von der Spirometrie erwartet. Dabei war ein solches System zu wählen, welches sowohl das Volumen der einzelnen Atemzüge wie auch das Atemminutenvolumen und die Menge des aufgenommenen Sauerstoffs gleichzeitig quantitativ registriert.

Die Untersuchungen wurden deshalb mit dem Gasstoffwechselapparat GU 54 nach KNIPPING[1] durchgeführt, und zwar sowohl in der fahrbaren Standard-

---

[1] Hersteller: Fa. Dargatz, Hamburg 1, Schopenstehl 15.

ausführung wie auch in einer abgeschirmten Sonderanfertigung, welche für den häufigen Transport des Gerätes auf den Wach- und Krankenstationen besonders geeignet war [1].

Bei dem Knipping-Gerät handelt es sich um einen Gasstoffwechselapparat mit einem geschlossenen, ventilfreien Kreislauf, der alle Atembewegungen und die Sauerstoffaufnahme unmittelbar und quantitativ auf Kymographion-Papier aufzeichnet. Es wurde hierbei ein 5-Gang-Kymograph mit variablen Papiergeschwindigkeiten benutzt (Abb. 4).

Ausführliche Beschreibung der Apparatur und Methodik s. bei KNIPPING, BOLT, VALENTIN u. VENRATH 1959 und BARTELS et al. 1959.

Bei allen Ruheregistrierungen wurde in üblicher Weise eine Füllung des Systems mit technisch reinem O_2 benutzt. Die untersuchten Patienten waren entweder Frischverletzte oder seit wenigstens mehreren Tagen bettlägerig. Die Registrierungen konnten daher zu verschiedenen Stunden des Vor- oder Nachmittages, wenigstens 2 Std nach der letzten Mahlzeit, durchgeführt werden. Da ein transportabler Spirograph benutzt wurde, konnte die Untersuchung jeweils am Krankenbett selbst erfolgen. Dies war eine Bedingung, die besonders für die Schwerkranken und für die frischoperierten und -verletzten Patienten eingehalten werden mußte.

Auf die Fehlermöglichkeiten der Spirographie, welche M. SCHNEIDER u. SCHOEDEL 1937 besonders dargelegt haben, wurde geachtet.

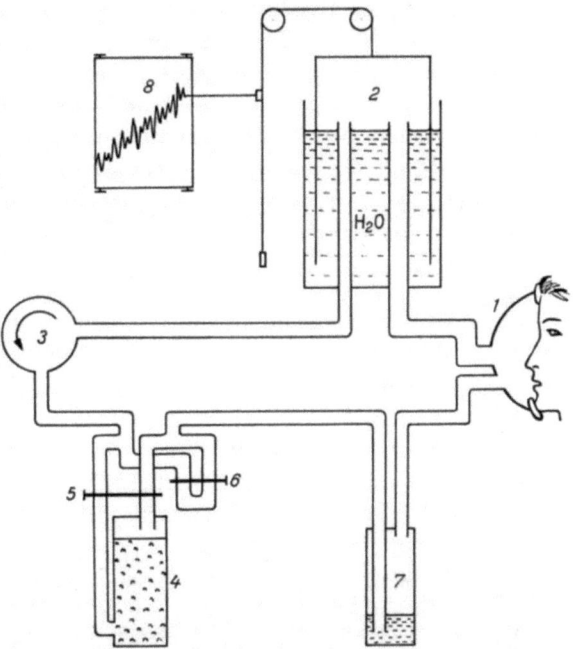

Abb. 4. Schema des Gasstoffwechselapparates nach KNIPPING. Für die CO_2-Rückatmungsversuche wurde der Absorber durch die Schlauchklemme 5 abgeschaltet und durch Öffnen der Klemme 6 ein Kurzschluß hergestellt. *1* Maske; *2* Spirometerglocke; *3* Pumpe; *4* Natronkalk-Absorber; *5* Kurzschluß des Absorbers; *6* Schalter der CO_2-Rückatmung; *7* Befeuchter; *8* Kymograph

Orientierende Untersuchungen zeigten, daß bei den Patienten mit Hirnverletzungen und -geschwülsten, selbst in den Fällen ohne wesentliche Bewußtseinstrübung, die Dauer der Atmungsmessung auf durchschnittlich 5—10 min beschränkt werden mußte. Denn die geringen mit der Messung verbundenen Unannehmlichkeiten wurden von diesen Patienten nicht mit längerer Dauer der Messung durch Gewöhnung überwunden, sondern im Gegenteil, infolge des eingeschränkten Urteilsvermögens, in steigendem Maße als Störung empfunden, die sich bei manchen bald zu erkennbarer Abwehr steigerte. Man mußte deshalb die Auswertung der Kurven auf die Abschnitte ohne erkennbare äußere oder willkürliche Verzerrung des Atemablaufes beschränken. Fehler der kurzen Einzeluntersuchungen wurden so weit wie möglich durch wiederholte Messungen ausgeglichen.

---

[1] Den Herren Prof. Dr. Dr. KNIPPING, Prof. Dr. VENRATH, Prof. Dr. VALENTIN und Dr. KENTER sei an dieser Stelle für alle Unterstützung bei der technischen Durchführung, für die Überlassung von Meßgeräten und für die Beratung in der Auswertung nochmals ganz besonderer Dank ausgesprochen.

Auch bei den bewußtseinsgetrübten und bewußtlosen Patienten war die Atmungsregistrierung gewöhnlich nur 5—10 min fortlaufend möglich, da bei ihnen die bei der Bewußtseinsstörung regelmäßig auftretende Hypersekretion von Speichel und Trachealsekret nach kurzer Zeit zu vermehrtem Schlucken und schließlich zum Husten führte. Aus den gleichen Gründen mußte auch bei den Rückatmungsversuchen der Versuchsablauf so gestaltet werden, daß innerhalb von 10 min die Messung unter steigendem Kohlensäuredruck beendet war; in einigen Fällen mußte sie sogar schon vorzeitig abgebrochen werden, wie es auch HEYMAN 1958 beobachtet hat.

Von den *Spirometerkurven* werden nachfolgend mehrere Beispiele abgebildet. Die fortlaufende Registrierung läßt folgende Atemgrößen erkennen: die Frequenz der Atmung (f), die Form der einzelnen Atemzüge — besonders bei schnellem Papiervorschub —, die Amplitude der einzelnen Atemzüge, die Beziehung der einzelnen Atemzüge untereinander, also die Atemverlaufsform. Einatmung schreibt nach oben. — Das Atemminutenvolumen ($\dot{V}$) wurde durch Ausmessung und Addition der einzelnen Atemzüge/min und durch Mittelung aus 5—10 min gebildet. Die Sauerstoffaufnahme errechnet sich aus dem Anstieg der Atemkurve gegenüber der Horizontalen (Symbole und Normalwerte s. S. 115f.).

Die Absorption des CO_2 wurde in dem geschlossenen System durch eine Natron-Kalkpatrone vorgenommen, da eine quantitative Bestimmung des absorbierten CO_2 nicht beabsichtigt war. Die dadurch eintretende Trocknung des Gases wurde durch Zwischenschaltung einer Gaswaschflasche mit Aqua dest. beseitigt (Abb. 4).

Das Atemäquivalent (AÄq.) ist aus dem Verhältnis von Atemminutenvolumen zu Sauerstoffaufnahme pro min berechnet worden (s. S. 73). Dabei wurden die aus der Kurve ermittelten Werte des Atemminutenvolumens umgerechnet auf Körpertemperatur, Barometerdruck und Wasserdampfsättigung (BTPS), bzw. die Sauerstoffaufnahme auf Standardtemperatur, -druck und Trockenheit (STPD) umgerechnet.

Der *Anschluß des Spirographen* an den Patienten wurde überwiegend mit einer Gesichtsmaske vorgenommen, welche durch Gummibänder am Kopf befestigt und durch einen aufgeblasenen Ballonring am Gesicht abgedichtet war. Die durchsichtige Plexiglasscheibe der Maske gestattete während der Messung Sichtkontakt mit dem Patienten.

Für die Verwendung des sonst in der Spirometrie gebräuchlichen Mundstückverbinders, welcher auch hier bei den ersten Messungen verwandt wurde, zeigten sich die Patienten mit Hirntumoren oder mit psychischen Veränderungen infolge anderer Hirnschädigungen meistens viel zu uneinsichtig. Bei den bewußtseinsgetrübten und den bewußtlosen Patienten konnte das Mundstück gar nicht zur Anwendung kommen, da der Mund entweder nicht dicht geschlossen gehalten werden konnte oder gegen das passive Zuhalten des Mundes ein reflektorischer Widerstand geleistet wurde, so daß Gasverluste eintraten bzw. befürchtet werden mußten.

Auch die Anwendung der Maske bot bei Frischoperierten noch häufig Schwierigkeiten, da der Kopfverband entweder Luftaustritte zuließ oder bei stärkerem Anziehen der Haltegurte die Patienten im Wundbereich zu starke Beschwerden bekamen. Dadurch war wiederum das Messungsergebnis beeinträchtigt und mußte daher verworfen werden.

Bei den tracheotomierten, meist bewußtlosen Patienten war der Anschluß unmittelbar an der Trachealkanüle möglich. Eine Stenosebehinderung trat dadurch niemals auf, weil die Kanüle bereits aus klinischen Gründen — zur leichteren Sauberhaltung — immer möglichst weit gewählt wurde. Auch die Dichtigkeit der einfachen Trachealkanüle erwies sich für die Ruheatmung als ausreichend, jedoch mußten bei den Patienten gleichzeitig Mund und Nase mechanisch geschlossen gehalten werden. — Wenn unter den restlichen, ausgewerteten Registrierungen eine nicht erkannte Undichtigkeit vorgelegen haben sollte, so würde dies vor allem in einem scheinbar zu großen Sauerstoffverbrauch zum Ausdruck kommen. Dieser Wert ist aber als selbständige Größe keiner weiteren Analyse unterzogen worden, da er vor allem stoffwechselbedingt ist.

Bei dem zur Charakterisierung der Atemökonomie benutzten Wert Atemäquivalent führt ein technisch zu hohes Sauerstoffvolumen zu einem gegenüber dem tatsächlichen Wert zu niedrigen Äquivalent.

In einzelnen Fällen könnte daher eine pathologische Hyperventilation ein scheinbar normales oder niedriges Atemäquivalent haben; die als stark erhöht gefundenen Atemäquivalente können jedoch durch eine solche Undichtigkeit nicht fehlerhaft beeinflußt sein und daher als hinreichend zuverlässig aufgefaßt werden.

Bei den Rückatmungsversuchen, bei denen in der Endphase das Atemminutenvolumen 40—60 Liter beträgt, waren die einfachen Trachealkanülen undicht, so daß bei diesen Untersuchungen ein Spezial-Endotrachealtubus — wie für die Dauerbeatmung bei Poliomyelitis-Patienten — gewählt werden mußte, welcher an dem intratrachealen Stück einen aufblasbaren Ballon zur sicheren Abdichtung trägt.

Für den Anschluß des Gerätes an Tracheal- oder Spezial-Endotrachealkanülen mußte jeweils eine ausreichende endotracheale Anaesthesie mit Panthocainlösung 2%ig kurze Zeit vor Beginn der Messung durchgeführt werden. Außerdem erforderte die bei den bewußtlosen Verletzten und bei länger bestehender Tracheotomie stets stark vermehrte Bronchialsekretion ein sorgfältiges intratracheales Absaugen. Dieses löste vor oder bei abklingender Anaesthesie einen Hustenreflex aus und führte zu einer hustenbedingten Hyperventilation. Deshalb mußte bis zum Beginn der Messung wieder einige Minuten gewartet werden, um nicht die kompensatorische Hypoventilation als scheinbaren Normalwert zu registrieren. Da in dieser Zeit aber bereits erneutes Trachealsekret gebildet wurde, stand für die Registrierung der „Ruhe"-Atmung gewöhnlich nur ein kurzer Zeitraum von 5—10 min zur Verfügung. Bei den Rückatmungsmessungen wurde versucht, durch eine Gabe von 0,5 mg Atropin, $^1/_2$ Std vor Beginn der Messung, die Hypersekretion einzuschränken.

Einer exakten Registrierung der Atmung bei den frischverletzten und frischoperierten Patienten standen daher die gleichen Schwierigkeiten gegenüber, wie sie bei der Behandlung und Pflege dieser Patienten auf den Wachstationen täglich auftreten.

3. Prüfung der Erregbarkeit des Atemzentrums gegenüber zunehmender arterieller Kohlensäurespannung

Im Prinzip wurde die von HALDANE und PRIESTLEY benutzte Technik angewandt, der Einatemluft in steigendem Maße Kohlensäure beizumischen, wodurch auch die arterielle CO_2-Spannung steigt. Das dadurch mehr und mehr ansteigende Atemminutenvolumen wird registriert.

Die Messungen bei Hirnverletzten und operierten Patienten im akuten Stadium zeigten einige Besonderheiten, die in anderen Beschreibungen der Methode nicht erwähnt wurden, aber auf den Versuchsablauf von ausschlaggebender Bedeutung waren. Eine genaue Beschreibung erscheint deshalb notwendig.

a) Atmungsmessung

Die Erhöhung der Kohlensäurespannung in Einatemluft und im Blut geschah durch *Kohlensäurerückatmung.* Hierzu wurde in dem geschlossenen Spirometersystem die Natronkalkpatrone ausgeschaltet und das System an dieser Stelle kurzgeschlossen (Abb. 4). Dadurch geht die ausgeatmete Kohlensäure in die zirkulierende Sauerstoffmenge über und wird mit jedem Atemzug vermehrt.

Versuche bei Normalpersonen ergaben, daß bei dem hier verwandten Spirometersystem von rund 10 Liter Inhalt in etwa 6—7 min im arteriellen Blut eine Kohlensäurespannung von 50 mm erreicht und dabei dann ein Atemminutenvolumen von rund 30 Litern geatmet wurde.

Dieses Kohlensäure-Rückatmungssystem wurde für die gleichen Fragestellungen in letzter Zeit auch von NOE, PAULI u. Mitarb. 1960 benutzt, allerdings mit einem System von

100 Liter Inhalt. — Für die Untersuchungen bei Patienten nach Hirnverletzungen und mit raumfordernden intrakraniellen Prozessen wurde das kleinere System mit kurzer Registrierungszeit vorgezogen, um die Belästigung der Patienten so kurz wie eben möglich zu halten.

Mit dem rapiden Anstieg des Atemminutenvolumens während der letzten Minuten des Versuches wird naturgemäß die Meßgenauigkeit beeinträchtigt, zumal auch mit der zunehmenden Atemarbeit mehr Kohlensäure ausgeschieden wird und dadurch der Atemantrieb gegenüber der Zeit immer steiler ansteigt. Diese Fehler mußten vorläufig mit Rücksicht auf den Zustand der Schwerverletzten und der Frischoperierten in Kauf genommen werden.

Aus den in BTPS-Bedingungen umgerechneten Atemminutenvolumina und den gemessenen arteriellen CO_2-Drucken wurden sog. CO_2-Antwortkurven gezeichnet, entsprechend dem Vorgehen von NIELSEN 1936, LOESCHKE u. Mitarb. 1960 u.a. Für Untersuchungen, die sich mit der Messung des alveolären p_{CO_2} begnügen können, ist von BELLVILLE u. SEED 1959 ein automatischer Kurvenschreiber entwickelt worden.

b) Messung des arteriellen p_{CO_2}

Die mit der CO_2-Rückatmungsmethode arbeitenden Untersucher (Tabelle 7) haben zu diesem Zweck oft die alveoläre bzw. endexspiratorische CO_2-Spannung gasanalytisch bestimmt und sie mit der arteriellen Kohlensäurespannung als identisch angesehen. Daß dies bei normalen Lungenverhältnissen zulässig ist, haben die jüngsten Untersuchungen von LOESCHKE u. Mitarb. (KATSAROS 1960) erneut erwiesen.

Bei Patienten mit Schädel-Hirnverletzungen und nach Hirnoperationen ist jedoch häufig, bei anhaltender Bewußtlosigkeit in fast gesetzmäßiger Weise, mit dem Auftreten von Lungenveränderungen zu rechnen (VERBIEST 1955, LEDINSKY u. LEDINSKA 1957, SCHNEIDER, R. 1957, FROWEIN 1958, ALPERT 1961; Übersicht bei TÖNNIS u. BISCHOF 1961, S. 13).

Je nach Zeitpunkt und Verlauf nach der Hirnschädigung besteht zunächst eine herdförmige, später konfluierende Bronchopneumonie. Diese ist zwar in normalen Verläufen für den Gasaustausch ohne Relevanz und bildet sich rasch zurück; bei gestörten Verläufen, insbesondere bei anhaltender Bewußtlosigkeit, nimmt die Bronchopneumonie aber weiter zu und wird schließlich durch Lungenödem, Lungenabsceß, Aspirationsatelektasen, Pleuraergüsse usw. erheblich kompliziert. Daher sind bei diesen Patienten normale Diffusionsverhältnisse in der Lunge nicht mehr vorhanden, und ein Übereinstimmen der alveolären bzw. arteriellen Kohlensäurespannung ist nicht mehr gesichert.

Es mußte deshalb in unseren Fällen die tatsächliche *arterielle* Kohlensäurespannung gemessen werden. Dazu wurde Blut aus der Arteria femoralis, brachialis oder ausnahmsweise carotis communis entnommen.

Die Punktionsstelle wurde jeweils ausreichend mit Novocain 2%ig anaesthesiert, um die Belästigung der Patienten so gering wie möglich zu halten. Trotzdem zeigten einige bewußtseinsgetrübte Patienten bereits durch diese Maßnahmen eine derartig sich steigernde motorische Unruhe, daß die Messungen frühzeitig beendet oder gar unmöglich wurden. Das traf vor allem auch für mehrere Verletzte zu, welche im alleingelassenen Zustand völlig ruhig und schlafend schienen.

Für die Punktion wurde eine sonst für die Carotispunktion zur Angiographie gebräuchliche Verweilkanüle nach BUCHTALA und GERLACH benutzt, Stärke 1,0 mm. Das stumpfe Mandrin der Kanüle gestattet deren Vorschieben innerhalb des Gefäßlumens (s. TÖNNIS u. SCHIEFER 1959). Zwischen Blutabnahmen in Abständen von mehreren Minuten wurde jeweils das Mandrin zur Verhütung von Gerinnung innerhalb der Kanüle wieder eingeschoben. Bei rasch aufeinanderfolgenden Blutabnahmen wurde ein kurzer Schlauchansatz mit Hahnverschluß benutzt und das System zwischenzeitlich mit verdünnter steriler Vetrenlösung gespült.

Unmittelbar vor jeder Blutabnahme wurde eine kleine Blutmenge zur Ausspülung des Totraumes — 0,2 cm³ — abgelassen und dann das Blut luftblasenfrei entnommen.

Die Aufbewahrung des Blutes geschah anfänglich in vetrenisierten 5 cm³-Spritzen. Mit Verfeinerung der Methodik erwies sich für die einzelne Probe jeweils 1 cm³ Blut als ausreichend. Dazu wurde eine Spezial-Mischkugelspritze benutzt, deren Innenwandung mit steriler Vetrenlösung benetzt und deren Totraum im Kanülenansatz mit Vetren gefüllt war.

Nach kräftigem Schütteln wurden die Spritzen jeweils in Eiswasser aufbewahrt bis zur Messung, welche im ersten Durchgang innerhalb der ersten 30 min, in der Doppelbestimmung innerhalb der nächsten 30 min durchgeführt sein mußte.

Die Bestimmung der arteriellen Kohlensäurespannung wurde nach der Mikromethode von ASTRUP vorgenommen (ASTRUP 1957, SIGGAARD ANDERSEN, ENGEL, JØRGENSEN u. ASTRUP 1960, ASTRUP u. Mitarb. 1960, WOOLMER 1959)[1].

Hierbei wurden das aktuelle p_H des arteriellen Blutes und das p_H nach Äquilibrieren des Blutes mit 2 CO_2/O_2-Gasgemischen bekannter Zusammensetzung mit einer Capillar-Glaselektrode bei Temperatur von 38° C gemessen.

Aus dem Nomogramm von SIGGAARD ANDERSEN u. ENGEL 1960 ergeben sich dann die Werte für arterielles p_{CO_2}, Standardbicarbonat, Basenüberschuß und Pufferbase (s. S. 34).

Im arteriellen Blut wurden zu Beginn und am Ende der Kohlensäureatmung außerdem die Erythrocytenzahl, der Hämoglobingehalt und das Hämatokrit bestimmt: Hämoglobin: a) nach der Cyanmethämoglobinmethode (U. S. Armed Forces Medical Journal, Bd. 5, Nr. 5, S. 693, Mai 1954) und b) photometrisch mit dem Zeiss-Hämometer. Hämatokrit nach M. M. WINTROBE (Clinical Hematology, 4. Aufl., Philadelphia 1956)[2].

c) Theoretische Grundlagen und technische Einzelheiten der $p_{CO_2}a$-Bestimmung mit der Astrup-Methode

Die elektrometrische Bestimmung von p_{CO_2} und Standardbicarbonat stützt sich auf die Linearität der Beziehung von log p_{CO_2} und p_H, die experimentell von PETERS 1923, BREWIN, GOULD, NASHAT u. NEIL 1955 und von ASTRUP 1956 nachgewiesen worden ist. Durch Äquilibrierung von 2 Blutproben mit 2 bekannten Kohlensäuredrucken wird in dem log p_{CO_2}-p_H-Nomogramm die Eichkurve entsprechend dem augenblicklichen Puffergehalt des Patientenblutes als Gerade festgelegt. Durch Einbringen des aktuellen p_H in diese Kurve ergibt sich das aktuelle p_{CO_2}. — Die für diese Messung erforderlichen Apparaturen sind in einem „Meßwagen" (Radiometer, Kopenhagen, über Hillerkus, Krefeld) zusammengefaßt.

Die p_H-Messung erfolgt mit dem p_H-Meter-22-Radiometer mit erweiterter Skala für 0,01 p_H-Einheiten. — Die Äquilibrierung der Blutproben wurde mit zwei O_2—CO_2-Gasgemischen vorgenommen, welche 3,22 bzw. 8,93% CO_2 enthielten[3]. — Die CO_2-Vol.-% wurden in CO_2-Partialdrucke umgerechnet unter Berücksichtigung des bei der Messung herrschenden Luftdruckes minus 50 mm Hg Wasserdampfsättigung bei 38° C. — Die Äquilibrierung des Blutes wurde 4 min lang durchgeführt, da sich hierbei konstantere Werte ergaben als bei der vorschriftsmäßigen Äquilibrierung von 3 min. Bei länger als 15 min liegendem Blut nahm die Streuung der p_H-Werte zu. Es wurde deshalb eine erste Äquilibrierung arteriellen oder venösen Blutes vor Beginn der Kohlensäureatmung als Doppelbestimmung durchgeführt und eine weitere Messung unmittelbar nach der Kohlensäureatmung mit der zuletzt abgenommenen Probe arteriellen Blutes. Die so erhaltenen Werte waren dann identisch oder zeigten

---

[1] Herrn Dr. WEIDTMANN, Kinderklinik der Universität Köln (Direktor: Prof. Dr. BENNHOLT-THOMSEN), danke ich vielmals für die bereitwillige Mitteilung seiner Erfahrungen mit dieser Methode.

[2] Für die Durchführung dieser Messungen danke ich dem Leiter und den Mitarbeitern des klinischen Laboratoriums der Neurochirurgischen Klinik, Dr. H. BRILMAYER, v. GUENTHER, RUDNICK und BRAND.

[3] Die Scholander-Analysen wurden in der Medizinischen Klinik und im Physiologischen Institut der Universität Köln durchgeführt, wofür ich den Herren Prof. Dr. VENRATH und Prof. Dr. Dr. HIRSCH danke.

Unterschiede bis 0,01 p_H, entsprechend 0—1,5 mm Hg p_{CO_2}. Anfänglich beobachtete Unterschiede dürften im wesentlichen auf eine zu große Wartezeit zwischen der Messung der ersten und letzten Blutabnahme zurückzuführen sein.

Die Eichung der Glaselektrode wurde mit einem gegen Wasserstoffelektrode geeichten Eichpuffer der Fa. Radiometer, Kopenhagen, durchgeführt. Gegen Ende unserer Versuchsreihe wurde von der Firma als Eichpuffer ein nach SØRENSEN quantitativ aus primärem und sekundärem Phosphat bereiteter Puffer zur Verfügung gestellt, welcher sich in seinem definierten p_H-Wert um 0,026 p_H von den wasserstoffgeeichten Puffern unterschied, trotz völlig gleichen mV-Betrages. Während dieser Unterschied der Puffer-p_H-Definition bei der Angabe des gemessenen aktuellen Blut-p_H, Standardbicarbonats usw. voll zum Ausdruck kommt, hebt er sich bei der Berechnung des aktuellen p_{CO_2} durch parallele Verschiebung des p_H-Wertes und der Eichkurve auf. Da anzunehmen ist, daß die von ASTRUP angegebenen Normalwerte auf den ursprünglich ausgegebenen Eichpuffern basieren (LÜBBERS, persönliche Mitteilung), wurden unsere letzten Messungen auch darauf umgerechnet.

Meßgenauigkeit. Die *mittlere Differenz* und deren Streuung *von zwei aufeinanderfolgenden Messungen* der gleichen Blutprobe betrug für das aktuelle p_H: $0,008 \pm 0,009$; für das p_H nach Äquilibrierung mit den O_2—CO_2-Gemischen: $0,012 \pm 0,014$ und für das daraus nomogrammatisch ermittelte p_{CO_2}: $0,8 \pm 0,9$ mm Hg.

Zum Vergleich der mit der Astrup-Methode erhaltenen p_{CO_2}-Werte wurden Vergleichsmessungen[1] nach der Methode von STRAW u. RANDELL 1954[2] im Physiologischen Institut der Universität Köln vorgenommen, wobei sich in der absoluten Höhe der Werte Differenzen von 2—4 mm Hg p_{CO_2} ergaben, während Veränderungen der relativen Größe parallel verliefen.

d) Standardbicarbonat, Pufferbase, Basenabweichung

Aus dem für die p_{CO_2}-Bestimmung benutzten Nomogramm von SIGGAARD ANDERSEN u. ENGEL und von ASTRUP, JØRGENSEN, SIGGAARD ANDERSEN u. ENGEL konnten folgende weitere Werte des Säure-Basengehaltes im Blut ermittelt werden:

Standardbicarbonat (Stand.-HCO_3^-) mÄq/Liter, das die nichtrespiratorische Seite des Säure-Basenmetabolismus repräsentiert. Der Wert ist definiert als diejenige Bicarbonatkonzentration in dem Plasma von Vollblut, welches mit einem Kohlensäuredruck von 40 mm Hg bei voller Sauerstoffsättigung des Hämoglobins bei 38° C äquilibriert ist. Der Wert ergibt sich aus dem log p_{CO_2}-p_H-Nomogramm im Schnittpunkt der Eichkurve mit der 40 mm-p_{CO_2}-Linie. Normalwert: 22,9 mÄq/Liter, Streuung 21,3—24,8 (SIGGAARD ANDERSEN et al. 1960). Aus dem Nomogramm entnimmt man für ein p_H von 7,42 ein Stand.-HCO_3^- von 25 mÄq/Liter, welches den Angaben von BARTELS u. Mitarb. (S. 320, 1959) entspricht.

Pufferbase (BB = Buffer Base). Nach SINGER u. HASTINGS 1942 handelt es sich um die Summe der Pufferanionen außer Bicarbonat, die demnach hauptsächlich vom Hämoglobin- und Proteingehalt des Blutes abhängig ist.
Normalwert: 46,2 mÄq/Liter, entsprechend 15 g Hämoglobin pro 100 ml Blut.

Normal-Pufferbase (NBB = Normal Buffer Base) wird die Größe der BB bei einem p_H von 7,38 bei einem p_{CO_2} von 40 mm Hg bezeichnet. Sie verändert sich mit der Hämoglobinkonzentration: NBB = $40,8 + 0,36 \cdot$ Hb g-% (SIGGAARD ANDERSEN und ENGEL 1960, S. 178 und 184).

Basenabweichung (BE = Base Excess), mÄq/Liter, entspricht dem Betrag an Basenüberschuß oder -mangel gegenüber 0 bei p_H 7,38 und p_{CO_2} von 40 mm Hg, bei voller Sauerstoffsättigung.
Normal: 0, Streuung $\pm 2,3$ mÄq/Liter.

---

[1] Herrn Prof. Dr. Dr. HIRSCH und Fräulein GRÜNEWALD sei für diese Messungen besonders gedankt.

[2] Methodik s. bei LÜBBERS u. GLEICHMANN 1960, GLEICHMANN u. LÜBBERS 1960.

Über den Normalwert hinausgehende positive Werte zeigen einen Basenüberschuß, negative Werte einen Basenmangel bzw. Überschuß an nicht flüchtigen Säuren im Blut an. Dieser Wert zeigt nichtrespiratorische Störungen des Säure-Basenhaushaltes an, wogegen die respiratorischen Störungen quantitativ durch das p_{CO_2} im arteriellen Blut angegeben werden.

Die *Normal-Pufferbase* (NBB) kann aus der Differenz BB — BE errechnet werden. Die durch andere Methodik bestimmte Größe der Hämoglobinkonzentration soll mit diesem Wert korrespondieren und um nicht mehr als ± 3 g-% abweichen. Dadurch ergibt sich eine Kontrollmöglichkeit für die Lage der Eichkurve im Nomogramm.

e) Sauerstoffsättigung des Blutes ($S_{O_2 a}$%)

Da bei der Testung der Ansprechbarkeit des Atemzentrums gegenüber steigender CO_2-Spannung nur dieser Faktor des Atemantriebes geprüft werden sollte, nicht dagegen die Wirkung der Sauerstoff-Druckerniedrigung, wurde während der Kohlensäureatmung auch die Sauerstoffsättigung mittels des Brinkmann-Hämoreflektors der Fa. Kipp u. Zonen, Delft (Holland) gemessen. Hierzu wurden Blutproben benutzt, welche zu Anfang und am Ende sowie etwa in der Mitte der Rückatmungszeit abgenommen worden waren.

Bei denjenigen Blutproben, welche unmittelbar aus der Arterie in die für die Messung der aktuellen Sauerstoffsättigung nötigen Verdünnungslösung aufgezogen wurden, waren die abgelesenen Werte durchschnittlich um 4—6 Skalenteile höher als bei solchen Blutproben, welche aus unvorbereiteten Spritzen entnommen wurden. Für die Beurteilung wurden dann die Mittelwerte benutzt.

Bei jedem Patienten wurde von dem bei der Atmungsmessung abgenommenen Blut eine Eichkurve durch Bestimmung der 0%- und 100%-Reflektion festgelegt und daraus mittels des aktuellen Meßwertes die prozentuale Sauerstoffsättigung der Blutprobe ermittelt. Dadurch wird der Meßwert unabhängig von dem jeweiligen Hämoglobingehalt zum Zeitpunkt der Messung. Dieses ist deshalb besonders wichtig, weil sich bei Patienten und Verletzten mit langdauernder Bewußtlosigkeit gezeigt hat, daß mit länger dauernder Störung sowohl die Hämoglobin- wie auch die Erythrocytenwerte stark schwanken.

f) Tierexperimentelle Untersuchungen

Da bei den in die Klinik eingelieferten Verletzten über die Form der Atmung und ihre Ansprechbarkeit auf CO_2 für den Zeitpunkt *unmittelbar* nach der Verletzung keine Aussage mehr gemacht werden kann, sollten diese Verhältnisse in Ergänzung zu den Literaturangaben tierexperimentell untersucht werden.

Ein dosiertes Schädel-Hirntrauma wurde mit einem Lufthammer nach FOLTZ gesetzt. Der durch Preßluft mit 2,5—5 Atm Druck herausgeschleuderte Bleibolzen erzeugte an der Auftrefffläche eine Energie von etwa 2—4 mkp[1]. Auf ein entsprechendes Beschleunigungstrauma beim Menschen konnte dann mittels der Angaben von J. SCHNEIDER 1951 umgerechnet werden.

Es zeigte sich, daß durch diese Kräfte bei einem wachen Hund keine Hirnerschütterung mit länger dauernder Bewußtlosigkeit erzeugt werden konnte. Die Versuche mußten deshalb in Trapanalnarkose durchgeführt werden. Nur dadurch war es möglich, eine Intubation durchzuführen und die Atmung vor und nach dem Schädel-Hirntrauma zu registrieren. Hierzu wurde der gleiche Typ des Spirographs nach KNIPPING benutzt wie zu den Untersuchungen bei den Patienten.

In zehn Versuchen wurde zu verschiedenen Zeitabständen nach dem Schuß und bei verschiedenen Schußstärken sowie nach einfachem und mehrfachem Kopftrauma die Atemform registriert und die Ansprechbarkeit auf CO_2 in der gleichen Anordnung der CO_2-Rückatmung wie bei den Patienten geprüft. Bei drei Versuchen wurde statt des Bolzenschusses ein Hammerschlag als Kopftrauma ausgeführt. Blutentnahme erfolgte arteriell nach Anlegung einer Carotisschlinge nach MOLITOR 1932.

Die zusammen mit P. KOBER durchgeführten Untersuchungen werden ausführlich von KOBER in einer Dissertation (Köln 1962) dargestellt werden.

---

[1] Die Messung und Berechnung dieser Werte wurde im Physikalischen Institut der Universität Köln durchgeführt, wofür Herrn Priv.-Doz. Dr. JAHRREIS und Herrn Dr. INGENHÜTT besonderer Dank ausgesprochen sei.

E. Veränderungen der Atemform

I. Typische Atemformen nach schweren Schädel-Hirnverletzungen, bei Hirntumoren und nach Hirnoperationen

Die Atemform wird durch die Spirometerkurve aufgezeichnet. Dabei ist sowohl der Ablauf des einzelnen Atemzuges charakteristisch wie auch, ob sich mehrere Atemzüge untereinander hinsichtlich Frequenz, Größe und Atemmittellage gleichmäßig verhalten oder ob sie periodisch oder unregelmäßig wechseln. Wie das Schrifttum (S. 17) zeigt, sind spirographische Untersuchungen der Atemform bei cerebralen Prozessen nur selten durchgeführt worden. Aus den letzten Jahren scheint auch über Atemstörungen anderer Genese keine systematische Zusammenstellung von Spirometerkurven verschiedener Atemformen vorzuliegen. Es konnte aber auf thorakographische Kurven und klinische Beschreibungen zurückgegriffen werden, wie sie von HOFBAUER 1925, ECKSTEIN u. ROMINGER 1922, STAEHELIN 1930 und PEIPER 1956 mitgeteilt worden sind.

In Anlehnung an die genannten klinischen Beobachtungen und experimentellen Untersuchungen wurde folgende Einteilung der Atemform gewählt, bei der gleichzeitig die Häufigkeit angegeben ist, in der die einzelnen Atemformen bei unserem Krankengut registriert worden sind (Tabelle 4).

Tabelle 4

Atemform	Zahl der Befunde
Unregelmäßig, normal	183
Stark unregelmäßig	17
Periodisch	26
Wogend	63
Seufzeratmung	18
Regelmäßig	55
Schnappatmung	8

Diese Atemformen sind alle, wenn sie in typischer Ausprägung auftreten, schon bei einfacher Beobachtung des Patienten gut zu erkennen, noch leichter aber auf den Spirometerkurven. Doch muß betont werden, daß alle Atemformen fließende Übergänge zu anderen Atemtypen haben. Das erschwert den Versuch, ein größeres Krankengut nicht nur nach den auffälligsten Beispielen zu untersuchen, sondern auswahlfrei alle Registrierungen hinsichtlich der Atemform zu ordnen. Nur so konnte aber ein Anhalt dafür gewonnen werden, ob der Atemform bei unserem speziellen neurochirurgischen Krankengut eine klinische Bedeutung zukommt.

Wenn nun der normal-unregelmäßigen Atmung mehrere andere Atemformen gegenübergestellt werden, so sollen sie nur insofern als pathologisch angesehen werden, als daß sie einen nicht normalen Atmungsablauf darstellen. Dadurch wird nichts Absolutes über den Funktionszustand des Gehirns ausgesagt. Es wird sich vielmehr zeigen, daß bei Hirnschädigungen auch die Atemformen nur innerhalb der Gesamtheit des klinischen Bildes richtig zu deuten sind.

In der Literatur waren keine Angaben zu finden, nach welchen Kriterien z.B. regelmäßige, gering oder stark unregelmäßige Atmung untereinander abgegrenzt werden könnten. Es mußte deshalb eine definierte, auch bei späteren Untersuchungen wiederholbare Abgrenzung der Atemformen gefunden werden. Hierzu eignet sich die *Streuung der Amplitudengröße*.

Der Vergleich der Amplitudengrößen des größten und kleinsten Atemzuges einer Spirometerkurve von wenigstens 5 min gibt zwar bereits einen gewissen Anhalt für die Regelmäßigkeit oder Unregelmäßigkeit der Atmung, ist aber dann täuschend, wenn eine stärkere Amplitudenschwankung nur innerhalb größerer Zeitabstände auftritt.

Deshalb wurden die Atemkurven zunächst nach dieser Varianzbreite vorsortiert. Aus den einzelnen Gruppen der typischen Atemformen sind sodann je 10—15 repräsentative Beispiele und Grenzfälle herausgegriffen worden, um die für die Berechnung der Amplitudenstreuung erforderliche mehr umfangreiche als schwierige Rechenarbeit in vertretbaren Grenzen zu halten. In den Beispielkurven ist dann in technisch ungestörten Kurvenabschnitten bei wenigstens 50—70 aufeinanderfolgenden Atemzügen die Amplitude ausgemessen und daraus die Amplitudenstreuung 3σ um den individuellen Mittelwert berechnet worden[1].

Daraus konnten als Abgrenzung der einzelnen Atemformen folgende Bereiche der Amplitudenstreuung angesetzt werden:

Tabelle 5

Atemform	Amplitudenstreuung 3σ-Bereich der Abweichungen vom Amplitudenmittelwert
Unregelmäßig, normal	von ± 90 bis ± 450 ml
Stark unregelmäßig	größer als ± 450 ml
Ataktisch	— unbegrenzt —
Periodisch	größer als ± 90 ml
Wogend	von ± 90 bis ± 240 ml
Seufzer	(außer Seufzer) bis ± 240 ml
Regelmäßig	bis ± 90 ml
Schnappatmung	— unbegrenzt —

Die Amplitudenstreuungsgrenze soll nur eine Hilfsmaßnahme zur Unterscheidung sein, da auch andere, bei den einzelnen Beispielen ausgeführte Formkriterien ausschlaggebend sind, die bei der ataktischen Atmung und Schnappatmung sogar allein entscheiden.

Mit Hilfe der so erarbeiteten Kriterien wurden schließlich *alle* Atemkurven ausgemessen und eingeteilt.

In den Abbildungs-Legenden wurde von den klinischen Daten der Patienten zum Zeitpunkt der Messung angegeben: Aäq. = Atemäquivalent, RR = Blutdruck in mm Hg, P = Puls pro min, T = Temperatur in ° C, axillar. Die Journalnummer der einzelnen Registrierung ist am Schluß jeder Legende angegeben: Reg. — Ferner das Alter des Patienten: J.

Über die psychischen Störungen s. Abschnitt E II 5, S. 68. Das Durchgangssyndrom (WIECK 1956) charakterisiert eine reversible Hirnleistungsstörung ohne Bewußtseinsstörung.

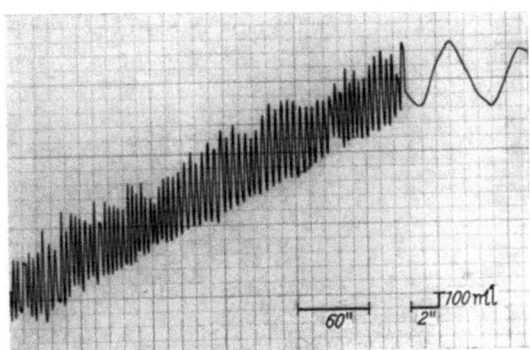

Abb. 5. *Unregelmäßige, normale* Atmung. Die Amplitude der einzelnen Atemzüge — Atemzugvolumen — wechselt regellos, wodurch auch die sonst gleichmäßige Atemfrequenz etwas gestört wird. — Oligodendrogliom links präzentral und Balken; vor Operation. — Patient stark verlangsamt, nicht sicher bewußtseinsgetrübt. Keine Stauungspapille. Aäq. 32. — RR 115/70, P 85, T 36,7. — Reg. 37/1. — 30 J.

In den Abbildungen wurden folgende Symbole verwandt, wobei Kreise einen erwachsenen, Dreiecke einen jugendlichen (bis 20. Lebensjahr) Patienten bedeuten: ○ bewußtseinsklar; ⊕ Durchgangssyndrom; ◐ Bewußtseinstrübung; ● bewußtlos; ⬤ vegetative Dämpfung mit Phenothiazinen und Dolantin (lytische Mischung); ⬤ lytische Mischung plus Trapanal intramuskulär; ⊖ Narkose; ⬤ Tracheotomie.

---

[1] Die umfangreiche Streuungsberechnung sowie die statistische Bearbeitung der Rückatmungskurven wurden in sehr dankenswerter Weise im Institut für angewandte Mathematik der Universität Köln (Direktor: Prof. Dr. SCHÄFKE) von Herrn Dipl.-Mathem. EBERT auf einer SEL-ER 56-Rechenanlage durchgeführt.

1. Unregelmäßige, normale Atmung

Das Spirogramm ist charakterisiert durch wechselnde Tiefe der einzelnen Atemzüge, wobei sich die unregelmäßige Folge hauptsächlich im Inspirium, aber auch in einer nicht ganz gleichmäßigen Tiefe der Exspiration — Fußpunkte der einzelnen Atemzüge — zu erkennen gibt. Auch die Frequenz der Atemzüge ist mehr oder weniger inkonstant. Amplitudenstreuung ± 90—450 ml (vgl. Tabelle 5).

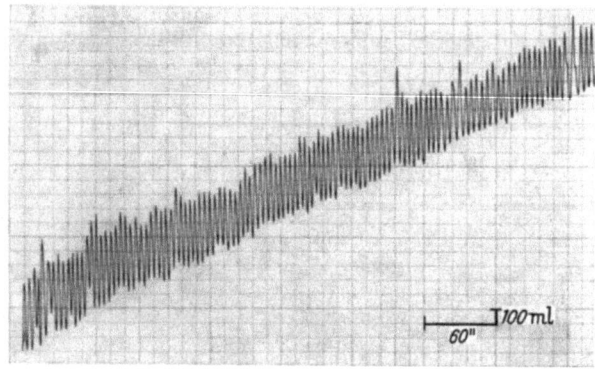

Abb. 6. *Unregelmäßige* Atmung. — Chondrom rechter Brückenwinkel, vor Operation. Bewußtseinsklar. Chronische geringe intrakranielle Drucksteigerung. Aäq. 29. — RR 120/80, P 84, T 36,6. — Reg. 133. — 41 J.

Schon die gewöhnliche Atmung des Gesunden ist beträchtlichen Schwankungen unterworfen und läuft keineswegs völlig gleichmäßig ab (RIEGEL 1873, SCHNEIDER u. SCHOEDEL 1937, BÜHLER 1937, LOEWENSTEIN 1941). Innerhalb der Gruppe mit unregelmäßiger Atmung fanden sich aber, entsprechend den Beobachtungen bei Herz- und Lungenerkrankungen, einige Patienten mit nur geringen Unterschieden in Amplitude und Frequenz, gegenüber anderen Patienten und Verletzten mit ständigem Wechsel zwischen sehr großen und sehr kleinen Atemamplituden.

Als normal-unregelmäßige Atmung wurde hier diejenige Atemform bezeichnet, bei welcher die Amplitudengröße regellos wechselt, und zwar stärker als $3\sigma \pm 90$ ml, bis höchstens $3\sigma \pm 450$ ml. — *Beispiele* unregelmäßiger Atmung: Abb. 5 (S. 37) und 6 sowie 27 (S. 59), 47 und 48 (S. 80 f.) und 56 b (S. 94).

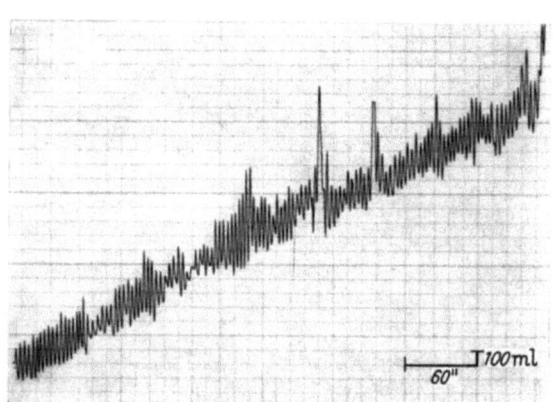

Abb. 7. *Stark unregelmäßige* Atmung. Die Amplitudengröße wechselt stärker als bei der unregelmäßigen Atmung. — Streuung um das individuelle mittlere Atemzugvolumen um $3\sigma > 450$ ml. Auch die Atemmittellage wechselt oft erheblich. — Glioblastom rechts, temporo-occipital, inoperabel. Beginnende Stauungspapille; Bewußtseinstrübung. Hirndurchblutung verlangsamt: 15 sec. Aäq. 25. — RR 115/80, P 80, T 36,7. — Reg. 93. — 59 J.

2. Stark unregelmäßige Atmung

Als stark unregelmäßige Atmung wurde eine regellose Amplitudenfolge mit einer Amplitudenstreuung von mehr als $3\sigma \pm 450$ ml angenommen (Tabelle 5, S. 37).

Die Abb. 7—9 zeigen Beispiele stark unregelmäßiger Atmung bei Patienten mit intrakraniellen raumfordernden Prozessen vor oder nach der Operation und im Verlauf nach Hirnverletzungen.

Sehr unregelmäßige Atmung mit völlig regellosen Veränderungen der Atemruhelage wie in Abb. 8 sind auch von KNIPPING, LEWIS u. MONCRIEFF 1932 bei „nervösen" Patienten beschrieben worden. BIRKMAYER und WINKLER fassen sie als Ausdruck einer sympathischen Hypertonie auf.

Bei der „arrhythmischen" Atemform, die auch KNIPPING u. Mitarb. bereits nach Apoplexien beobachtet haben, erkannten sie als besonders charakteristisch, daß diese Unregelmäßigkeit durch Sauerstoff nicht zu beeinflussen ist.

Da alle hier abgebildeten Atemkurven bei Atmung in einem O_2-gefüllten, geschlossenen Spirometersystem aufgenommen wurden, gilt auch für die hier als unregelmäßig registrierten Atemformen, daß deren Unregelmäßigkeit durch Sauerstoff nicht gebessert werden konnte.

Beispiele stark unregelmäßiger Atmung: Abb. 7 (S. 38) und 8 sowie 55d (S. 95), 59a (S. 101), 60a (S. 101) und 63a (S. 106).

Als eine besondere Form der stark unregelmäßigen Atmung wird hier die „ataktische Atmung" aufgefaßt. Darunter wird in der Literatur übereinstimmend eine völlige Regellosigkeit in der Amplitudengröße, in der Atemmittellage und in der Frequenz verstanden.

HOFF u. BRECKENRIDGE 1954, 1955 haben die ataktische Atmung als einen der Typen medullärer Atmung, neben der Schnappatmung, beschrieben. Die ataktische Atmung sehen sie als den äußersten

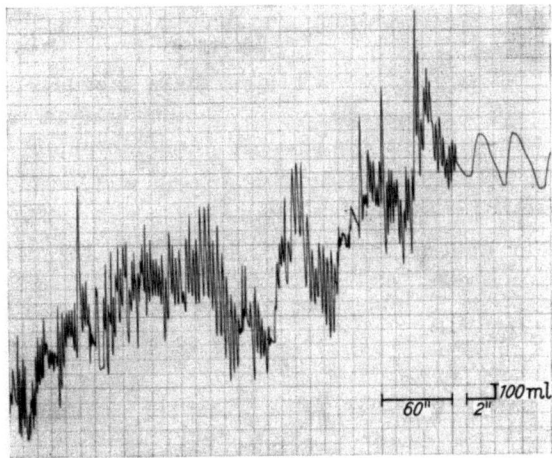

Abb. 8. Stark unregelmäßige Atmung am 13. Tag nach frontobasaler Schädel-Hirnverletzung mit nasaler Liquorfistel und Pneumatocephalus. Patient somnolent, nicht nackensteif. Liquor xanthochrom, 120/3 Zellen. Aäq. 31. — RR 130/70, P 108, T 38,0. — Reg. 129. — 60 J.

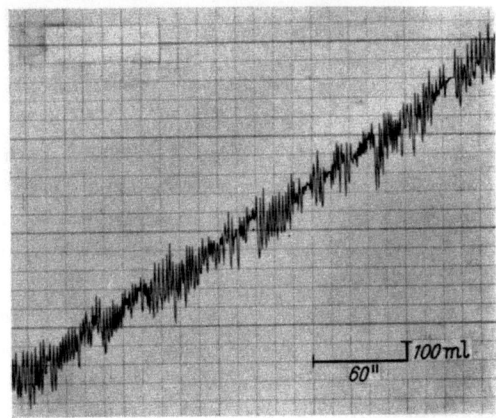

a

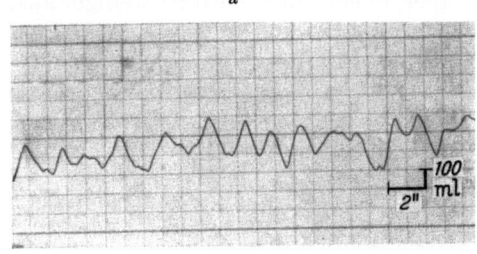

b

Abb. 9a u. b. *Ataktische* Atmung. — Angioblastom des Kleinhirns mit Deformierung des Mittelhirns. Kleinhirndruckkonus. — 1. Tag nach Ventrikulographie wegen Atemstillstand. Registrierung bei langsamerem (a) und schnellem (b) Papiervorschub. Aäq. 20. — RR 100/65, P 120, T 38. Somnolenz. 6 Std später erneuter Atemstillstand und Kreislaufkollaps. Exitus letalis. — Reg. 64. — 21 J.

Grad einer Isolierung der Medulla von allen modulierenden Einflüssen höherer Zentren an.

KNIPPING, LEWIS u. MONCRIEFF haben diese völlige Zerstörung des normalen Atemrhythmus, die sie als „absolute Atemarrhythmie" bezeichnen, bei Patienten mit schweren Intoxikationen durch Morphium oder Schlafmittel beobachtet.

Die aus unserem Krankengut als Beispiel ataktischer Atmung gewählte Registrierung (Abb. 9) stammt von einer jungen Patientin mit einem das Mittelhirn deformierenden Kleinhirntumor, am 1. Tage nach Durchführung einer Ventrikulographie. Das Übersichtsbild läßt eindrucksvoll die völlige Regellosigkeit der Atemtiefe bei unregelmäßigem Wechsel der Atemmittellage erkennen. Bei schnellem Papiervorschub (Abb. 9b) tritt dies noch deutlicher hervor, und es ist zu erkennen, daß auch die Atemzugfolge völlig unregelmäßig ist.

Mit dieser Atemkurve ataktischer Atmung läßt sich sehr gut das von MAJOR 1951 veröffentlichte Kurvenbild von BIOT vergleichen (Abb. 10). Obgleich es

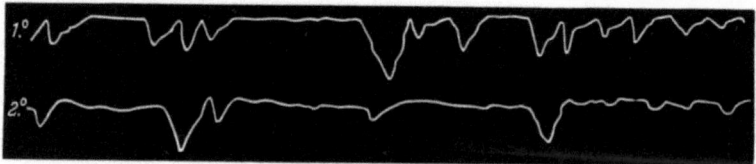

Abb. 10. Die Atemform der Abb. 9b zeigt Ähnlichkeit mit der unregelmäßigen, von BIOT beschriebenen Atmung: Reproduktion einer Originalkurve von BIOT. Brustwandableitung (?), Inspiration nach unten

sich hier um eine andere Registrierungstechnik handelt, wahrscheinlich Brustwandableitung mit Inspirationsbewegung nach unten im Bilde, ist das Wesentliche der völlig unregelmäßigen Atemzüge eindeutig zu erkennen und stimmt mit der vorzüglichen klinischen Beobachtung überein, welche BIOT 1876 selbst über diese Atemform geschrieben hat:

Sie ist in einem Herausgeberartikel der J.A.M.A. 165 (1957) veröffentlicht worden. „Diese Unregelmäßigkeit der Atembewegung ist nicht periodisch, teils langsam, teils schnell, teils oberflächlich, teils tief, aber ohne jede konstante Beziehung in der Aufeinanderfolge zweier Typen, mit Pausen unregelmäßiger Dauer, denen ein mehr oder weniger ausgedehnter Seufzer vorausgeht oder folgt."

Daraus geht hervor, daß in der Folgezeit in der Literatur aus der „Biotschen Atmung" etwas gänzlich anderes geworden ist, als vom Autor tatsächlich abgebildet und beschrieben worden war. Es ist also falsch, die Biotsche Atmung als regulär und rhythmisch zu bezeichnen; denn BIOT hat diese Atemform selbst ausdrücklich als irregulär gekennzeichnet. Seiner Charakterisierung scheinen die in Abb. 9 aufgezeichneten irregulären Atemzüge eher zu entsprechen, ebenso wie die von KNIPPING beschriebene absolute Atemarrhythmie. Auch SCHOPP 1960 beschreibt die Biotsche Atmung als völlig irregulär.

Bemerkenswerterweise haben ECKSTEIN u. ROMINGER 1922 bei Kindern mit tuberkulöser Meningitis gezeigt, daß während der in der Literatur behaupteten Atempausen der sog. Biotschen Atmung tatsächlich noch kleine unregelmäßige Atembewegungen registriert werden können, so daß insgesamt das Bild einer irregulären Atmung resultiert. Sie bezeichneten diese Atemform als bei tuberkulöser Meningitis sehr selten und bezweifelten, daß sie für tuberkulöse Meningitis typisch sei. Dies wird durch die Beobachtungen von KNIPPING und die hier vorliegenden Registrierungen bestätigt.

PLUM 1960 kommt zur Auffassung, daß die ataktische Atmung aus einem Atemversagen und der dann langsam eintretenden CO_2-Narkose resultiert.

Es ist offensichtlich, daß diese starke Unregelmäßigkeit der Atmung oft nur durch das Spirogramm zu objektivieren ist, während sie der einfachen klinischen Beobachtung leicht entgehen kann und dann nur als flache, unregelmäßige Atmung imponiert.

3. Periodische Atmung

Diese Atemform ist im klinischen Bild sehr auffällig und wird daher auch in der Literatur der Atemveränderungen bei cerebralen Prozessen am häufigsten diskutiert.

In den ausgesprochensten Fällen handelt es sich um einen regelmäßigen Wechsel von Atemperioden und Apnoeperioden, wie sie die Abb. 11 zeigt, und entspricht damit am meisten der Beobachtung von CHEYNE 1818 bei einem „Fall von Apoplexie, in dem der Herzmuskel in Fett verwandelt war:

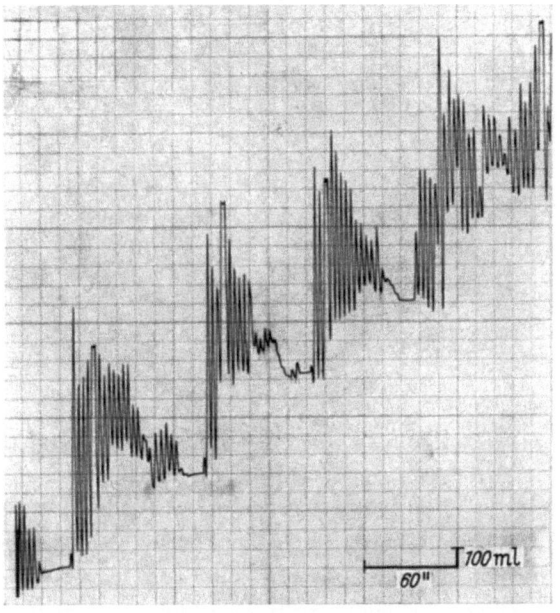

Die einzige Besonderheit während der folgenden 8—9 Tage war die Atmung; sie war irregulär, hörte für $1/4$ min auf, dann wurde sie wieder vernehmbar, jedoch sehr schwach, dann wieder gradweise vertieft und schnell, und dann hörte sie allmählich wieder auf".

In anderen unserer Fälle wechseln Perioden tiefer Atmung mit solchen sehr flacher Atmung ab, wie bei Abb. 12, wobei die Apnoeperiode völlig fehlen oder sehr klein sein kann (Abb. 13). Als Grenze gegenüber der regelmäßigen Atmung wurde eine Amplitudenstreuung von $3\sigma > 90$ ml angesetzt (Tabelle 5, S. 37).

Schließlich müssen zur periodischen Atmung auch weniger regelmäßig ausgebildete Änderungen teils tiefer,

Abb. 11. *Periodische* Atmung. Wechsel von mehreren an- oder abschwellenden Atemzügen und Apnoe-Perioden. In weniger ausgesprochenen Formen wechselt nur Amplitude und/oder Frequenz. Als Grenze gegenüber der regelmäßigen Atmung wurde eine Amplitudenstreuung von $3\sigma > \pm 90$ ml angesetzt. — 14 Std nach Operation eines subduralen Hämatoms links parieto-temporal. — Patient somnolent. Aäq. 25. — RR 145/100, P 88, T 36,4. — Reg. 105/1. — 72 J.

teils flacher Atmung gerechnet werden, die hier aus Raumgründen nicht einzeln dargestellt werden können, jedoch klinisch stets als periodische Atmung angesprochen werden.

Auch die Atmung in Abb. 13 erscheint klinisch zeitweise als periodisch wechselnd. In solchen Fällen setzt nach mehr oder weniger deutlicher Atempause oder stark verminderter Atemamplitude ganz plötzlich die Atmung mit großer Amplitude wieder ein und verkleinert sich von da an mehr oder weniger schnell und regelmäßig.

Derartige Formen rechnete KNIPPING noch zu der cerebralen Arrhythmie, zumal unter Sauerstoffatmung keine Besserung der Rhythmusstörung eintrat, während bei der typischen Cheyne-Stokes-Atmung bei Patienten mit Krankheiten des Herzkreislaufsystems unter Sauerstoffatmung eine Normalisierung erzielt wurde.

Ich glaube, daß unter dem Oberbegriff einer „periodischen Atmung" sowohl die Formen mit An- und Abschwellung der Atemphase wie diejenigen mit einer zu Beginn großen oder fast maximalen Amplitude zusammengefaßt werden müssen. Beide Atemabläufe haben übrigens gemeinsam, daß während der Atemphase die Mittellage der Atmung oft nach oben verschoben wird, wie in dem vor-

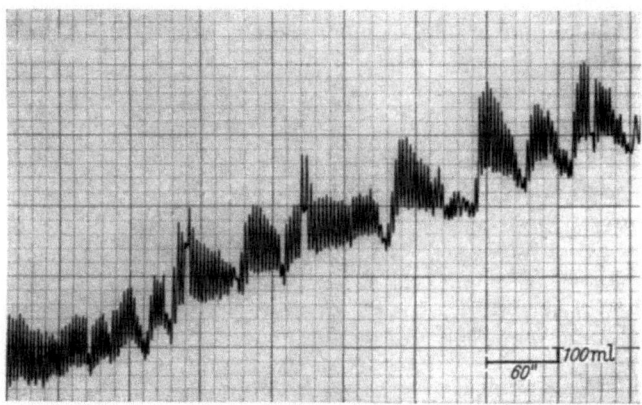

Abb. 12. *Periodische* Atmung. Metastase und kleines Hämatom rechts temporal. — Seit einigen Stunden leichte Bewußtseinstrübung. Aäq. 33. — RR 135/90, P 100, T 36. — Reg. 22/1. — 61 J.

übergehenden Anstieg der Amplitudenfußpunkte gut zu erkennen ist. Dieses von HOFBAUER (1909) beschriebene Phänomen ist auch in den meisten der hier abgebildeten Kurven periodischer Atmung zu sehen.

Übrigens kommen beide Formen periodischer Atmung bei demselben untersuchten Menschen abwechselnd und unmittelbar nacheinander vor, wie eine erst kürzlich erschienene Untersuchung aus dem Institut von FLEISCH (HAAB, RAMEL u. FLEISCH 1957) bei periodischer Atmung während des Einschlafens eindeutig erkennen läßt. FLEISCH kommt zu dem Schluß, daß trotz der zahlreichen voraufgehenden Untersuchungen über die Ätiologie der Cheyne-Stokes-Atmung die Genese der periodischen Atmung noch nicht geklärt ist und daß wahrscheinlich der Mechanismus von Fall zu Fall differiert (vgl. dazu die Literaturübersicht IIb u. 2, S. 18 und 22).

Es wurde schon frühzeitig beobachtet, z.B. von TRAUBE 1871, LEVY u. KOEPPELIN 1898, EYSTER 1906, und später wiederholt bestätigt, z.B. von STAEHELIN 1930, HESS u. ROSENBAUM 1923, WASSERMANN 1923, daß zur periodischen Atmung ein Symptomenkomplex mit weiteren vegetativen Veränderungen gehört: Schwankungen des Blutdrucks, periodische Bradykardie, Pupillenveränderung, Hyperperistaltik, Erbrechen, schwankende Bewußtseinslage mit Verschlechterung während der Apnoe.

Bei einem hier untersuchten verletzten Kinde, dessen Atemkurve in Abb. 13 wiedergegeben ist, trat die periodische Atmung jeweils synchron mit Streckkrämpfen auf, die während der Zeit der ruhigen Atmung wieder sistierten.

Schon HESS u. ROSENBAUM 1923 hatten auf die formale Ähnlichkeit von Kurven der Cheyne-Stokes-Atmung mit dem Bild von Muskeltremor bei Chorea und Parkinson sowie dem Pseudoklonus der Patellarsehne bei Kälte hingewiesen.

RECHNITZER 1927 aus dem Arbeitskreis von WENCKEBACH beobachtete, daß bei der Cheyne-Stokes-Atmung während der Apnoe kein völliger Atemstillstand besteht, sondern daß in dieser Zeit noch Zwerchfellkontraktionen stattfinden, die zu einer Erweiterung der unteren und einer Einziehung der oberen Thoraxpartien führen können.

Auch die Atemkurve in Abb. 13 läßt mehr an periodische „Tonuseinbrüche" denken, als daß sie die Vermutung nahelegt, es könnte ein Wechsel in der Spannung der Blutgase auslösend sein.

Sehr aufschlußreich ist es in diesem Zusammenhang, daß LUNDBERG 1960 periodische Atemschwankungen vom Cheyne-Stokes-Typ synchron auftreten sah

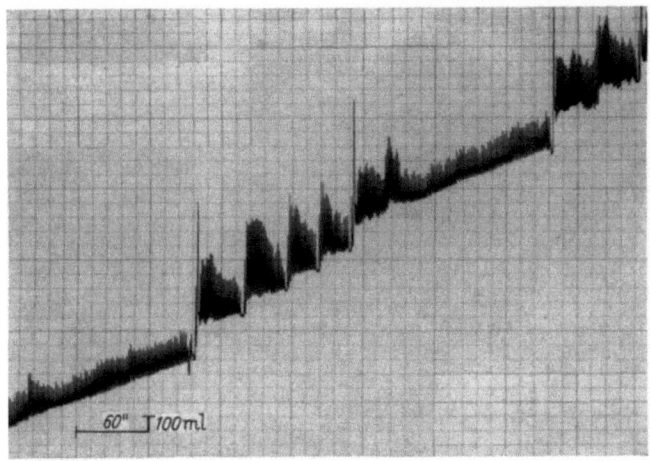

Abb. 13. *Periodische* Atmung. — 3 Std nach schwerer gedeckter Hirnschädigung. Bewußtlosigkeit, zeitweise Streck- und Beugekrämpfe, synchron mit der periodischen Atemvertiefung auftretend. Registrierung mit der Atemmaske, vor Anwendung von Medikamenten. Anschließende Angiographie zeigt Zirkulationsverlangsamung. Aäq. in der regelmäßigen Phase 38; während der periodischen Atmung 44, durchschnittlich 43. — RR 95/65, P 95, T 37,5. — Reg. 145/1. — 11 J.

mit rhythmischen Schwankungen des Ventrikelliquordrucks bis 50 mm Hg, die er als B-Wellen bezeichnet. Die betreffenden Patienten mit intrakraniellen raumfordernden Prozessen waren alle bewußtseinsklar und hatten keine erhöhte Ruhelage des Liquordrucks. Während der nur zeitweise auftretenden Liquordruckschwankungen war das Drucktal mit Apnoe, der Druckgipfel mit Hyperpnoe gekoppelt.

Daß Blutgasveränderungen aber bei Patienten mit Lungen- und Kreislauferkrankungen periodische Atmung auslösen, ist wiederholt gezeigt worden in den Untersuchungen von HALDANE 1922, UHLENBRUCK 1927 und SCHOEN 1927. Dabei erwies sich der arterielle CO_2-Druck am niedrigsten während der Apnoe, am höchsten während der Hyperpnoe; die arterielle O_2-Sättigung verlief umgekehrt.

Entgegen anderen Erwartungen betonen BROWN u. PLUM 1961 und LANGE u. HECHT 1962, daß bei ihren Patienten mit Herzleiden und Hirninfarkten die periodische Atmung nicht einer Hypo-, sondern Hyperventilation entsprach. Der arterielle CO_2-Druck lag unter der Norm, im Sinne einer respiratorischen

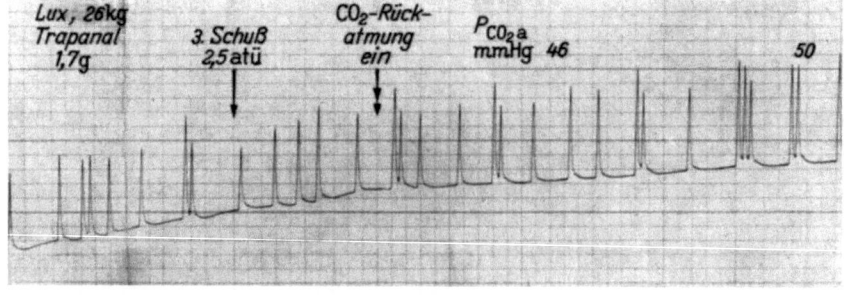

a

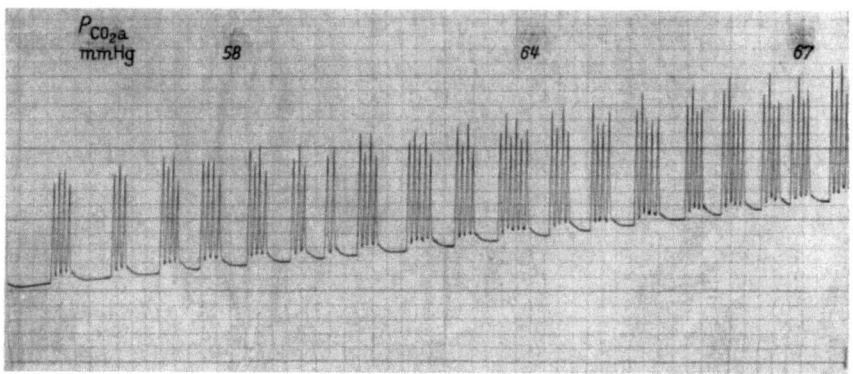

b

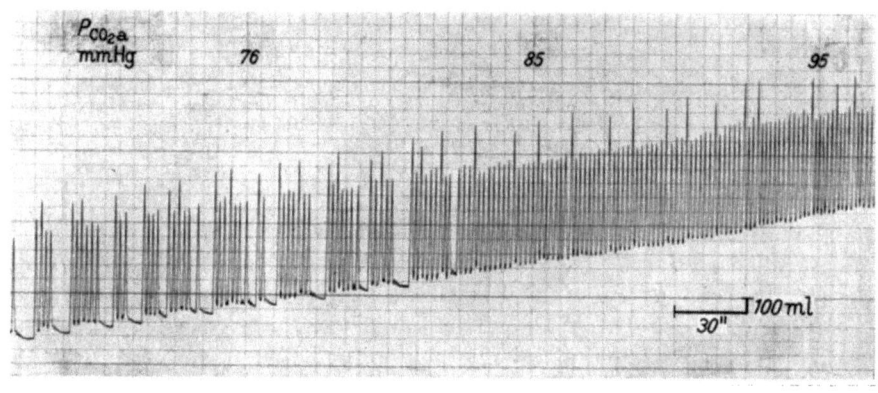

c

Abb. 14a—c. „Couplet periodic breathing", Gruppen von 2, 3 oder mehr Atemzügen, unterbrochen von Apnoe: Diese besondere Form periodischer Atmung (s. S. 45) trat bei einem narkotisierten, intubierten Hund während der CO_2-Rückatmung auf. Vorher hatte Schnappatmung als Folge tiefer Narkose und mehrfacher Hirnerschütterung (Bolzenschuß) bestanden. — Unter steigenden arteriellen Kohlensäuredrucken traten dann Gruppen mit immer mehr Atemzügen auf, bis schließlich eine kontinuierliche Atmung mit häufigen Seufzern resultierte. Nach Ende der Rückatmung wieder Schnappatmung. Ähnlichen Übergang in kontinuierliche Atmung beobachteten wir bei einem Kind nach schwerer Hirnverletzung (Abb. 58a—c)

Alkalose. BROWN u. PLUM haben dementsprechend auch eine gesteigerte CO_2-Empfindlichkeit des Atemzentrums nachweisen können. GUYTON, CROWELL u. MOORE 1956 sehen den oscillierenden zentralen Erregungszustand als durch Verzögerung der Hirndurchblutung bedingt an.

Die entwicklungsgeschichtliche Feststellung, daß periodische Atmung als Normalzustand bei Wassersäugern und Lurchen vorliegt (PEIPER 1956), steht mit den klinischen Beobachtungen in Einklang, daß bei allen Fällen periodischer Atmung ein herabgesetzter Einfluß der Hirnrinde auf die subcorticalen Zentren festzustellen ist (HOFBAUER 1925). Durch die in den letzten Jahren bekanntgewordenen Untersuchungen von HEBERTSON u. Mitarb. 1957, 1959, HEYMAN u. Mitarb. 1958, PLUM u. SWANSON 1959, 1960 sowie KNIPPING u. Mitarb. 1932 bei Patienten mit Hirnerweichungen und Hirnblutungen wurde die Auffassung HOFBAUERS dahingehend präzisiert, daß Cheyne-Stokes-Atmung bei bilateraler Unterbrechung absteigender motorischer Bahnen beim Menschen auftrete (PLUM 1960, BROWN u. PLUM 1961).

Als einen besonderen Typ rhythmischer Atemirregularität hat SCHOPP 1960 das Auftreten von Gruppen von 2 oder 3 oder mehr Atemzügen, unterbrochen von einer Apnoe von 3—5 sec, beschrieben und als „couplet periodic breathing" bezeichnet. Ebenso wie SCHOPP beobachteten auch wir diesen Atemtyp nur im Tierexperiment bei tiefer Thiopenthalnarkose (Abb. 14). Bei steigender alveolärer und damit arterieller CO_2-Spannung geht die periodische in eine kontinuierliche Atmung über. — Weitere *Beispiele* periodischer Atmung: Abb. 29a (S. 61), 31 (S. 63), 57a (S. 97) und 63b (S. 106).

4. Wogende Atmung

Dieser Atemtyp hat mit der noch zu betrachtenden regelmäßigen Atmung gemeinsam, daß auch hier die einzelnen Atemzüge in praktisch ganz gleichmäßiger Frequenz aufeinanderfolgen und daß die Größe zweier aufeinanderfolgender Atemzüge nur wenig wechselt. Da diese Amplitudengröße sich mit einer

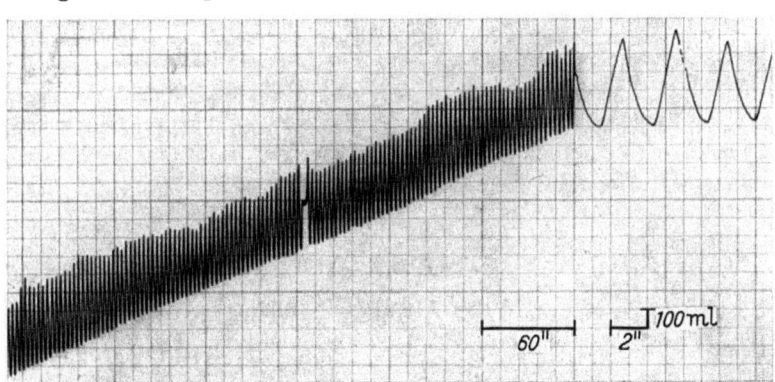

Abb. 15. *Wogende* Atmung. Regelmäßiges Schwanken der Atemzugvolumina, aber mit geringerer Streuung als bei der periodischen Atmung, nämlich $3\sigma < \pm 240 > \pm 90$ ml um die individuelle mittlere Amplitudengröße. Frequenz regelmäßig. In anderen Fällen gleichmäßige Atemtiefe, aber wogende Atemmittellage. — 1. Tag nach gedeckter Hirnschädigung. Anhaltende Bewußtlosigkeit und Streckkrämpfe. Vegetative Dämpfung. — Maskenatmung. Aäq. 46. — RR 100/55, P 104, T 37,7. — Reg. 34/1. — 45 J.

gewissen Regelmäßigkeit ändert, entsteht das Bild des Wogens, ähnlich wie bei der periodischen Atmung, jedoch mit wesentlich geringerer Amplitudenstreuung. Die Atemform steht also zwischen ganz regelmäßiger und periodischer Atmung: Sie ist stärker moduliert als die regelmäßige, aber weniger als die periodische Atmung. Es wurden hierunter diejenigen Atemkurven gezählt, bei denen die Amplitudenstreuung (3σ) nicht weniger als ± 90 und nicht mehr als ± 240 ml betrug (Tabelle 5, S. 37).

Innerhalb dieses Typs der regelmäßig-wogenden Atmung sind einerseits Spirogramme zu beobachten, bei denen die Atemmittellage wie gewöhnlich streng eingehalten wird und auch die Fußpunkte der Exspiration geradlinig nebeneinanderliegen (Abb. 15). Bei anderen tritt zusammen mit der wogenden Amplitudenvergrößerung auch eine Verschiebung der Mittellage und somit der Amplitudenfußpunkte ein, wie bereits bei der periodischen Atmung beschrieben, jedoch in geringerem Maße. Andere Fälle, in denen die wogende Verschiebung der Atemmittellage dominiert, wurden noch als wogend angesehen, wenn die Amplitudendifferenz weniger als ±90 ml (3σ) betrug (Abb. 16).

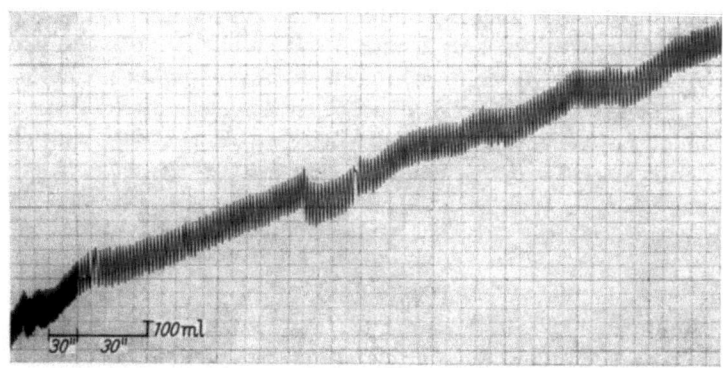

Abb. 16. *Wogende* Atmung. — Postoperatives epidurales Hämatom, anhaltende Bewußtlosigkeit, leichtes Schnarchen, schlaffer Tonus, Schmerzreaktion prompt. — Maskenatmung. Aäq. 32. — RR 120/70, P 144, T 37,5. — Reg. 131/2. — 30 J.

Die Bezeichnung „wogende Atmung" wurde von HOFBAUER 1921 übernommen, wird jedoch in der Literatur nicht einheitlich angewandt, da die Grenzen gegenüber der regelmäßigen bzw. der periodischen Atmung bisher nicht festgelegt waren. — (Vgl. auch Abb. 16 in KNIPPING u. Mitarb. 1932, S. 30.) — Weitere *Beispiele* wogender Atmung: Abb. 44 und 45 (S. 79).

5. Seufzeratmung

Auch hier ist die Mehrzahl der Atemzüge sehr regelmäßig; als obere Grenze der Amplitudenstreuung wurden (3σ) ±240 ml angesetzt. Dieser fast regelmäßige Verlauf der Atmung wird aber auffällig unterbrochen von isolierten großen Atemzügen — Seufzern — mit schneller Ein- und Ausatmung.

PEIPER beobachtete bei Kindern eine Seufzeratmung mit langsamer, charakteristisch treppenförmiger Ausatmung.

Die Aufeinanderfolge dieser Seufzer ist meist nicht ganz regelmäßig. Die daran anschließenden Atemzüge können entweder unverändert in der gleichen Größe wie vorher ablaufen (Abb. 17), manchmal folgt aber anschließend an den Seufzer eine vorübergehende Amplitudendepression, die wie kompensatorisch aussieht. In Abb. 18 sind beide Verlaufsformen nebeneinander zu erkennen. Bei anderen Atemkurven findet sich der Seufzer am Anfang, am Ende oder inmitten einer wogenden Verschiebung der Atemmittellage.

Die Seufzer sind nicht allein auf die regelmäßige Atmung beschränkt, sondern in allen Übergangsformen auch bei der gering und stark unregelmäßigen Atmung zu finden. BIRKMAYER u. WINKLER 1951 haben ähnliche Kurven abgebildet.

HOFF und BRECKENRIDGE deuteten diese Seufzer als Auswirkung desjenigen langsamen medullären Atemtypus, welcher als Alles-oder-nichts-Atmung (Schnappatmung) neben der medullären ataktischen Atmung besteht (s. S. 4f.).

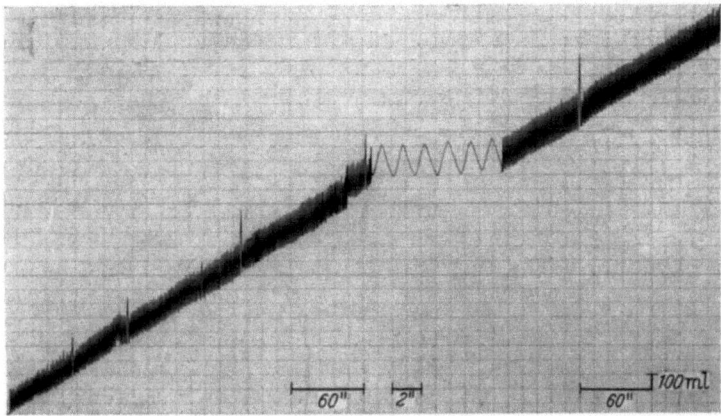

Abb. 17. *Seufzer*-Atmung. — Zwischen mehrere, oft gleichmäßige Atemzüge fällt plötzlich ein vertiefter Atemzug ein, der klinisch mit hörbarem Seufzen verbunden ist. Anschließend manchmal „kompensatorische" Depression der Amplitude und/oder Frequenz. — 8 Std nach schwerer gedeckter Hirnschädigung. Vorübergehender Atemstillstand. Epidurales Hämatom, 4 Std nach Operation. Anhaltendes Koma, schwache Schmerzreaktion, Hustenreiz erhalten. Trachealtubus. 2 Std nach der Registrierung erneuter Atemstillstand. Ääq. 34. — RR 135/95, P 100, T 35,8. — Reg. 47/1. — 23 J.

In ähnlicher Weise könnte die von McCUTCHEON 1953 gefundene Beziehung zwischen der Häufigkeit vertiefter Atemzüge (Seufzer?) und dem Körpergewicht zu deuten sein. Man erkennt, daß Tiere mit kleinem Körpergewicht wesentlich häufiger vertiefte Atemzüge zeigen als größere Tiere und als der Mensch (Tab. 6).

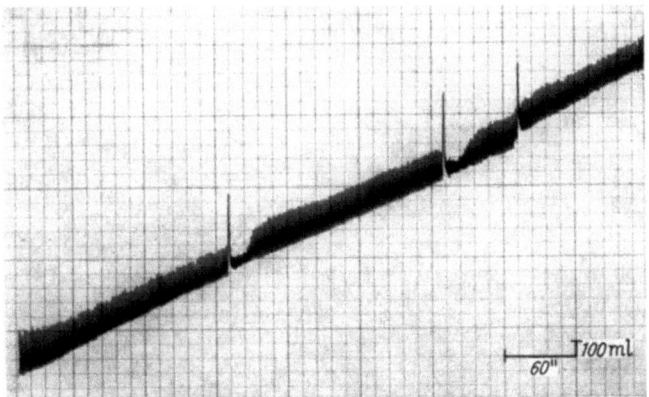

Abb. 18. *Seufzer*-Atmung. 1. Tag nach gedeckter Hirnschädigung, anhaltende Bewußtlosigkeit; keine Tracheotomie. Synchron mit den Seufzern wird krampfhafte Zwerchfellkontraktion beobachtet. Ääq. 41. — RR 95/60, P 120, T 36,5. — Reg. 145/2. — 11 J.

Es wird zu prüfen sein, ob die Seufzeratmung oder die regelmäßige Atmung Zeichen der stärkeren Hirnfunktionsstörung sind. Es sei schon vorweggenommen, daß ECKSTEIN und ROMINGER die Seufzeratmung ausdrücklich im Frühstadium bei tuberkulöser Meningitis der Kinder beobachteten. MOND und WASSERMANN aus der Klinik von WENCKEBACH beschrieben sie in Fällen mit kardialer Dyspnoe, und zwar ebenfalls bei leichteren Formen. Diese Autoren unterschieden bereits drei verschiedene Ursachen der Seufzeratmung: a) rein nervös, b) ungenügende Atmung infolge von Zirkulationsstörungen, die zur Anoxämie führen, c) Kompensationsvorgang für Ateminsuffizienz. — Weitere *Beispiele* von Seufzeratmung Abb. 30c (S. 63) und 58 (S. 98).

Tabelle 6. *Vertiefte Atemzüge zwischen der normalen Atmung* (nach McCutcheon 1953, aus Schoedel 1956)

	Körpergewicht kg	Atemfrequenz min^{-1}	Frequenz der vertieften Atmung Std^{-1}
Maus	0,0152	125	45
Ratte	0,273	60	26
Meerschweinchen	0,495	84	17
Kaninchen	3,0	66	10
Katze	2,6	26	6
Hund	19,2	14	5
Mensch	70,0	16	3
Pferd	550,0	12	0

6. Regelmäßige Atmung

Sowohl nach schweren Schädel-Hirnverletzungen wie nach Hirnoperationen konnte bei mehreren Patienten eine Atmung registriert werden, welche völlig gleichmäßig in der Atemtiefe und in der Atemzugfolge verlief (Abb. 19 und 20). Die Schwankungen von Amplitude und Frequenz können so gering sein, daß sie selbst bei der geringen Trägheit des hier benutzten mechanischen Registrierungsvorgangs praktisch völlig verschwinden. In anderen Fällen

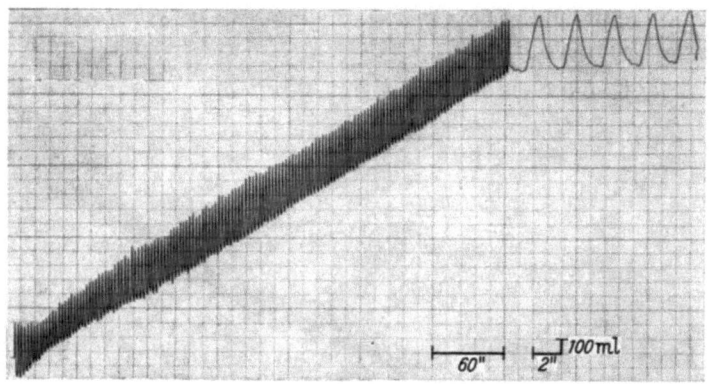

Abb. 19. *Regelmäßige* Atmung. — Auffällige Gleichmäßigkeit der Atemamplitude und Frequenz. Pausenlose Atemzugfolge. Exspirationslage linear; Inspirationstiefe schwankt gar nicht oder nur gering (3 ± 90 ml) um das mittlere Atemzugvolumen. — 1. Tag nach gedecktem Hirntrauma; Bewußtlosigkeit, Tracheotomie. Vegetative Dämpfung. Abwehrreaktion mittelstark. Aäq. 34. — RR 140/75, P 116, T 37,6. — Reg. 132/1. — 47 J.

sind noch kleine Schwankungen der Inspiration festzustellen, während die Exspirationspunkte eine auffällige, praktisch gerade Linie bilden.

Zur Abgrenzung gegenüber anderen Atemformen wurden zur regelmäßigen Atmung nur solche Registrierungen gerechnet, bei denen die Amplitudenstreuung bis $3\sigma = \pm 90$ ml betrug (Tabelle 5, S. 37).

Selbst bei dieser Schwankungsbreite unterscheidet sich die „regelmäßige" Atmung noch deutlich von der normalen, gering unregelmäßigen Atmung.

Das Vorhandensein einer so regelmäßigen Atmung bei Patienten mit schwerer Hirnschädigung war uns ebenso eine Überraschung wie Knipping u. Mitarb., die sie beim diabetischen Koma registrierten, allerdings mit größerer Atemamplitude.

Schon RIEGEL 1873 hatte aber darauf hingewiesen, daß eine nur geringe Schwankungsbreite in den zeitlichen Verhältnissen der einzelnen Atembewegungen ein wenn auch nicht entscheidender, so doch bis zu einem gewissen Grade beachtenswerter Zug der pathologischen Atmung sei. MARCKWALD 1890 konnte im Experiment nach Abtrennung des verlängerten Markes in Höhe der Tubercula acustica bei unverletzten Nn. vagi eine völlig gleichartige „maschinenmäßige" Atmung beobachten und abbilden (vgl. S. 4).

Eine ganz regelmäßige Atmung ist auch das Zeichen einer tiefen, sog. chirurgischen *Narkose*, entsprechend dem Stadium III nach GUEDEL-WATERS, wie es

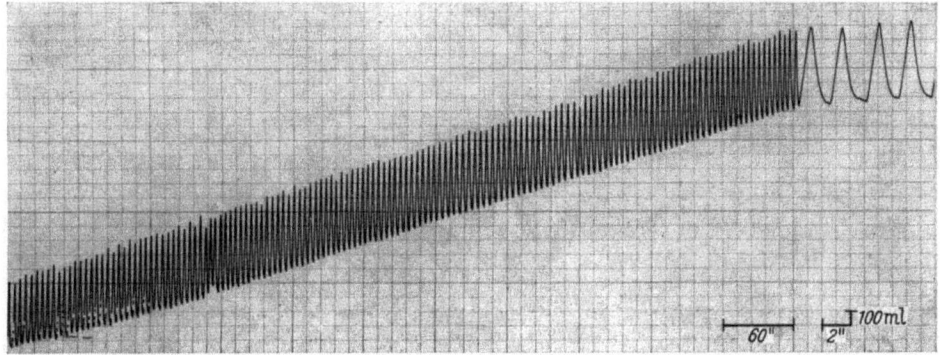

Abb. 20. *Regelmäßige* Atmung. — 2. Tag nach offener Schädel-Hirnverletzung, operiert. Anhaltende Bewußtlosigkeit, vegetative Dämpfung, Tracheotomie. Aäq. 52. — RR 130/85, P 124, T 37,1. — Reg. 36/2. — 49 J.

Abb. 21 zeigt[1]. Dementsprechend sind Untersuchungen, die bei unseren Patienten kurze Zeit nach Eingriffen in Narkose gemacht waren, aus den späteren Vergleichen ausgeschaltet worden.

Bei 18 der übrigen 40 Registrierungen regelmäßiger Atmung hatten die Patienten eine laufende geringe Verabreichung von Phenothiazinen, Dolantin und Atropin zur „vegetativen Dämpfung", die an der ausgesprochenen Regularisierung der Atmung mitgewirkt haben wird. Bei 12 Patienten wurde die regelmäßige Atmung aber auch ohne eine solche Behandlung beobachtet. Andererseits zeigten Veränderungen bei Schmerzreizen oder äußerer Atembehinderung, daß diese Regelmäßigkeit auch unter vegetativer Dämpfung noch leicht störbar ist.

SCHOEN 1927 beobachtete, daß beim Kaninchen eine durch Morphiumgaben erzeugte periodische Atmung dann verschwindet, wenn außer den Großhirnhemisphären auch das Striatum abgetragen wird.

Physiologischerweise tritt eine regelmäßige Atmung im tiefen Schlaf, auch beim Kind, auf (ECKSTEIN u. ROMINGER 1922). Weder durch Geräusche noch durch Schmerzreize wurden dann Veränderungen des Atemablaufes ausgelöst.

---

[1] Weiteres über Veränderungen der Atemform in der Narkose s. bei KILLIAN u. WEESE 1954, S. 120ff. Ferner hat McCANN 1947 pneumographische Untersuchungen bei Äther- und Pentothalnarkose während chirurgischer Eingriffe in verschiedenen Körpersegmenten vorgenommen. Je nach Art der Lagerung des Patienten auf dem Operationstisch tritt eine Verminderung des Atemzugvolumens um 14—25% des Ausgangswertes ein (JONES u. JACOBY 1955). Vgl. auch Abb. 59a u. b, S. 101 dieser Arbeit).

Eckstein und Rominger erschien es schon bemerkenswert, daß diese Atmung „pausenlos" zwischen In- und Exspirium abläuft, was aber wahrscheinlich nur für regelmäßige Atmung schnellerer Frequenzen zutrifft (Riegel 1903).

Nicht selten wird bei einer regelmäßigen, langsamen Atmung im ausklingenden Exspirium eine geringe Abflachung der Atemkurve beobachtet, die dann feine, pulssynchrone Veränderungen zeigt, welche Knipping u. Mitarb. als Ausdruck des Herzspitzenstoßes erkannten (Abb. 19 und 20, Schnellschreibung im Bild rechts oben). Diese Pulswellen im Exspirium sind um so deutlicher, je geringer der „Tonushintergrund" der Atmung ist; dieser wiederum

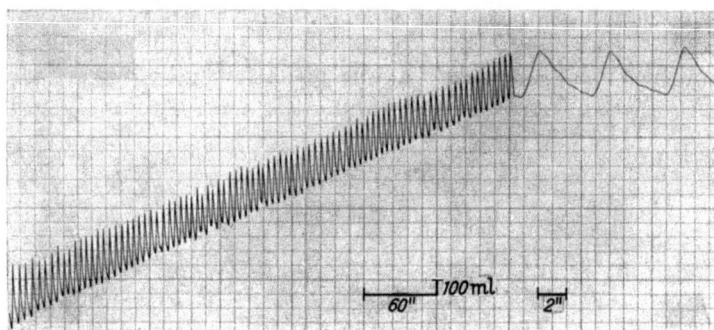

Abb. 21. Regelmäßige Atmung bei Narkose. Intracerebrales Hämatom nach Aneurysmablutung. — Atmung nach Angiographie in Trapanalnarkose, dementsprechend niedriges Aäq. 17. — RR 105/85, P 110, T 36,4. — Reg. 131/1b. — 30 J.

scheint von der Größe und Weite der oberen Atemwege abhängig zu sein. Beim Mundöffnen kommt es zu einem Nachlassen des Zwerchfelltonus, was am Einsinken der Bauchdecken erkennbar ist.

Es ist ein bekannter Untersuchungskniff, zur besseren Palpation des Abdomens den Mund öffnen zu lassen (Wenckebach 1920). Auch bei der Röntgenuntersuchung wird unmittelbar nach dem Mundöffnen ein leichtes Höhertreten des Zwerchfelles beobachtet. Es ist daher anzunehmen, daß bei Patienten mit Tracheotomie die oft auffallende Tonuslosigkeit im Exspirium nicht nur durch zentrale Einflüsse zu erklären ist.

Weitere *Beispiele* regelmäßiger Atmung: Abb. 60b u. c (S. 102) und 65b (S. 108).

7. Schnappatmung

Die Definition geht vom klinischen Bild des Patienten aus, der unter krampfhafter Mitwirkung der Atemhilfsmuskulatur plötzlich und tief ein- und danach ebenso plötzlich, abrupt ausatmet (Bucher 1952). Der Thorax scheint in einen tonuslosen Zustand zusammenzufallen, doch zeigt die Registrierung (Abb. 22), daß die Übergänge etwas gebremst, treppenförmig erscheinen. Die Atempausen sind unregelmäßig lang.

Atemregistrierung in agonalem Zustand haben wir nur ausnahmsweise vorgenommen und daher nur selten eine Schnappatmung registriert. Bei einem unserer verletzten Patienten konnte jedoch der langsame Übergang aus rascher regelmäßiger Atmung in langsame Schnappatmung verfolgt werden (vgl. Abb. 48b). Es wurde dabei nicht etwa beobachtet, daß die Schnappatmung abrupt in die regelmäßige Atmung „eingebrochen" wäre, sondern sie schien sich aus der allmählichen Verlangsamung der Frequenz zu entwickeln.

In Anlehnung an Barcroft 1938 hatten Hoff und Breckenridge die Schnappatmung als einen selbständigen, langsamen Atemrhythmus mit maximal tiefer Alles-oder-nichts-Atmung aufgefaßt.

In den zusammen mit KOBER 1962 durchgeführten Tierexperimenten wie in drei klinischen Fällen zeigte es sich aber, daß auch die Schnappatmung bei rasch ansteigendem Kohlensäuredruck im Blut noch erheblich in der Amplitude und schließlich auch in der Frequenz zunehmen kann. Die bei normalen Kohlensäuredrucken beobachteten Schnappatemzüge sind daher nicht als maximale Alles-oder-nichts-Atemzüge zu deuten (vgl. Abb. 14, S. 44).

Wahrscheinlich ist die im klinischen Bild imponierende ,,Schnappatmung" ebenfalls kein einheitliches Phänomen, sondern, wie schon bei den übrigen Atem-

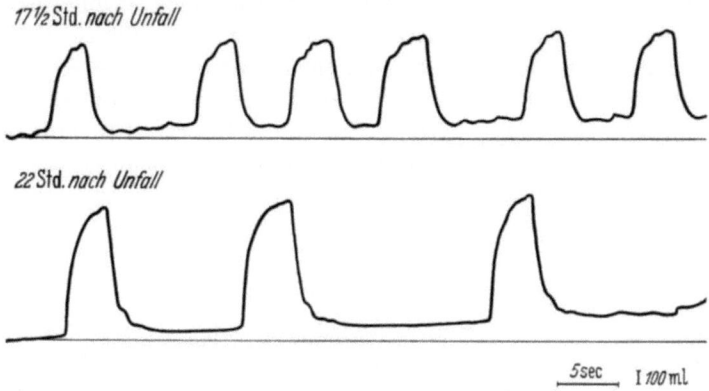

Abb. 22. *Schnapp*-Atmung. — Plötzlicher Beginn der Einatmung und plötzliche schnelle Ausatmung zwischen unregelmäßig großen Atempausen. Allmähliche Abflachung am Ende des Inspiriums und oft treppenförmige Beendigung des Exspiriums treten bei sehr langsamer Atemfrequenz und raschem Papiervorschub deutlicher als sonst hervor. — Schwere Hirnschädigung mit Temporallappen-Kontusion, Ventrikel- und Mittelhirnblutung und cerebellarem Druckkonus. Atem- und Kreislaufgrößen s. Abb. 50. — Reg. 15. — 72 J.

formen beobachtet, heterogen zusammengesetzt, einerseits aus einer langsamen, regelmäßigen Atmung und andererseits aus Formen der periodischen und der Seufzeratmung.

Zwei Atemformen, welche in dem *hier* untersuchten Krankengut *nicht registriert* worden sind, deshalb auch in den folgenden klinischen Vergleichen nicht weiter herangezogen werden, sind Gähnen und Singultus. Sie sollen aber der Vollständigkeit halber beschrieben werden:

8. Gähnen

Es handelt sich um tiefe, 4—7 sec dauernde Atemzüge mit drei Phasen von je 1,5—4 sec Dauer: aktive Inspiration mit langsamem progressivem Öffnen des Mundes, Erweiterung von Pharynx und Larynx und Dehnung des Thorax, einem langgezogenen Maximum dieser Bewegung, und schließlich passive Exspiration (BARBIZET 1958). Gähnen wird aus verschiedenen physiologischen Ursachen — wie Müdigkeit, Langeweile, Hunger, Suggestion — schon beim Normalen als paroxysmale Variation eines sonst unauffälligen Atmungsablaufes beobachtet. Wenn es in dieser begrenzten Untersuchungsserie hirngeschädigter Patienten nicht registriert wurde, so kann das an der durch die Untersuchung etwas stimulierten Wachheit dieser Patienten liegen. Denn aus der klinischen Beobachtung ist auch aus dem übrigen, nicht spirographisch untersuchten Krankengut unserer Klinik gut bekannt, daß man dösend-dämmend daliegende Patienten nach frischen

Hirnerschütterungen oder mit zunehmender intrakranieller Drucksteigerung — durch traumatische Hämatome, Hirnödem (TÖNNIS 1959), Tumoren der hinteren Schädelgrube oder des Hirnstammes (BARBIZET) — in unregelmäßigen Abständen wiederholt gähnen sehen kann. Eine spezifische Beziehung zwischen Lokalisation der Hirnläsion und dieser Atemform scheint jedoch nach unseren später zu schildernden Ergebnissen bei den anderen Atemformen (S. 53 ff.) zweifelhaft. PEIPER 1956 erklärt das Gähnen als eine Atembewegung, die durch das Sinken der nervösen Erregbarkeit im Atemzentrum enthemmt wird. Damit stehe das Gähnen auf einer ähnlichen Stufe wie der Singultus, indem beide Atemformen auf einen Zerfall des Atemzentrums zurückzuführen seien. — Gähnen tritt durchaus nicht regelmäßig, aber doch oft zusammen mit Strecken des Körpers auf, wie übrigens auch bei Affen, Hunden, Katzen, Huftieren (PEIPER). Bei Streckkrämpfen und Streckstarre im akuten Stadium schwerer Hirnverletzungen oder nach Hirnoperationen ist hier gleichzeitiges Gähnen nicht aufgefallen, unter den spirographisch untersuchten Patienten fand es sich gar nicht in dieser Kombination.

9. Singultus

Der Singultus — Schluckauf — wird von einer Gruppe unwillkürlicher, rascher und heftiger Zwerchfellstöße hervorgerufen, die in kurzen, stets unregelmäßigen Abständen aufeinanderfolgen. Durch das plötzliche Eindringen von Luft in die Luftwege entsteht in der Stimmritze das bekannte Geräusch. Zu dieser Definition hat PEIPER 1956 Spirogramme von früh- und normalgeborenen Kindern zeigen können. Bei den hier untersuchten Patienten mit Hirntumoren und -verletzungen wurde Singultus nicht aufgezeichnet, obgleich er, allerdings selten, bei anderen unserer Patienten beobachtet wurde, so nach Operation eines Brückenwinkeltumors, nach Torkildsen-Drainage bei einem Tumor im hinteren Anteil des 3. Ventrikels, nach Operation eines arachnoiditischen Verschlusses des Foramen Magendie. Singultus wird auch bei anderen Hirnprozessen genannt (SPÜHLER 1956), seit v. ECONOMO 1919 besonders bei der Encephalitis lethargica, aber auch nach Encephalitis anderer Ätiologie und nach bakteriellen Meningitiden. Die bei Normalpersonen nicht unwesentlichen psychischen Momente für Auslösung und Unterbrechung des Singultus spielten bei unseren obengenannten bewußtseinsgetrübten Patienten keine Rolle. PEIPER hält den Singultus (bei Kindern) für eine Sonderform der Schnappatmung.

10. Atemstillstand

Apnoe als die alarmierendste Atemstörung konnte in diesem Krankengut mit Rücksicht auf den lebensbedrohlichen Zustand der Patienten spirographisch nicht registriert werden. Nach mittelstarkem tierexperimentellem Hirntrauma war der Atemstillstand nur sehr kurz (s. S. 16). Dabei sowohl wie bei den klinisch beobachteten Verläufen sah man in der Apnoe nie inspiratorische, sondern stets exspiratorische Atemlage, verbunden mit allgemeinem Tonusverlust.

In der Entwicklung des Atemstillstandes lassen sich zwei hauptsächliche Verlaufsformen unterscheiden: einerseits ein allmähliches Verlöschen der Atmung nach immer langsamer werdender Schnappatmung (Abb. 22 und 48b), andererseits ein plötzlicher Atemstillstand, der entweder unmittelbar nach schwerem Hirntrauma oder unerwartet nach vorher — scheinbar — unauffälliger Atmung bei Patienten mit intrakranieller Drucksteigerung auftreten kann.

Für eine ziemlich isolierte Schädigung der Medulla oblongata, z. B. durch cerebellaren Druckkonus, spricht es, wenn voraufgehende Störungen des Bewußtseins, des Muskeltonus und des Kreislaufs fehlen (RIESSNER u. ZÜLCH 1939, GÄNSHIRT 1950, TÖNNIS 1959). Gewöhnlich aber gehen auch in diesen Fällen dem Atemstillstand doch Bewußtseins- und Tonusstörungen voraus. Der Atemstillstand erlaubt daher keine sichere topische Diagnose der primären Hirnläsion.

Wenn gleichzeitig mit dem Atemstillstand oder kurz danach eine reaktionslose Erweiterung der Pupillen auftritt, die trotz künstlicher Beatmung nicht wieder verschwindet, so ist die Prognose infaust. Auch mehrtägige Beatmungsversuche waren dann erfolglos (KLINGLER 1960, LINDGREN 1960, WERTHEIMER u. DESCOTES 1961, FROWEIN 1961).

II. Vergleich von klinischen Befunden mit der Atemform

Um einen Eindruck zu gewinnen, inwieweit die untersuchten Atemformen als „spezielle" Symptome für die Lokalisation, die Art oder die Dauer einer Hirnschädigung infolge von Hirntumoren, frischen Hirnverletzungen und anderen Hirnläsionen angesehen werden können, wurden zunächst alle Einzeluntersuchungen zu den wichtigsten klinischen Befunden in Beziehung gesetzt.

1. Lokalisation der Hirnschädigung

Eine bevorzugte Beziehung einzelner der beschriebenen Atemformen zu Prozessen in bestimmten Hirnlokalisationen — oder umgekehrt — ließ sich bei dem hier untersuchten neurochirurgischen Krankengut nicht feststellen.

Hierbei ist von Bedeutung, daß in unserem speziellen Krankengut Hirnprozesse mit rein lokalen Läsionen verhältnismäßig selten sind. Bei Hirntumoren und Verletzungen ist meistens außer der lokalen auch eine diffuse Hirnschädigung anzunehmen oder nachweisbar. Die vorliegende Gegenüberstellung zielt deshalb nicht auf einen Lokalisationsvergleich im streng anatomisch-physiologischen Sinne ab. Für die Lokalisationseinteilung wurde vielmehr die alleinige oder hauptsächliche Lokalisation der Hirnläsion, soweit sich diese abgrenzen ließ, zugrunde gelegt, während die übrigen Prozesse als diffuse Hirnschädigung aufgefaßt werden mußten. Außerdem ist der intrakranielle Druck zu berücksichtigen.

Die Atemuntersuchungen vor der Operation oder bei inoperablen Prozessen sind danach aufgegliedert worden, ob eine intrakranielle Drucksteigerung vorlag oder nicht. Dabei wurden Vorgeschichte, Art der Kopfschmerzen, Stauungspapille, Röntgenbildveränderungen und EEG-Befund berücksichtigt.

Hirnprozesse *ohne* intrakranielle Drucksteigerung (Abb. 23a) stellen im neurochirurgischen Krankengut und somit auch bei den hier untersuchten Patienten die kleinste Gruppe dar, und nur 6 von 42 Untersuchungen solcher Art ergaben pathologische Atemformen. Von den übrigen 36 als normal anzusprechenden unregelmäßigen Atemkurven wurde der größere Teil (22) bei diffusen Hirnprozessen beobachtet. Die kleine restliche Zahl von 14 erlaubt vorläufig nur folgende Feststellung: Es kann sowohl bei Prozessen im Bereich der Großhirnhemisphären wie des oralen Hirnstammes, im suprasellären Gebiet wie im Brückenwinkel durchaus normale Atmung bestehen, wie es auch KNIPPING 1932, 1933 und EXNER 1934 beschrieben haben.

Die sechs pathologischen Atemkurven bei Prozessen ohne intrakranielle Drucksteigerung wurden bei vier Patienten mit nur diffusen Hirngefäßerkrankungen registriert, ferner bei einem Patienten 3 Wochen nach Blutung eines Aneurysmas der Arteria cerebri anterior, wobei aber gleichzeitig eine diffuse schwere Arteriosklerose der Hirngefäße vorlag. Bei einer 55jährigen Patientin mit einem Spongioblastom des Hirnstammes, ohne Stauungspapille und mit normaler Zirkulationszeit der Hirndurchblutung, bestand neben der wogenden, teilweise von Seufzern unterbrochenen Atmung auch eine mittelschwere Bewußtseinstrübung und eine linksbetonte Tetraspastik.

Sieben Untersuchungen bei lokalen Hirnprozessen im Bereich des *Hirnstammes* — ohne intrakranielle Drucksteigerung — hatten eine *normal-unregelmäßige* Atmung: Es handelte sich um suprasellä Hypophysenadenome und um ein Kraniopharyngiom, ein Meningiom der mittleren Schädelgrube mit Ausdehnung in den Brückenwinkel und einen klinisch diagnostizierten Tumor der Brücke.

Diese Untersuchungsgruppe ist sehr klein; sie würde eine systematische Erweiterung durch ein anders zusammengesetztes Krankengut verdienen. Denn vergleicht man unsere Beobachtungen mit denjenigen des Schrifttums, so liegen darin mehrere, allerdings nicht speziell atmungsanalytische, aber eingehende klinische Untersuchungen vor bei encephalen Tumoren des Mittelhirns (NETSKI u. STROBOS 1952) und bei Tumoren des Pons und der Medulla (FOERSTER, GAGEL u. MAHONEY 1939/40, GAGEL 1941, HASSLER 1953, BRUGGER 1954). Sie zeigen übereinstimmend, daß vegetative Funktionen praktisch bis zum akuten Endstadium unauffällig und intakt geblieben sind. Als Erklärung wurde eine besondere Kompensationsfähigkeit der Atemfunktion schon von GAGEL angenommen.

Bei den Prozessen *mit intrakranieller Drucksteigerung* dagegen, welche zum Zeitpunkt der Untersuchung noch nicht operiert oder inoperabel waren, ließen bereits 34 von 80 Untersuchungen, also fast die Hälfte, nicht normal-unregelmäßige Atemformen erkennen (Abb. 23 b).

Auch hier ist eine lokalisatorische Bevorzugung nicht festzustellen. Neben der örtlichen Druckwirkung des ursprünglich raumfordernden Prozesses kommen in diesen Fällen auch die gerichtete Druckwirkung mit Massenverschiebung und die allgemeine intrakranielle Drucksteigerung zur Auswirkung.

Je nach Entstehungsgeschwindigkeit, Höhe und Dauer der intrakraniellen Drucksteigerung sind bekanntlich die einzelnen Fälle voneinander zu unterscheiden. Eines der differenzierenden Symptome ist dabei die unterschiedliche Art und Stärke der psychischen Störung.

Verschiedene Grade der Bewußtseinsstörung sollen hier freilich nicht als Gradmesser intrakranieller Drucksteigerung gedeutet werden, wenngleich diese Beziehung auch in vielen der untersuchten Fälle zutreffen mag. Vielmehr wurden hier die unterschiedlichen Grade der psychischen Störung lediglich als Symptom einer verschieden starken allgemeinen Hirnschädigung angesehen. Diese ist — in vereinfachender Betrachtung — bei den intrakraniellen raumfordernden Prozessen die Resultante aus gerichteter und allgemeiner intrakranieller Druckwirkung mit den daraus entstehenden Hirndurchblutungsstörungen. Für die nähere

Vergleich von klinischen Befunden mit der Atemform

Hirnlokalisation / Atemform	frontal.	pariet.	occip.	temp.	Hirnstamm oral und Sella	Hirnstamm caudal und Brückenwinkel	Cerebell.	diffus	Σ
unregelmäßig	●● ○○○	○		○	○○ ○	○○		⊕⊕⊕ ●● ○○○○○ ○○○○○○ ○○○○○	36
stark unregelmäßig								⊕	1
periodisch	●								1
wogend						●		● ○	3
Seufzeratmung								○	1
regelmäßig									0
Schnappatmung									0
Σ	6	1	0	1	5	3	0	26	42

a

Hirnlokalisation / Atemform	frontal.	pariet.	occip.	temp.	Hirnstamm oral und Sella	Hirnstamm caudal und Brückenwinkel	Cerebell.	diffus	Σ
unregelmäßig	●●●● ⊕⊕⊕⊕ ○○	⊕⊕ ○	●	●●●● ⊕⊕ ○○	● ○○	● ○○○	● ⊕⊕ ○	⊕⊕⊕⊕ ○	46
stark unregelmäßig	⊕⊕		⊕				⊕⊕ ●	○	7
periodisch	●			● ●●				●●	6
wogend		●	⊕		● ⊕	● ⊕⊕		○	8
Seufzeratmung	●		● ⊕	●				●	5
regelmäßig	● ⊕	⊕	●		●● ⊜			○	8
Schnappatmung									0
Σ	20	5	5	16	11	5	9	9	80

b

Abb. 23a u. b. Atemform in bezug auf die *Hirnlokalisation* des Prozesses: keine Prädilektion. Prozesse *ohne* intrakranielle Drucksteigerung (a) zeigen ganz überwiegend normal-unregelmäßige Atmung, im Gegensatz zu häufig abnormen Atemformen bei Prozessen *mit* intrakranieller Drucksteigerung (b). Bedeutung der Symbole s. S. 37

Begründung dieser Zusammenhänge darf auf den Beitrag von Tönnis u. Mitarb. im Handbuch für Neurochirurgie 1, 1 (1959) verwiesen werden.

Aus der Abb. 23 ist leicht zu erkennen, daß eine lokalisatorische Bevorzugung bestimmter Atemformen nicht vorliegt, wenn man innerhalb der einzelnen

Hirnlokalisation / Atemform	frontal.	pariet.	occip.	temp.	Hirnstamm oral und Sella	Hirnstamm caudal und Brückenwinkel	Cerebell.	diffus	Σ
unregelmäßig	●●●●●●			●●●●●				●●●●●●●●●●●●●●●	28
stark unregelmäßig	●●			●●●				●●	7
periodisch	●	●●						●	7
wogend	●		●●●	●●●●				●●●●●●●●●●●	26
Seufzeratmung		●						●●●	4
regelmäßig	●		●●	●●		●		●●●●●●●●●●	26
Schnappatmung				●				●	2
Σ	10	0	11	23	0	1	0	55	100

a

Hirnlokalisation / Atemform	frontal.	pariet.	occip.	temp.	Hirnstamm oral und Sella	Hirnstamm caudal und Brückenwinkel	Cerebell.	diffus	Σ
unregelmäßig	●●●●●●●●	●	●	●●●●●●●●●●●●●●●●●●	●●●●●	●●●●●	●	●●●	60
stark unregelmäßig	●				●●				3
periodisch		●		●●●●	●●	●	●	●	11
wogend	●●●●●●			●●●●●●●	●		●	●	25
Seufzeratmung	●●			●●●			●●		7
regelmäßig	●●●●	●●		●●●●●	●●●				17
Schnappatmung				●		●●		●●	6
Σ	25	5	1	56	23	9	4	6	129

b

Abb. 24a u. b. Atemform in bezug auf die Lokalisation der Hirnschädigung nach Hirnverletzung (a), nach Operation (b). Kein ausschlaggebender Einfluß des Ortes der primären Hirnläsion. Mit der größeren Zahl bewußtseinsgestörter Patienten verstärkt sich auch der Befund nichtnormaler Atemformen. Bedeutung der Symbole s. S. 37

Lokalisationsgruppen die verhältnismäßig kleine Zahl berücksichtigt und nur Untersuchungen mit psychisch ähnlichen Zuständen untereinander vergleicht.

Auf die Beziehung der Atemform zu den einzelnen Formen psychischer Störungen wird später eingegangen werden.

Faßt man alle in den einzelnen Untersuchungen registrierten Atemformen *nach Hirnoperationen* und *nach frischen Schädel-Hirnverletzungen* zusammen (Abb. 24a und b), so ist auch hier keine bevorzugte Beziehung einer Atemform zu einer speziellen Hirnlokalisation festzustellen gewesen.

Dies stimmt überein mit der Tatsache, daß auch für diese Patienten zum Zeitpunkt der Untersuchungen praktisch immer neben einer örtlichen auch eine allgemeine Hirnfunktionsstörung anzunehmen ist, hervorgerufen besonders durch Hirnödem während der ersten Tage nach der Hirnoperation oder nach dem Hirntrauma. Außerdem wird bei den hier untersuchten Schwerverletzten neben der örtlichen Verletzung auch mit einer allgemeinen Hirnerschütterung zu rechnen sein. Trotzdem ist bei denjenigen Verletzten, welche eine bedeutende örtliche Hirnverletzung erkennen ließen, diese Lokalisation eingetragen worden.

Die Registrierung regelmäßiger Atmung bei einem bewußtlosen Kind, bei welchem sich später eine stecknadelkopfgroße Blutung im Mittelhirn in Höhe der Vierhügelplatte feststellen ließ, kann daher auch nicht allein mit dieser Lokalisation der Hirnverletzung identifiziert werden. Tatsächlich ergab die Sektion außerdem mehrere Kontusionen im Bereich beider Stirnhirne und Blutungen im Balken und im Mark beider Hemisphären. — Auch bei den übrigen regelmäßigen Atemkurven lag die hauptsächliche Hirnschädigung im Bereich der Hemisphären oder war diffus. Im Zusammenhang mit den neurologischen Symptomen und dem klinischen Verlauf ergab sich kein Anhalt für eine isolierte Schädigung des Pons. Unsere Beobachtungen haben daher ein anderes Ergebnis als diejenigen von PLUM u. SWANSON 1959. Diese fanden die regelmäßige „neurogene" Hyperventilation nur bei medialen Ponsblutungen. STEEGMANN 1951 beobachtete dagegen bei Ponsblutungen ganz unterschiedliche Atemformen.

Schnappatmung wurde nur bei acht Patienten und nur *nach* Hirntraumen bzw. -operationen registriert, da Patienten mit nicht operierten intrakraniellen raumfordernden Prozessen und Schnappatmung die Klinik kaum erreichen.

Aus den zuletzt besprochenen Abbildungen ergibt sich, daß nach Hirnoperationen 69 von 129 Untersuchungen, also die Hälfte, nicht normale Atemformen hatten und daß nach Schädel-Hirnverletzungen im akuten Stadium sogar 72 von 100 Registrierungen, d.h. zwei Drittel, pathologische Atemformen aufwiesen. Das ist ein wesentlich höherer Prozentsatz als bei den noch nicht operierten Hirntumoren und anderen Hirnprozessen, zumal wenn dabei keine intrakranielle Drucksteigerung bestand, wie oben gezeigt wurde (Abb. 23a).

Zusammenfassend: Bei dem hier geprüften — speziellen — Krankengut war einerseits eine bevorzugte Beziehung zwischen der bedingt anzunehmenden Lokalisation des Prozesses und der Atemform nicht zu erkennen. Andererseits sind hier nichtnormale Atemformen fast ausschließlich in folgenden Fällen beobachtet worden: a) wenn klinische Anzeichen einer diffusen Hirnschädigung vorlagen, welche primär diffus entstanden war, oder b) wenn eine anfangs örtliche, meist raumfordernde Hirnläsion später durch gerichtete und durch allgemeine intrakranielle Druckwirkung zur diffusen Hirnfunktionsstörung geführt hatte.

2. Art des intrakraniellen raumfordernden Prozesses und der Hirnschädigung

Besonderes klinisches Interesse kommt der Frage zu, ob Atemstörungen bestimmter Form im Zusammenhang mit speziellen Arten von Hirntumoren oder anderen intrakraniellen raumfordernden Prozessen oder anderen Hirnläsionen zu erwarten sind. Aus den voraufgehenden Abbildungen ist bereits deutlich ge-

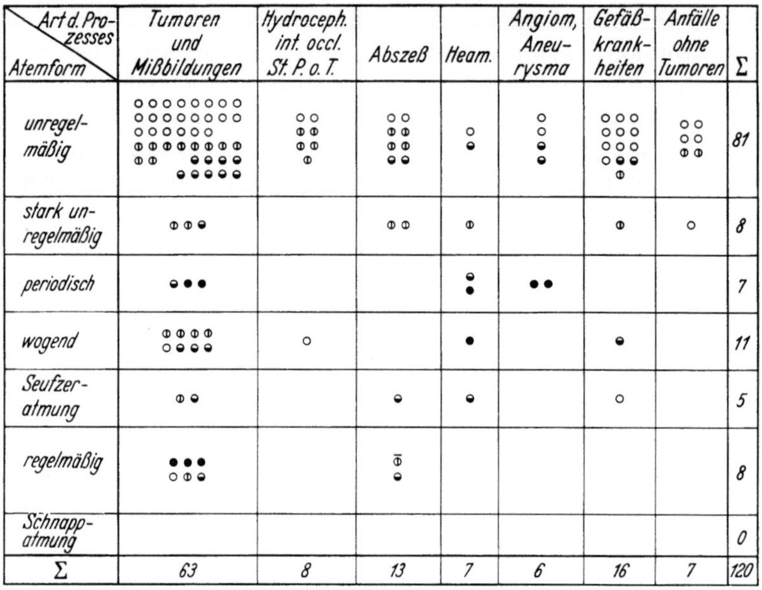

Art d. Prozesses \ Atemform	Tumoren und Mißbildungen	Hydroceph. int. occl. St. P. o. T.	Abszeß	Heam.	Angiom, Aneurysma	Gefäßkrankheiten	Anfälle ohne Tumoren	Σ
unregelmäßig	○○○○○○○○ ○○○○○○○ ○○○○ ⊕⊕ ⊕⊕⊕⊕⊕⊕ ⊕⊕ ●●●● ●●●●	○○ ⊕⊕ ⊕⊕ ⊕	○○ ⊕⊕ ⊕⊕ ●●	○ ●	○ ●	○○○ ○○○ ○●● ⊕	○○ ○○ ⊕⊕	81
stark unregelmäßig	⊕⊕●		⊕⊕	⊕		●	○	8
periodisch	●●●			● ●	●●			7
wogend	⊕⊕⊕⊕ ○●●●	○		●		●		11
Seufzeratmung	⊕●			●	●	○		5
regelmäßig	●●● ○⊕●		⊖ ●					8
Schnappatmung								0
Σ	63	8	13	7	6	16	7	120

Abb. 25. Atemform in bezug auf die *Art* des Hirnprozesses. 120 Untersuchungen vor der Operation und bei nichtoperablen Veränderungen. — Normal-unregelmäßige Atmung konnte in allen Gruppen cerebraler raumfordernder Prozesse, Gefäßprozesse und Anfallskrankheiten beobachtet werden. Bei 39 Registrierungen nichtnormaler Atemformen bestand in 35 Fällen eine Bewußtseinsstörung oder ein Durchgangssyndrom, überwiegend als Folge intrakranieller Drucksteigerung

worden, daß in erster Linie nach diffusen Einwirkungen von Hirnverletzungen und Hirnoperationen, verbunden mit Hirnödem, pathologische Atemformveränderungen registriert worden sind.

In der Abb. 25 sind unter „Einteilung nach der Art des cerebralen Prozesses" alle Atemuntersuchungen aufgeschlüsselt, welche vor Hirnoperationen bzw. bei nichtoperierten Patienten gemacht worden sind.

Es wurden unterschieden: Hirntumoren und Mißbildungen; Verschlußhydrocephalus infolge Arachnitis der hinteren Schädelgrube und Stauungspapille ohne örtlichen Tumornachweis (ST.P.o.T.) — als Prozesse mit meist chronischer intrakranieller Drucksteigerung —; Hirnabscesse und intrakranielle Hämatome — mit meist raschem und starkem intrakraniellen Druckanstieg. Bei den Angiomen und Aneurysmen der Hirngefäße — ohne raumfordernde Hämatome —, bei den diffusen Gefäßkrankheiten des Gehirns und bei Patienten mit cerebralen Anfallsleiden ohne Tumornachweis hat zum Zeitpunkt der Messung keine intrakranielle Drucksteigerung vorgelegen.

Unregelmäßige, normale Atmung ist in allen Gruppen untersuchter Hirnprozesse wiederholt registriert worden.

Bei den pathologischen Atemformen hat in 34 von 39 Untersuchungen außerdem eine Störung der psychischen Funktionen vorgelegen, in 20 dieser Fälle sogar Bewußtseinstrübung oder Bewußtlosigkeit. Derartige kombinierte klinische Veränderungen müssen als Zeichen einer nicht nur örtlichen Hirnfunktionsstörung aufgefaßt werden.

Einerseits wurde bei arachnitischem Verschlußhydrocephalus und bei allgemeinem Hirnödem mit Stauungspapille ohne Tumor nur in 1 von 8 Fällen eine

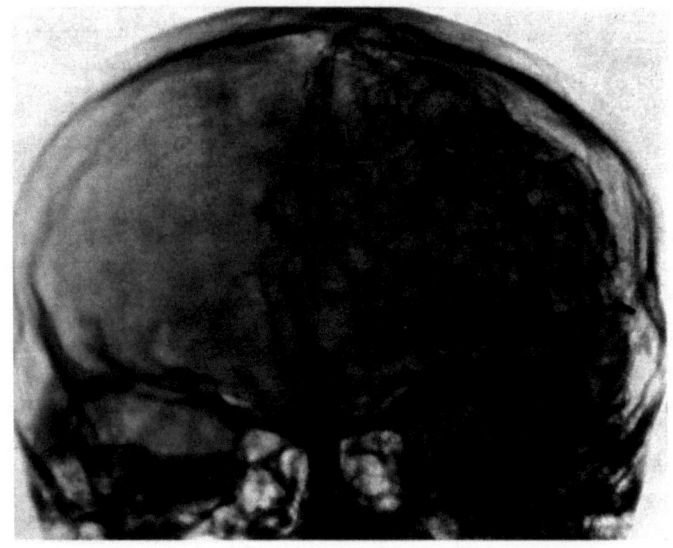

Abb. 26

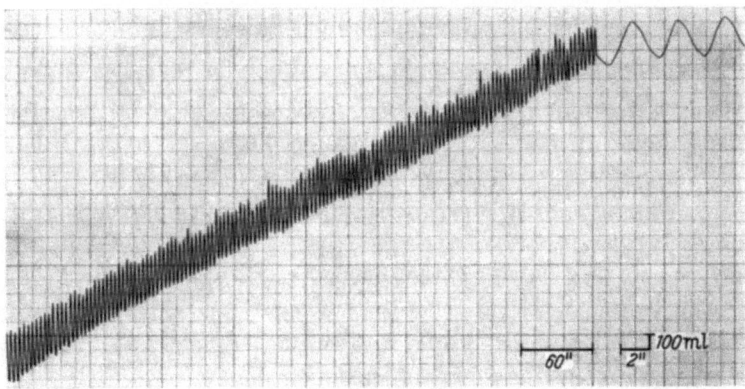

Abb. 27

Abb. 26 u. 27. Unregelmäßige, fast regelmäßige Atmung bei subduralem Hämatom (Abb. 26), 12 Tage nach gedecktem Kopftrauma. Stauungspapille 2 Dptr., leichte Bewußtseinstrübung, Anisokorie. Starke Kopfschmerzen. Aäq. 24. — RR 120/75, P 72, T 37. — Reg. 142. — 25 J.

nicht normale, wogende Atmung registriert; andererseits ergaben sich 10 nicht normale Atemformen bei 20 Hirnabscessen und intrakraniellen Hämatomen. Darin zeigt sich, trotz der kleinen Zahlen, der Unterschied in Höhe und Entstehungsgeschwindigkeit allgemeiner intrakranieller Drucksteigerung und ihre Bedeutung für die Auslösung pathologischer Atemformen. Auch im frühen

Stadium nach Subarachnoidalblutung bei Hirnangiomen und -aneurysmen ist der Registrierung periodischer Atmung ein Stadium mit plötzlicher intrakranieller Drucksteigerung durch die Blutung vorausgegangen.

Bei rasch wachsenden oder großen, langsam wachsenden Hirntumoren ist die erhebliche Massenverschiebung und intrakranielle Drucksteigerung klinisch unter anderem an der Stauungspapille, an verschiedenen Graden der psychischen Störung und im Serienangiogramm zu erkennen gewesen. Etwa die Hälfte dieser Fälle hatte, wie sich nun zeigt, auch nichtnormale Atemformen.

Ausschlaggebend für das Auftreten oder Bestehenbleiben pathologischer Atemformen scheinen demnach die Geschwindigkeit und das Ausmaß der allgemeinen Hirnschädigung zu sein, gleichgültig, durch welchen Prozeß sie zustande kommt: sei es durch diffuse Hirndurchblutungsstörungen infolge von Gefäßerkrankungen, durch allgemeine intrakranielle Drucksteigerung oder durch andere in diesem Krankengut zahlenmäßig nicht ausreichend erfaßte Hirnschädigungen, insbesondere Hirnatrophie.

Daraus ergibt sich ein Hinweis darauf, daß die Veränderung der Atemform mit der Schnelligkeit und der Stärke der sich am gesamten Hirn auswirkenden Störungen verbunden zu sein scheint. Für die intrakraniellen raumfordernden Prozesse sind dabei Massenverschiebung und intrakranielle Drucksteigerung die hauptsächlichen Ursachen der Hirnfunktionsstörungen. Außerdem müssen aber noch das Alter des Patienten, der Zustand des Kreislaufs, Diffusionsstörungen der Lunge und dadurch bedingte Hypoxämie, Hyperthermie und Störungen der Wasser- und Elektrolytregulation als einige der wichtigsten Faktoren hinzugerechnet werden. Entscheidend ist es daher auch für die Atemform, in welchem Stadium der Entwicklung eines raumfordernden Prozesses untersucht wird.

Diese Feststellungen werden durch einige klinische Beispiele unterstrichen:

Bei einem Patienten mit subduralem Hämatom (Abb. 26 und 27) war es 12 Tage nach dem Unfall zu starken Kopfschmerzen, Stauungspapille von 2 Dptr., leichter Bewußtseinstrübung und Anisokorie gekommen.

Das Angiogramm zeigt deutlich den gefäßfreien Spalt des subduralen Hämatoms und die erhebliche Massenverschiebung im Bereich der Mittellinie. Das vor Durchführung dieser Angiographie angefertigte Spirogramm läßt nur eine gering unregelmäßige Atemform erkennen, wie sie auch bei Normalpersonen in gleicher Weise registriert werden könnte. Allerdings näherte sich diese Atemform dem Typ der regelmäßigen Atmung, wenn auch die Amplitudenstreuung $3\sigma = \pm 105$ ml betrug. Der Wert liegt etwas außerhalb der als obere Grenze für die regelmäßige Atmung angesetzten Amplitudenstreuung von $3\sigma = \pm 90$ ml. Es ist also ein Grenzfall, wie auch dem klinischen Bild nach anzunehmen ist, jedoch ist verständlich, daß diese Atmung einer einfachen klinischen Beobachtung durchaus als normal imponieren muß.

Die Abb. 29a zeigt eine typisch periodische Atmung bei einem Glioblastom des linken Temporallappens (Abb. 28).

Die klinische Vorgeschichte mit Müdigkeit und Leistungsminderung betrug 3 Monate. Zum Zeitpunkt der Untersuchung bestand eine Hemiparese rechts, keine Stauungspapille, aber seit 3 Tagen Bewußtseinstrübung und leichte Nackensteifigkeit. Während der Narkose

Art des intrakraniellen raumfordernden Prozesses und der Hirnschädigung 61

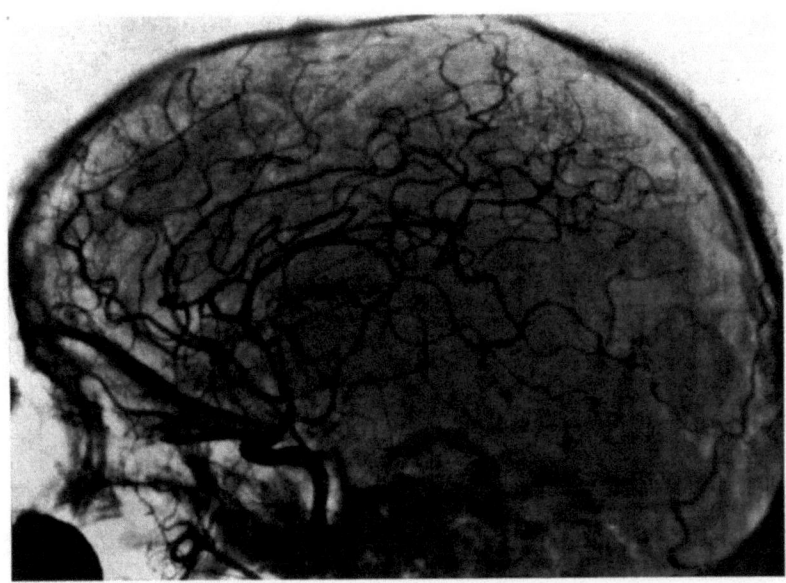

Abb. 28. Glioblastom des linken Temporallappens. Patient bewußtlos, schnarchend. — O.H., 46 J.

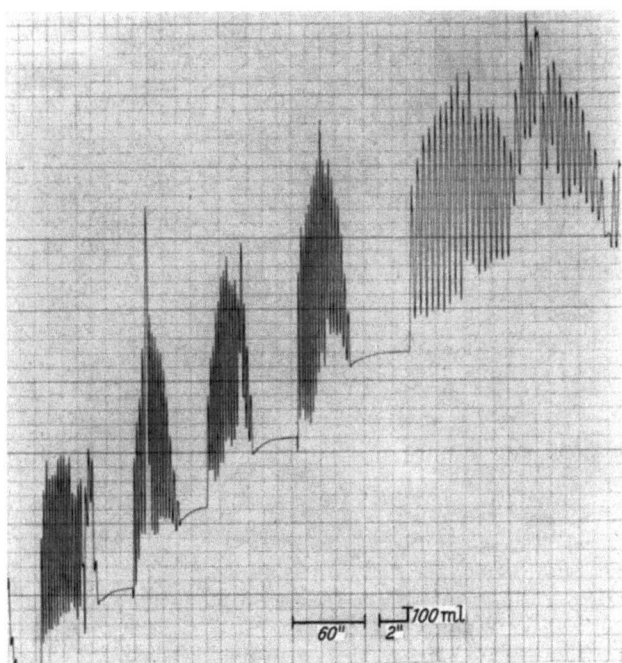

Abb. 29a. Typisch periodische Atmung des Patienten mit dem in Abb. 28 gezeigten Glioblastom. Aäq. 34. — RR 105/70, P 84, T 36,8. — Reg. 60/1a

ist die Atmung typisch pausenlos, regelmäßig, aber nur so lange, wie die Atemwege völlig frei sind. Bei Behinderung tritt sofort eine Tendenz zur Periodik hervor (Abb. 29b).

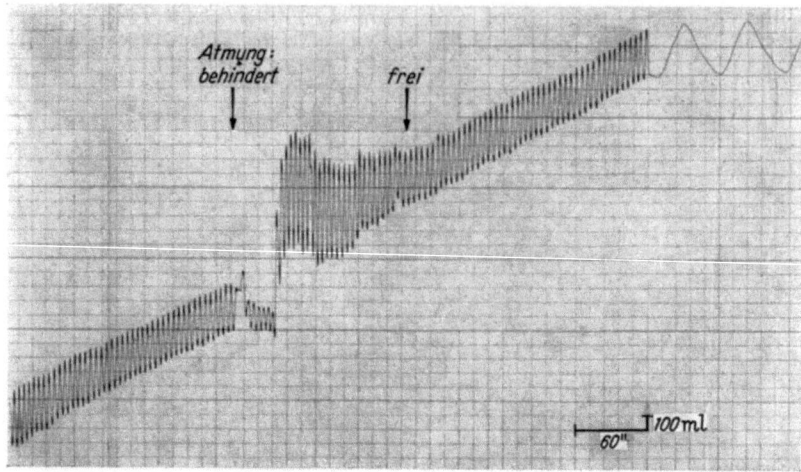

Abb. 29b. Gleicher Patient wie in Abb. 28 u. 29a. Nach Angiographie in Trapanal-Kurznarkose ist die Atmung sehr regelmäßig, pausenlos. Atembehinderung durch herabsinkenden Kiefer macht die Amplitude und Atemmittellage unregelmäßig. Nach Beseitigung der Behinderung sofort wieder ganz regelmäßige Atmung. Bei abklingender Narkose Aäq. 21. — Reg. 60/1b

Abb. 30a—c zeigen das Angiogramm eines Glioblastoms des linken Stirnhirns und typische Seufzeratmung bei einem fast regelmäßigen Grundrhythmus.

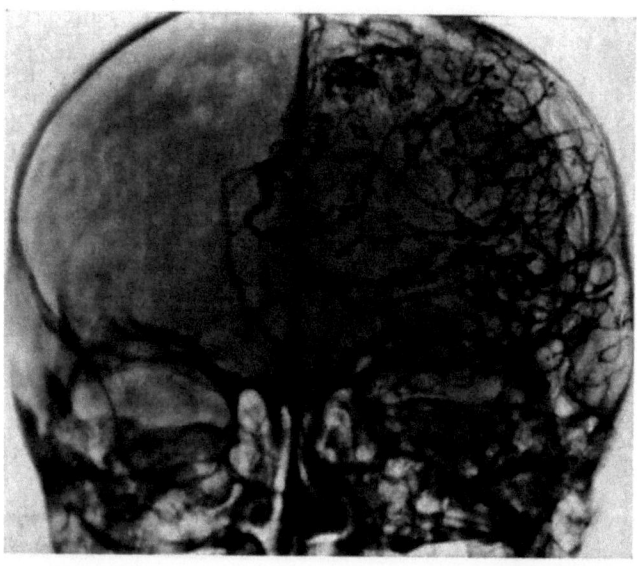

a

Abb. 30a—c. Seufzeratmung bei Glioblastom des linken Stirnhirns und Balkens, inoperabel. Somnolenz. Aäq. 27. RR 120/75, P 84, T 36,8. — Reg. 144. — 51 J.

Bei der Patientin war es seit 3 Tagen zu einer Bewußtseinstrübung gekommen. Sie war aber während dieser Zeit intensiv entwässernd behandelt worden. Nach einer Röntgenbestrahlung erholte sie sich noch für mehrere Monate.

1 Std nach Auftreten einer großen Hirnmassenblutung, die fast zu völliger Zerstörung des gesamten Markes der linken Hemisphäre geführt hatte, wurde

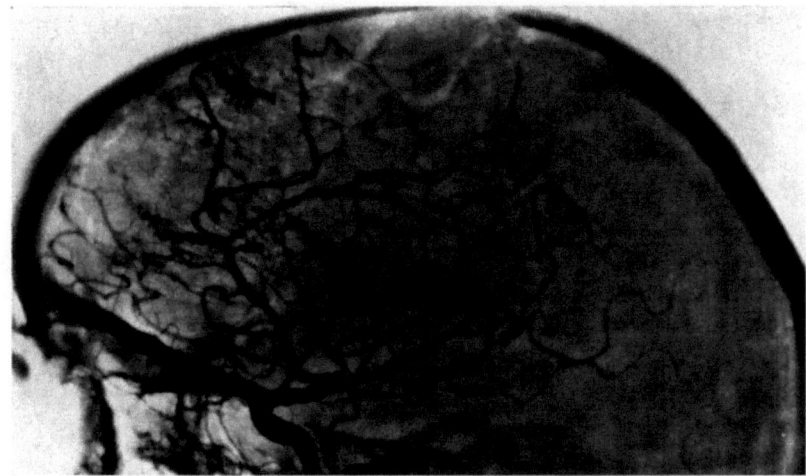

Abb. 30 b

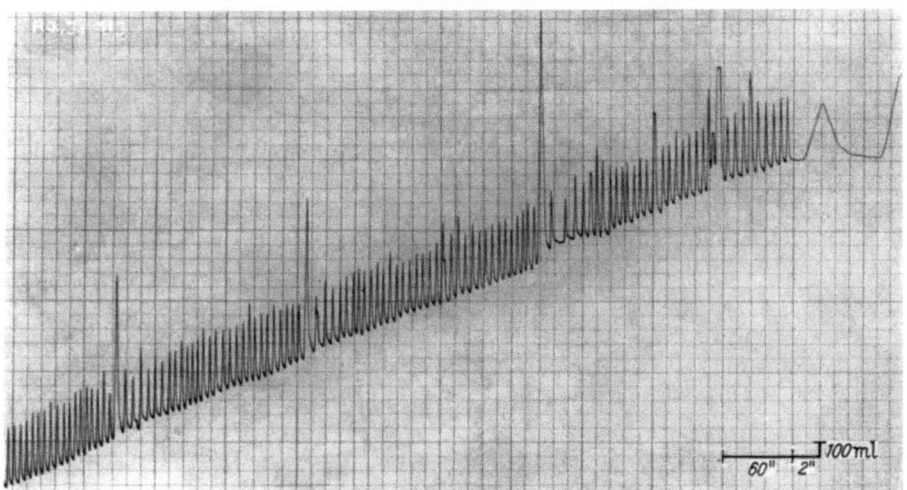

Abb. 30 c

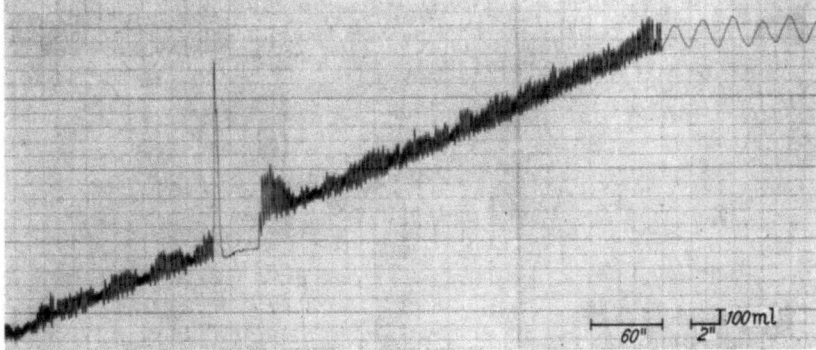

Abb. 31. Periodisch an- und abschwellende, flache Atmung bei 72jähriger Patientin 1 Std nach großer Hirn-Massenblutung links. Unterbrechung der sonst pausenlosen Atmung durch einen typischen Seufzer mit anschließender Apnoe. Bewußtlosigkeit, Schmerzabwehr verzögert. Aäq. 22. — RR 220/120, P 84, T 37,2. — Reg. 57

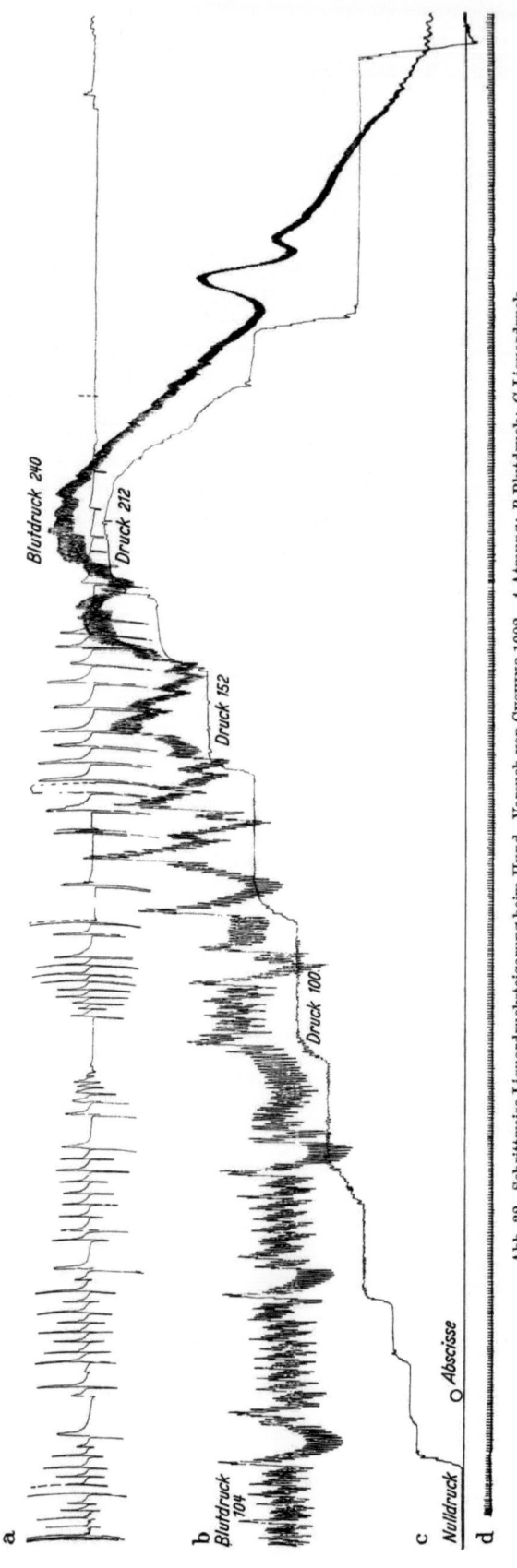

Abb. 32. Schrittweise Liquordrucksteigerung beim Hund. Versuch von CUSHING 1902. *A* Atmung; *B* Blutdruck; *C* Liquordruck

bei einer 72jährigen Patientin eine periodische Atmung registriert, die durch einen typischen Seufzer unterbrochen ist (Abb. 31).

Nach mehreren Minuten der Sauerstoffatmung ließ die periodische Amplitudenschwankung nach, so daß hier Ähnlichkeit mit den von KNIPPING gezeigten Verläufen bestand, wo bei kreislaufbedingten Hirndurchblutungsstörungen unter Sauerstoffatmung eine Regulierung und ein Verschwinden der periodischen Unterbrechung beobachtet worden ist (vgl. S. 41).

Beispiele mit regelmäßiger Atmung nach schweren Hirnverletzungen geben auch die Abb. 19 und 20 (s. Besprechung der typischen Atemformen).

Zusammenfassend: Es bestimmt also nicht die Art, sondern das Ausmaß der zum Zeitpunkt der Untersuchung bestehenden Hirnschädigung die Atemform.

3. Intrakranielle Drucksteigerung

Auf den Unterschied der Atemformen bei den hier untersuchten Prozessen ohne oder mit intrakranieller Drucksteigerung wurde bereits ausführlich in den beiden voraufgehenden Abschnitten (S. 53—62) eingegangen.

Es wurde auch schon (S. 25) betont, daß die experimentellen Untersuchungen oft mit hohen Liquordrucken von 1000 mm H_2O arbeiten, welche beim *Menschen* nur selten oder nur paroxysmal vorkommen (BROWDER u. MEYERS 1938, WILLIAMS u. LENNOX 1939, EVANS, RYDER et al. 1951—1953, DAVSON 1956, GROTE u. WÜLLENWEBER 1960, HEMMER 1960, LUNDBERG 1960, GÖTT u.a. 1962). Wir haben zweimal versucht, während einer diagnostischen Ventrikulographie den Liquordruck systematisch zu steigern und dabei die Atmung zu registrieren. Im Bereich von 700—800 mm H_2O bekamen die Patienten sehr starke Kopfschmerzen, wurden höchst unruhig und hyperventilierten derartig heftig, daß die Schreibung versagte. Eine weitere Steigerung des Liquordruckes war bei den bewußtseinsklaren Patienten nicht zu verantworten.

Auch LUNDBERG hat bei seinen schon S. 18 referierten Aufzeichnungen spontaner Schwankungen des Ventrikel-Liquordrucks beim Menschen keine Atemkurven abgebildet. Er konnte aber beobachten, daß oft synchron mit paroxysmalen, kurzen Liquordrucksteigerungen periodische Atmung auftritt, während bei länger dauernder, d.h. 5—25 min anhaltender Druckerhöhung auf 800—1300 mm H_2O häufig Hyperventilation einsetzt.

Von den *tierexperimentellen* Untersuchungen darf eine Abbildung von CUSHING 1902 wiedergegeben werden (Abb. 32). Sie läßt gut erkennen, daß eine Störung des Atemrhythmus (*A*) schon früher einsetzt als der oft zitierte Blutdruckanstieg (*B*).

Entgegen oft geäußerter Meinung hatte übrigens CUSHING ausdrücklich betont, daß sich der Blutdruck erst dann ändere, wenn der Liquordruck die Höhe des mittleren Blutdrucks erreicht habe, welcher hier 100 mm Hg = 1360 mm H_2O beträgt, also besonders hoch gesteigert wurde.

4. Die Zeit nach der Hirnverletzung bzw. -operation

Sowohl unregelmäßige, normale Atmung wie periodische, wogende und regelmäßige, also abnorme Atemformen wurden einige Stunden und Tage nach Hirnoperationen und Hirnverletzungen, aber auch im weiteren Verlauf nach einer und mehreren Wochen bzw. Monaten registriert (Abb. 33a und b).

Es soll besonders hervorgehoben werden, daß Verletzte, welche eine schwere Hirnschädigung um mehr als einige Stunden oder Tage überlebten, auch im späteren Verlauf noch eine ganz regelmäßige oder eine regelmäßig-wogende Atmung

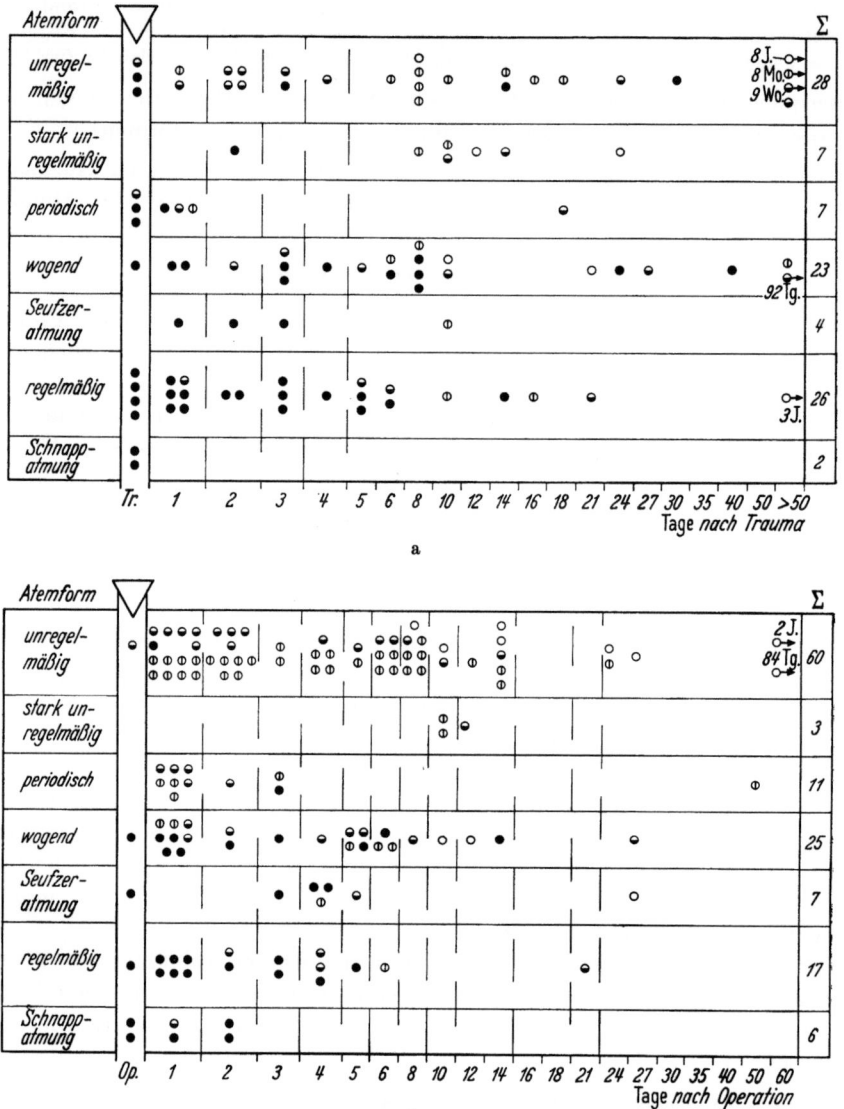

Abb. 33a u. b. Atemformen in bezug auf die *Zeit nach der Hirnschädigung*. Untersuchungen im akuten Stadium nach Hirnverletzungen (Abb. oben) und nach Hirnoperationen (unten): Bestimmte Atemformen erscheinen an sich nicht zeitlich gebunden. Mit Ausnahme der Schnappatmung kommen hier die nicht normalen Atemformen auch nach den ersten 4—6 Tagen vor, meist zusammen mit noch anhaltenden oder neu aufgetretenen Bewußtseinsstörungen

erkennen ließen. Ausdruck der schweren Hirnschädigung war dabei die langdauernde, anhaltende Bewußtlosigkeit (schwarze Kreise in der Abbildung).

Bei einem Verletzten wurde wogende Atmung bei anhaltender Bewußtlosigkeit auch noch am 24. und 37. Tag nach der Verletzung registriert, während fortschreitender Verschlechterung des klinischen Zustandes mit zunehmender Bronchopneumonie, immer schwieriger zu bekämpfenden Temperatursteigerungen und allmählichem Kreislaufversagen.

Aber auch nach der Operation einiger Hirntumoren wurde noch mehrere Tage und Wochen nach dem Eingriff eine regelmäßige, wogende oder Seufzeratmung beobachtet.

Wenn Registrierungen mit normal-unregelmäßiger Atmung häufiger nach Operationen von Hirntumoren als nach Hirntraumen vorliegen, so ist dies durch die Zusammensetzung des Krankengutes der Neurochirurgischen Klinik bedingt, in der die schweren Hirntraumen — mit vorwiegend nichtnormaler Atmung — die leichten überwiegen.

Das Auftreten bestimmter Atemformen ist demnach nicht an einen bestimmten, begrenzten Zeitraum innerhalb des Verlaufs nach Hirnoperation oder Hirntrauma gebunden. Ausschlaggebend scheint auch hier, ob und inwieweit eine Erholung von der Hirnschädigung stattgefunden hat, die durch den voraufgehenden intrakraniellen raumfordernden Prozeß, Hirnoperation oder Hirntrauma, verursacht worden war, oder ob im Verlauf Komplikationen dazugekommen sind. Berücksichtigt man dabei das Auftreten von Hirnödem besonders während der ersten 4 Tage, in geringerem Maße aber auch bis zum 10. Tage nach akuter Hirnschädigung verschiedenster Ursache, so ist damit die Häufung der nichtnormalen Atemformen, besonders nach den schwereren traumatischen Hirnschädigungen, gut korreliert.

Als Anhaltspunkt für den Grad der augenblicklichen Hirnfunktionsstörungen wurde auch bei dieser Zusammenstellung das Vorhandensein oder Fehlen psychischer Störungen gewählt.

Wenn Schnappatmung nur während der ersten Stunden und Tage nach Hirnverletzungen und -operationen registriert worden ist, so ist dies nicht allein mit der nur kurzen Überlebenszeit dieser Patienten zu erklären. In der Klinik wird Schnappatmung auch bei Patienten mit späterer, also allmählich eintretender Verschlechterung im präfinalen Zustand häufig beobachtet. Aus Rücksichtnahme auf den Patienten und die dann nicht mehr akute Hirnschädigung wurde aber in solchen Fällen auf eine Registrierung verzichtet.

Die hier ausgewerteten 226 Untersuchungen der Atemform zu verschiedenen Zeitpunkten nach Hirntraumen und Hirnoperationen sind eine weitere Stütze für die Auffassung, daß jeweils der augenblickliche Zustand der allgemeinen Hirnfunktionsstörungen für die registrierte Atemform entscheidend ist.

Dementsprechend läßt sich auch bei Einzelfällen beobachten, daß je nach dem klinischen Verlauf die einzelnen Atemformen miteinander abwechseln können. Beispiele werden hauptsächlich im Zusammenhang mit dem Atemäquivalent (S. 73—78) besprochen werden. Es mag hier erwähnt sein, daß bei zwei Schwerverletzten im *chronischen* Stadium, nämlich in einem Falle 3 und 8 Monate, im anderen Falle 3 Jahre nach dem Hirntrauma, noch eine Atemform registriert wurde, die insgesamt als unregelmäßig anzusprechen ist, jedoch abschnittsweise noch die maschinenmäßige Gleichförmigkeit und Armut an Veränderungen erkennen läßt, wie sie sonst bei der regelmäßigen Atmung im akuten Stadium nach Hirnschädigungen mit klinischen Zeichen stärkerer Hirnfunktionsstörungen beobachtet wird.

5. Atemform in bezug auf psychische Störungen

Voraufgehend wurden die als typisch definierten Atemformen zur Lokalisation und zur Art des Prozesses, zur klinischen Entwicklung der intrakraniellen Drucksteigerung und zum Zeitpunkt nach der Hirnschädigung in Verbindung gesetzt. Es zeigte sich, daß keiner dieser Faktoren für sich allein für die jeweilige Atemform bestimmend ist, sondern daß diese nur eine Teilerscheinung der Symptomatologie der bei Hirnverletzungen und intrakraniellen raumfordernden Prozessen auftretenden Gesamthirnschädigung zu sein scheint.

Psyche / Atemform	klar	Durchgangs-syndrom	Trübung	bewußtlos	Σ
unregel-mäßig	ooooooo ooooooo ooooooo ooooooo o	⊙⊙⊙⊙⊙⊙ ⊙⊙⊙⊙⊙ ⊙⊙⊙⊙⊙	●●●●●● ●●●●●		82
stark un-regelmäßig	o	⊙⊙⊙⊙⊙	●		8
periodisch			●●	●●●●●	7
wogend	oo	⊙⊙⊙⊙	●●●●	●	11
Seufzer-atmung	o	⊙	●●●	●	6
regelmäßig	o	⊙⊙	●●	●●●	8
Schnapp-atmung					0
Σ	46	36	30	10	122

Abb. 34a. Atemformen in bezug auf *Bewußtseinsstörungen*. Patienten mit noch nicht operierten bzw. inoperablen Prozessen bei verschiedenen Bewußtseins- und Hirnleistungsstörungen. Vgl. Abb. 34b

Psyche / Atemform	klar	Durchgangs-syndrom	Trübung	bewußtlos	Σ
unregel-mäßig	ooooo ooooo	⊙⊙⊙⊙⊙⊙⊙⊙ ⊙⊙⊙⊙⊙⊙⊙⊙ ⊙⊙⊙⊙⊙⊙⊙⊙ ⊙⊙⊙⊙⊙⊙⊙⊙ ⊙⊙⊙⊙⊙	●●●●●● ●●●●● ●●	●●●	88
stark un-regelmäßig	oo	⊙⊙⊙⊙	●●●	●	10
periodisch		⊙⊙⊙⊙	●●●●● ●●●	●●●●	18
wogend	oooo	⊙⊙⊙⊙⊙ ⊙⊙	●●●●● ●●●●●	●●●●● ●●●●● ●●●●●	51
Seufzer-atmung	o	⊙⊙	●	●●●●●● ●	11
regelmäßig	o	⊙⊙⊙	●●●● ●●●	●●●●●●●●● ●●●●●●●●● ●●●●●●●●● ●●●	43
Schnapp-atmung			●	●●●●●● ●	8
Σ	18	68	64	79	229

Abb. 34b. Atemformen bei Patienten nach Hirnverletzungen bzw. nach Hirnoperationen. Es findet sich eine gute, aber nicht ausschließliche Beziehung zwischen der normal-unregelmäßigen Atmung und nicht oder nur gering gestörter Hirnleistung einerseits und zwischen den „pathologischen" Atemformen und den Bewußtseinsstörungen andererseits

Da diese Gesamthirnschädigung sich nicht in einem einzelnen klinischen Syndrom ausdrückt, ist auch nicht zu erwarten, daß die verschiedenen Atemformen zu einem einzigen klinischen Syndrom korreliert werden können.

Weil sich bei den voraufgehenden Zusammenstellungen aber bereits eine gewisse Beziehung der Atemform zu Art und Stärke psychischer Störungen erkennen ließ, wurde diese Beziehung in den Abb. 34a und b nochmals gesondert gegenübergestellt. Hierbei kommt deutlich zum Ausdruck, daß erwartungsgemäß die *normale, unregelmäßige Atmung* überwiegend bei *ungestörtem* Bewußtsein — bewußtseinsklar und Durchgangssyndrom — registriert wurde.

Umgekehrt ist das Verhältnis bei den *nichtnormalen Atemformen*. Hier überwiegen, insgesamt gesehen, Registrierungen bei Patienten im Stadium der *Bewußtseinstrübung* und der *Bewußtlosigkeit*.

Innerhalb dieser letztgenannten, nichtnormalen Atemtypen ist eine noch genauere Differenzierung möglich, obgleich für eine derartige Analyse die Zahl von 181 Untersuchungen klein ist:

Besonders bei den postoperativen und posttraumatischen Registrierungen ist zu erkennen, daß wogende Atmung, Seufzeratmung und regelmäßige Atmung mit Bewußtseinsstörungen korreliert sind, wobei Bewußtlosigkeit am häufigsten zusammen mit ganz regelmäßiger Atmung — bzw. umgekehrt — beobachtet wurde. Die periodische Atmung scheint eine Zwischenstellung einzunehmen.

Es ist aber hervorzuheben, daß alle Atemformen auch bei bewußtseinsklaren Patienten und Verletzten — einschließlich Durchgangssyndrom — registriert worden sind.

Atemform und psychischer Befund gehen demnach in ähnlicher Richtung, laufen jedoch nicht parallel zueinander. Eine strenge Parallelität dieser beiden Symptome — Veränderung der Atemform und Veränderung des psychischen Zustandes — ist auch deshalb nicht zu erwarten, weil ihnen die zugrunde liegenden physiologischen und pathologischen Mechanismen nur teilweise gemeinsam sind.

6. Atemform in bezug auf den klinischen Verlauf

In dieser Gegenüberstellung sind nicht sämtliche Einzeluntersuchungen ausgewertet, sondern es wurde bei jedem Patienten nur diejenige Registrierung gewählt, welche zu dem klinisch am meisten verlaufsbestimmenden Zeitpunkt durchgeführt werden konnte (Abb. 35). Präoperative Befunde wurden getrennt bewertet, wenn der entsprechende klinische Zustand nicht unmittelbar zu einer Verschlechterung geführt hatte.

Bei Mehrfachregistrierungen im postoperativen oder posttraumatischen Verlauf ist jeweils die am meisten regelmäßige Atemform bzw. die Registrierung bei der stärksten Bewußtseinsstörung gezählt worden. Bei 180 Untersuchten ergaben sich somit 190 Befunde für die Verlaufsanalyse.

Es bestätigt sich erneut die Korrelierung zwischen normal-unregelmäßiger Atmung und geringer Bewußtseinsstörung einerseits und zwischen regelmäßigen Atemformen oder systematisch wechselnden Atemtypen und stärkerer Bewußtseinsstörung andererseits.

Außerdem zeigte sich nun bei den tödlichen Verläufen ein relatives Überwiegen der regelmäßigen, wogenden und Seufzeratmung sowie der Schnappatmung. Diese nichtnormalen Atemformen machen hier 49 von 74, also über die Hälfte der Registrierungen aus, während sie bei überlebenden Patienten nur 33 von 116 Registrierungen betragen.

Dadurch drängt sich die Aussage auf, daß wogende, Seufzer-, regelmäßige und Schnappatmung Symptome einer Hirnfunktionsstörung mit schlechterer Prognose sind als unregelmäßige und stark unregelmäßige Atemformen. Bei den hier untersuchten Patienten mit Schnappatmung wurde Erholung nicht beobachtet, obschon sie sehr vereinzelt vorkommt. Die übrigen Atemtypen sind in diesem Krankengut alle — sowohl bei später tödlichen wie bei günstigen Verläufen — registriert worden.

Die Atemform allein entscheidet also gewöhnlich nicht über den klinischen Verlauf. Ausschlaggebend ist vielmehr die Gesamtheit des klinischen Bildes und vor allem die Dauer der bestehenden Symptome, worauf besonders TÖNNIS u. LOEW 1949, 1950, 1951, 1953, 1957 in der Beurteilung der posttraumatischen Symptomatologie hingewiesen haben.

Im Prinzip sind demnach auch die hier als „nichtnormal" charakterisierten Atemformen durchaus reversible Symptome. Die ihnen zugrunde liegenden Hirnfunktionsstörungen können überlebt werden, wenn die Ursache der primären

Atemform	Überlebend				Exitus letalis			
	Hirntumoren usw. und Hirnerkrankungen	post op.	Unfall	Σ	Hirntumoren und Hirnerkrankungen	post op.	Unfall	Σ
unregel-mäßig	▲▲▲▲▲▲▲▲ ▲▲▲▲▲▲▲ ▲▲▲▲▲▲▲△ ▲▲▲▲▲▲▲ ▲▲▲▲▲▲▲	▲▲▲▲ ▲▲▲▲ ▲▲	▲▲ ▲▲ ▲▲	63	●●●○	●●● ●○○	●●○ ●●	14
stark un-regelmäßig	▲▲▲▲	▲▲	▲△	8	●●○○			4
periodisch	▲▲▲	▲▲▲ ▲▲▲	▲▲	11	●●●●	●	●	6
wogend	▲▲▲▲▲△△	▲▲▲▲ ▲▲▲	▲▲▲▲ ▲▲▲	21	●●	●●● ●●● ○	●●● ●●●	15
Seufzer-atmung	▲▲▲▲△	△		6	●	●●●	●●	6
regelmäßig	△		▲▲▲△ ▲▲▲	7	●●●	●●● ●●● ●●	●● ●	21
Schnapp-atmung				0		●●● ●	●●	8
Σ	63	30	23	116	18	33	23	74

Abb. 35. Atemstörungen in bezug auf den *klinischen Verlauf*. Bei nicht tödlichen Hirnläsionen verschiedener Ursachen ist in diesem Krankengut die normal-unregelmäßige Atemform in 63 von 116 Untersuchungen etwas häufiger als die nichtnormalen Formen der Atmung. Dagegen überwiegen wogende Atmung, Seufzeratmung, regelmäßige- und Schnappatmung in 50 Untersuchungen von 74 rasch tödlichen Verläufen. — Periodische Atmung war bei den hier untersuchten Fällen in der verlaufsbestimmenden Phase bei überlebenden Patienten häufiger

Hirnschädigung entweder spontan oder durch entsprechende Therapie beseitigt bzw. der intrakranielle Druck und die Hirndurchblutung normalisiert werden können.

Klinisch und selbst spirographisch ist die Schnappatmung häufig schwer zu unterscheiden von einer regelmäßigen Atmung mit verlängertem Exspirium oder von einigen Formen der Seufzeratmung, wie auch hier durch einen Fall mit Bewußtseinstrübung und scheinbarer Schnappatmung angedeutet wird. Derartige Grenzfälle zeigen die Schwierigkeit einer schematischen Einteilung von Atemformen, welche an sich fließende Übergänge haben.

Das erschwert die Beurteilung von früher nur klinisch beobachteten Verläufen. Bei frischen schweren Hirnverletzungen (TÖNNIS u. FROWEIN 1959) hatten wir drei Patienten beobachtet, die eine anfängliche Schnappatmung überlebten. Dabei schien ausschlaggebend, daß diese Verletzten innerhalb kurzer Zeit — bis etwa 1 Std nach der Verletzung — intubiert und beatmet worden waren. PEIPER 1931, 1956 hat auch bei Neugeborenen das Überleben von Schnapp-, Schluck- oder Singultusatmung beschrieben.

Die *periodische* Atmung, die in der klinisch-neurologischen Literatur manchmal als Symptom infauster Prognose angesprochen worden ist, erweist sich bei den hier untersuchten intrakraniellen raumfordernden Prozessen sowie nach Hirnoperationen und Hirnverletzungen ebenfalls als ein Symptom mit zumindest unbestimmter Prognose. Periodische Atmung erscheint jedenfalls *nicht* mehr als Zeichen des „Versagens des Atemzentrums". — Wie schon mehrfach betont, sind jedoch die Grenzen zwischen periodischer und wogender Atmung ohne Spirograph schwer zu erkennen, weil in beiden Fällen die an- und abschwellenden Atemzüge als periodischer Wechsel aufgefaßt werden. Die hier benutzte Grenzziehung der Amplitudenstreuung ($3\sigma = \pm 240$ ml) muß als willkürlich gewählt angesehen werden; sie zeigt sich aber bei der jetzigen Betrachtung des klinischen Verlaufs als angemessen.

Auch bei der Zusammenfassung von periodischer und wogender Atmung zeigt sich, daß 21 der untersuchten Patienten in verhältnismäßig kurzem zeitlichen Zusammenhang mit dem Trauma einen tödlichen Verlauf hatten, während 32 Patienten überlebten. — Für die Klinik der intrakraniellen raumfordernden Prozesse und der traumatischen Hirnschädigung braucht daher — bei den heute gebräuchlichen therapeutischen Maßnahmen — das Auftreten periodischer Atmung nicht mehr überwiegend als Symptom einer infausten Prognose angesehen zu werden, sondern es ist aus diesem Zustand der Hirnschädigung Erholung sogar überwiegend möglich. POTTER 1961 kommt zu der gleichen Auffassung.

Es ist zu erwarten, daß bei einem anderen Krankengut, z. B. bei arteriosklerotischen Massenblutungen des Gehirns, das Auftreten periodischer und wogender Atmung tatsächlich eine „schlechtere Prognose" hat, da in diesen Fällen die therapeutischen Möglichkeiten einer Beseitigung der Ursache der Hirnschädigung geringer sind.

Die *regelmäßige*, „maschinenmäßige" Atmung hat dagegen im Verlauf nach Hirnverletzungen und nach Hirnoperationen *bisher zu wenig Beachtung* gefunden. PLUM et al. haben sie auch nach Hirnblutungen beobachtet.

Man sieht, daß diese Atemform die am wenigsten „modulierte" Atmung darstellt. Die Einflüsse höherer Regulatoren sind demnach ausgefallen oder gering, während die autonom-automatischen Schrittmacher der Atmung im caudalen Hirnstamm normal funktionieren, was auch den Beobachtungen des Schrifttums entspricht. Regelmäßige Atmung nach akuten Hirnschädigungen spricht demnach für einen *intakten Hirnstamm*, dessen Funktionen infolge einer Isolation (GROSCH) hervortreten. Die ganz regelmäßige Atmung charakterisiert demnach eine stärkere Hirnfunktionsstörung als Seufzeratmung, wogende Atmung und periodische Atmung, bei denen noch „Tonuseinbrüche" wirksam sind. Patienten mit dieser Atemform waren meistens bewußtlos, was im Schema durch die schwarz ausgefüllten Punkte angedeutet ist. Wenige nur haben sich später erholt, die meisten sind nach tage- oder wochenlanger Bewußtlosigkeit an sekundären Komplikationen, wie Bronchopneumonie, verstorben.

Ganz regelmäßige Atmung ist bei den hier untersuchten Patienten nicht dann eingetreten, wenn alle supramedullären Einflüsse völlig integriert und ausbalanciert waren, wie es HOFF u. BRECKENRIDGE 1955 im Tierexperiment beobachteten, sondern wenn diese Einflüsse ausfielen.

Die in den Tabellen getroffene Anordnung der Atemtypen untereinander geschah aus technischen Gründen. Es sollte damit nicht angedeutet werden, daß angenommen wird, die Atemformen würden sich in dieser Reihenfolge auseinander entwickeln. Wahrscheinlicher ist ein teilweises Nebeneinander. Für die Aufstellung derartiger Beziehungen reichen aber die Erfahrungen an diesem Krankengut allein nicht aus.

F. Leistung und Ökonomie der Atmung
I. Verhältnis von Atemfrequenz zu Atemminutenvolumen bei Hirnschädigungen

Die einfachste und gebräuchlichste klinische Beurteilung der Atemleistung stützt sich auf die Beurteilung der Blutfarbe, also des Aussehens der Haut und der Schleimhäute des Patienten, sowie auf die Aufzeichnung der Atemfrequenz.

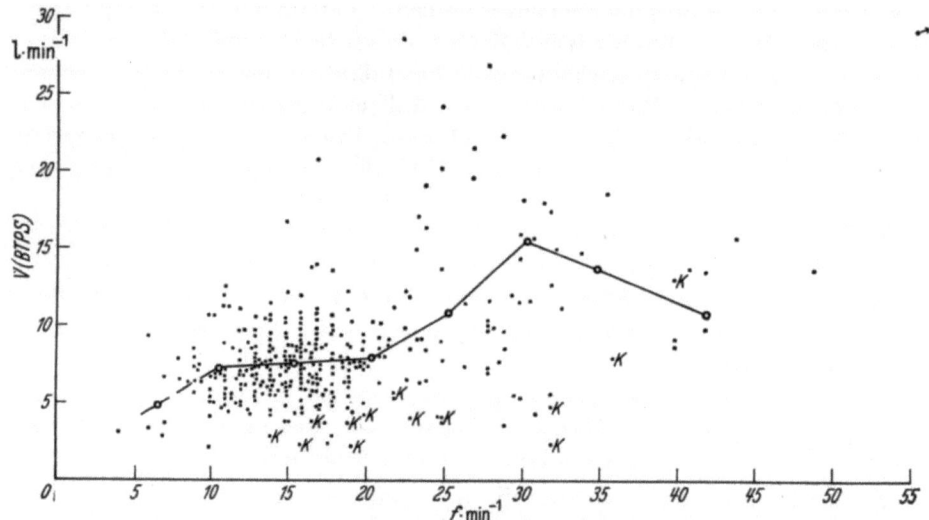

Abb. 36. Verhältnis von Atemfrequenz zu Atemminutenvolumen $\dot{V}$ (Liter, BTPS) min^{-1}. — 348 Messungen bei Patienten im akuten Stadium nach schweren Hirnverletzungen, bei Hirntumoren ohne oder mit intrakranieller Drucksteigerung, intrakraniellen Hämatomen und diffusen Zirkulationsstörungen des Gehirns. Von allen Einzelwerten wurden bei charakteristischen Frequenzbereichen die Mittelwerte — offener Kreis — des $\dot{V}$ berechnet (außer bei den Kindern = K). Dies zeigt, daß die durch Frequenz*steigerung* begünstigte Erhöhung des Atemminutenvolumens bei einer Atemfrequenz von über 30/min wieder abnimmt. Bei Frequenz*abnahme* unter 10—8/min sinkt das Atemminutenvolumen meistens rasch

Die Abb. 36 zeigt das Verhältnis von Atemfrequenz zu Atemminutenvolumen in dem hier untersuchten neurochirurgischen Krankengut bei 348 Messungen. Die individuellen Größen beruhen hauptsächlich auf Altersunterschieden und anatomischen Verhältnissen.

Es war bereits empirisch bekannt, daß bei Hirnschädigungen verschiedener Ursache eine Atemfrequenzsteigerung über 30/min ungünstig ist (FAY 1935. KÖBCKE 1944).

Als unmittelbar auslösende Ursache einer derartigen Tachypnoe bei Hirnschädigungen lassen sich meistens Temperatursteigerung oder Kreislaufversagen, Lungenembolie, Bronchopneumonie oder Pleuraergüsse feststellen. BRENDEL 1960 konnte beim Hund in Narkose messen, daß bei einem Anstieg von 38 auf 40° C die Atemfrequenz von 22 auf 38/min anstieg.

Im gesunden Organismus tritt Atemfrequenzsteigerung hauptsächlich durch körperliche Arbeit auf. Nach RANKE 1941 übersteigt sie dabei nur selten und nur beim Ungeübten 30 Atemzüge in der Minute. Der hauptsächliche, wenn nicht einzige Sitz der Receptoren für die Angleichung der Atemfrequenz ist die Lunge (MEAD 1960).

In unserer Abb. 36 wurde bei einigen typischen Frequenzen der Mittelwert der dort beobachteten Atemminutenvolumina eingetragen und durch eine Hilfslinie verbunden. Dadurch wird die bekannte Tatsache deutlich, daß durchschnittlich mit einer Atemfrequenzsteigerung von 15 auf etwa 30/min auch eine Steigerung des Atemminutenvolumens — allerdings mit erheblicher Streuung — erreicht wird. Oberhalb einer Atemfrequenz von 30/min setzt sich diese Erhöhung des Atemminutenvolumens jedoch nicht regelmäßig fort, sondern es erfolgt im Durchschnitt wieder eine Abnahme, in Einzelwerten sogar weit unter den Normaldurchschnitt.

Daraus wird verständlich, daß eine Atemfrequenzsteigerung über 30/min als ungünstig angesehen werden muß.

Die Atemfrequenz von Normalpersonen in Ruhe kann mit 10—15/min angesetzt werden. In der Abbildung fällt aber auf, daß viele hier untersuchte Fälle selbst bei normalen Atemminutenvolumina eine Atemfrequenz über 15 und bis 20/min aufweisen. Im Verlauf nach Hirnverletzungen und Hirnoperationen ist man eine durchschnittliche Atemfrequenz von 15—20/min bereits so gewohnt, daß sie als „normal" empfunden wird, während Atemfrequenzen von 8—10/min bereits als auffällig langsam gedeutet werden. Das sind sie jedoch nicht, da mit dieser Atemfrequenz durchschnittlich noch ein normales, ausreichendes Atemminutenvolumen von 6—8 Liter/min erreicht wird.

Über die Atemleistung bei noch niedrigeren Atemfrequenzen als 8—6/min können nähere Angaben im Zusammenhang mit der Besprechung eines klinischen Verlaufs auf S. 82 gemacht werden.

II. Atemäquivalent

1. Beziehung zu Atemform, intrakranieller Drucksteigerung und Zeitpunkt des Verlaufs

Wesentlich genauer als durch die Atemfrequenz wird die Atemleistung hinsichtlich des Gasaustausches durch das Atemäquivalent charakterisiert (ANTHONY 1930). Hierbei wird das Verhältnis zwischen Atemminutenvolumen und Sauerstoffaufnahme pro min angegeben. Die Zahl drückt also aus, wieviel cm³ Atemluft bewegt worden sind, um 1 cm³ Sauerstoff aufzunehmen („spezifische Ventilation" nach ROSSIER u. MEAN). Aäq. $= \dfrac{\dot{V} \text{ml (BTPS)} \cdot \text{min}^{-1}}{\dot{V}_{O_2} \text{ml (STPD)} \cdot \text{min}^{-1}}$.

KNIPPING, LEWIS u. MONCRIEFF sowie JANSEN, KNIPPING u. STROMBERGER hatten bei ihren Untersuchungen über die Dyspnoe und über Atmungs- und Blutgase bereits in mehreren Fällen akuter Hirndurchblutungsstörungen, zum Teil mit Massenblutungen, ein stark erhöhtes Atemäquivalent gefunden, das also eine schlechte Atemökonomie bei diesen Patienten ausdrückt. Im Hinblick auf die klinisch außerordentlich wichtige Frage, ob durch intrakranielle raumfordernde Prozesse oder akute Hirnschädigungen der neurogene Atemantrieb derart geschädigt wird, daß dadurch kein normaler Atemgasaustausch des Organismus mehr möglich ist, wurde bei allen technisch ausreichend durchgeführten Untersuchungen unseres Krankengutes das Atemäquivalent bestimmt.

In den Abb. 37—42 ist die Größe des Atemäquivalentes jeder Einzeluntersuchung eingetragen. Gleichzeitig wurden die Atemform und der Zeitpunkt nach der Hirnverletzung oder -operation berücksichtigt bzw. ob die Untersuchung präoperativ erfolgte. Die Messungen bei nichtoperierten Patienten wurden ebenfalls, vor dem durch zwei senkrechte Striche markierten Operationstag, eingetragen.

Außerdem wurden, wie in den voraufgehenden Zusammenstellungen, Charakter und Grad psychischer Störungen aufgezeichnet.

Als *normales* Atemäquivalent wurden Werte zwischen 28 und 35 angesehen (KNIPPING u. Mitarb. 1955, S. 181). Dieser Bereich ist deshalb auf den Abbildungen durch zwei horizontale Linien abgegrenzt. Von anderen Autoren wird der Normalbereich etwas unterschiedlich zwischen 17—40, durchschnittlich etwas tiefer als der von uns übernommene angegeben, wie eine Zusammenstellung von BARTELS u. Mitarb. 1959, S. 91, erkennen läßt. In unseren Berechnungen erscheint daher eine geringe Hyperventilation, wie sie durch die Umstände der Messung bei vielen Patienten leicht provoziert werden kann, noch nicht als abnorm.

Es ist festzustellen, daß viele unserer Untersuchungen ein *normales* Atemäquivalent ergaben. Die Häufigkeit der normalen Werte kann an der zufälligen Auswahl des Krankengutes liegen und soll daher nicht als allgemein für Hirnschädigungen aufgefaßt werden.

Weiterhin ist wichtig, daß nicht nur bei der normal-unregelmäßigen Atmung, sondern auch bei den sog. pathologischen Atemformen teilweise ein normales Atemäquivalent gemessen wurde.

a) Vor Operation

Bei der normal-unregelmäßigen Atmung ist die Abweichung von normalen Atemäquivalentwerten bei nichtoperierten Hirnprozessen bzw. im Stadium vor der Operation verhältnismäßig geringer als im postoperativen bzw. posttraumatischen Verlauf. Allerdings enthalten die präoperativen Untersuchungen nur wenige Patienten mit akut verschlechtertem klinischem Zustandsbild, da in der lebensbedrohlichen Situation zur Atmungsuntersuchung nur selten noch Gelegenheit gegeben oder diese Verzögerung verantwortbar war (Abb. 37).

Bei Prozessen mit intrakranieller *Drucksteigerung* und mit psychischen Störungen vor der Operation ist das Atemäquivalent durchschnittlich etwas unter dem hier angenommenen Normbereich, was gegenüber den Untersuchungen ohne intrakranielle Drucksteigerung auffällt. Auch bei den von KNIPPING u. Mitarb. 1932, 1933 untersuchten akuten Hirndurchblutungsstörungen wurde in mehreren Fällen ein erniedrigtes Atemäquivalent um 20—28 gemessen.

b) Nach Hirnverletzungen oder -operation

Die von uns gemessenen Werte des Atemäquivalents *während der ersten 12 Std* nach Hirnoperationen sind zum Teil erniedrigt, wahrscheinlich infolge noch bestehender Narkosewirkung. *Im späteren Verlauf* sind die Untersuchungswerte nach frischen Schädel-Hirnverletzungen bzw. nach Hirnoperationen zusammengefaßt dargestellt; denn bei diesen Patienten ist, je nach ihrer neurologischen

Symptomatologie und den übrigen vegetativen Störungen, hinsichtlich der Indikationsstellung und der angewandten Medikamente eine praktisch völlig gleichartige Behandlung durchgeführt worden.

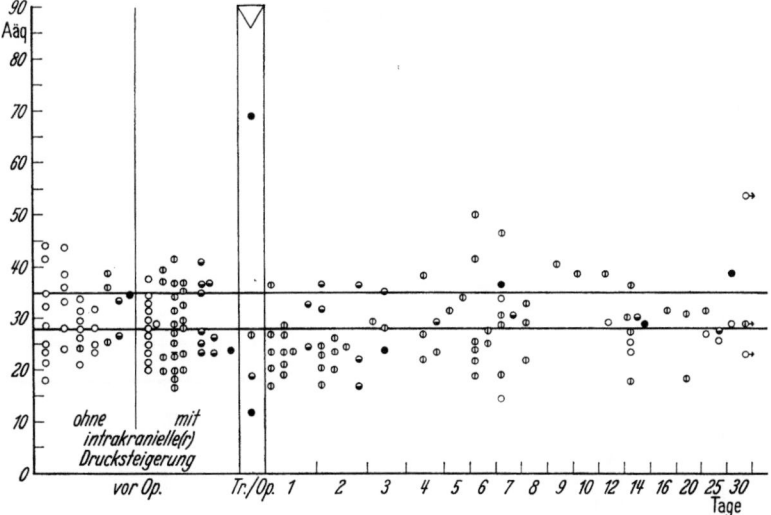

Abb. 37. Bei *unregelmäßiger* Atmung streut das Aäq. wenig um die Norm von 28—35. Bei Prozessen mit intrakranieller Drucksteigerung und psychischer Störung vor der Operation ist der Aäq.-Wert durchschnittlich etwas niedrig, ebenso wie besonders an den ersten 4 Tagen nach Hirntrauma oder -operation. Die Wirkung von Hirnödem und medikamentöser Dämpfung ist zu diskutieren

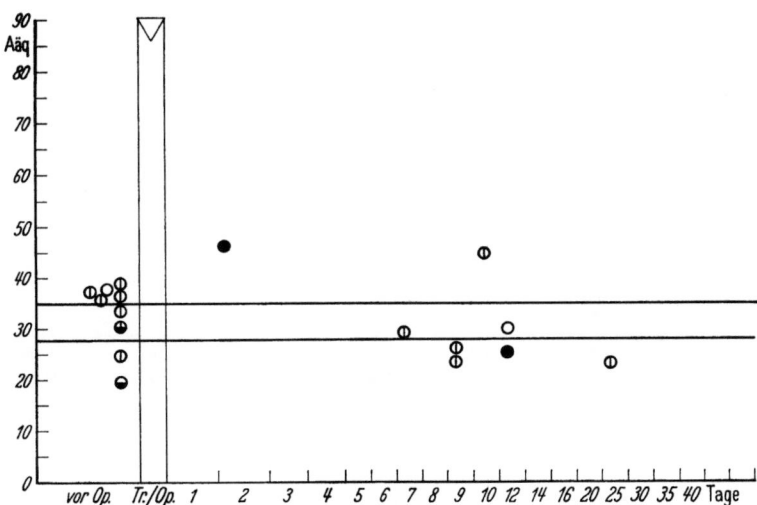

Abb. 38. Bei einigen Patienten ist trotz *stark unregelmäßiger* Atmung die Atemökonomie nicht wesentlich gestört

Über Einzelheiten des therapeutischen Vorgehens nach Hirnverletzungen und -operationen s. Tönnis u. Frowein 1959, Frowein u. Loew 1953, R. Schneider 1957, Fricke 1957.

a) Während der posttraumatischen und postoperativen Verläufe liegt bei *normal-unregelmäßiger* Atmung noch etwa ein Drittel der Atemäquivalente im

Normalbereich. Die übrigen Untersuchungen ergaben erniedrigte und zum Teil stark erhöhte Werte (Abb. 37).

β) Es ist bemerkenswert, daß auch *stark-unregelmäßige* Atmung (Abb. 38) meist ein nur wenig abnormes Äquivalent ergab.

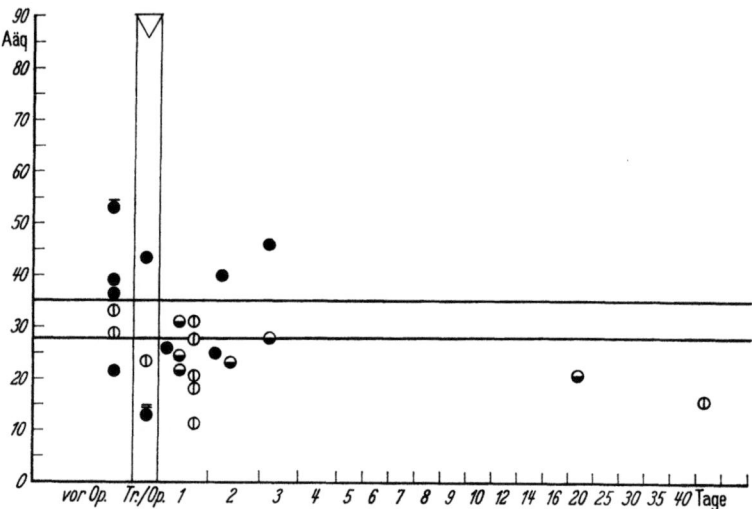

Abb. 39. [Typisch *periodische* Atmung war sowohl bei bewußtseinsgestörten wie bewußtseinsklaren, in der Hirnleistung aber eingeschränkten Patienten überwiegend nicht normal: Das Aäq. war in der Hälfte der 24 Fälle zu niedrig, in einem Viertel der Fälle — trotz Bewußtlosigkeit — zu hoch

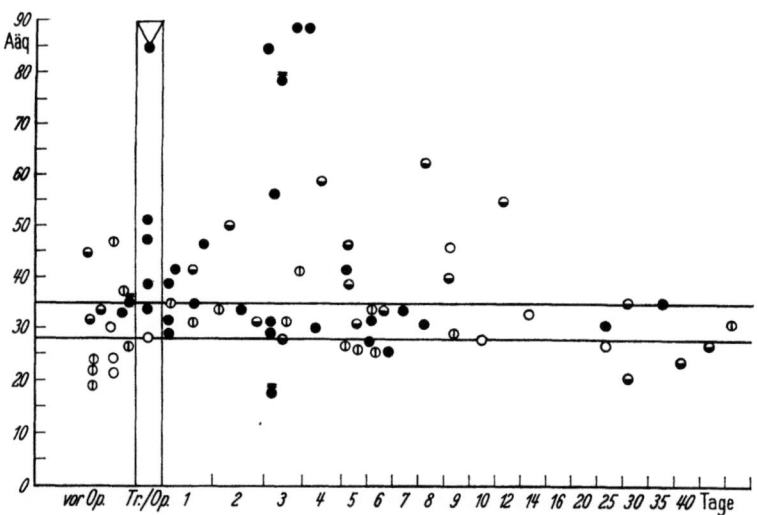

Abb. 40. Atemäquivalent bei *wogender* Atmung und typischer *Seufzeratmung*: Fast ebenso häufig wurden normale Werte — in 32 von 74 Messungen — gefunden wie pathologische Aäq.-Werte; letztere waren meistens — bei 26 von 42 Untersuchungen — erhöht. Messungen bei stärkerer medikamentöser Dämpfung sind durch Doppelstrich über dem eingetragenen Punkt gekennzeichnet

γ) *Periodische* Atmung erwies sich als oft unökonomisch, auffallenderweise besonders bei bewußtlosen Patienten (Abb. 39). In der Hälfte der Untersuchungen war das Atemäquivalent zu niedrig.

δ) und ε) Besonderes klinisches Interesse haben die Atemäquivalente beim pathologischen Typ der *regelmäßigen* Atmung sowie bei den ihr nahestehenden Formen der *Seufzeratmung* und *wogenden* Atmung. Die Häufigkeit der teils normalen, teils abweichenden Werte ist in den Legenden der Abb. 40 und 41 angegeben.

ζ) Die bei *Schnappatmung* durchgeführten Messungen (Abb. 42) zeigten erwartungsgemäß Atemäquivalente unter der Norm. Die Stärke der Abweichung ist von der Dauer der Atemstörung abhängig (vgl. Abb. 48b und 49).

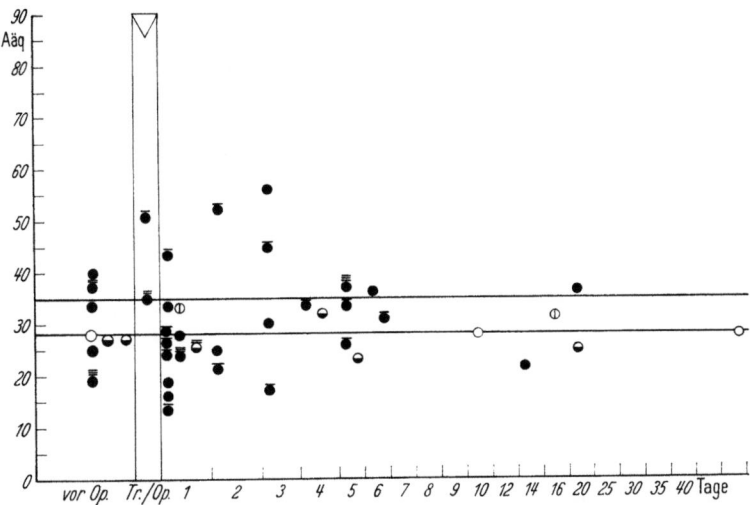

Abb. 41. Auch bei ganz *regelmäßiger* Atmung erwies sich das Aäq. in fast der Hälfte der 43 Messungen als normal. Die zu niedrigen Werte sind teilweise durch starke vegetative Dämpfung — 1—3 Striche über dem Punkt — zu erklären. — In einem Drittel der Fälle war das Äquivalent dagegen teilweise stark erhöht, selbst unter vegetativer Dämpfung. 5 Patienten mit regelmäßiger Atmung bei gleichzeitig ungestörtem Bewußtsein hatten alle ein normales Aäq. Von den 38 während der Untersuchung bewußtlosen oder bewußtseinsgetrübten Patienten hatten dagegen nur 9 ein normales Aäq., gegenüber 29 mit zu hohen oder zu niedrigen Werten

Es zeigt sich, daß die Atemform allein keine Aussage über die Atemleistung erlaubt. Besonders auffällig war, daß in manchen Fällen der Atemregistrierung nach Hirntrauma und Hirnoperationen deutlich eine Hyperventilation im Sinne des großen Atemminutenvolumens vorlag. Bei Berücksichtigung der gleichzeitigen Sauerstoffaufnahme ergab sich aber ein noch normales oder wenig verändertes Atemäquivalent. Die Atemformen sind also noch anpassungsfähig an den O_2-Bedarf des Organismus.

2. Beziehung zwischen Atemäquivalent, Atemform und klinischem Verlauf

Eine gewisse Zusammenfassung der Untersuchungen von Atemform und Atemäquivalent bei Patienten mit Hirnverletzungen und Hirntumoren vor oder nach einer Operation gibt die Abb. 43. Sie zeigt Atemform und Atemäquivalent in bezug auf den *klinischen Verlauf*. Von jedem Patienten wurde nur die für den Verlauf repräsentative Untersuchung eingetragen, wie in Abb. 35.

Bei normal-unregelmäßiger, stark unregelmäßiger und periodischer Atmung überwiegen die günstigen Verläufe bei meist normalem oder wenig erniedrigtem Atemäquivalent. Wogende Atmung und Seufzeratmung haben aber sowohl bei tödlichen wie bei günstigen Verläufen teilweise auffallend schlechte Atemökonomie.

Die regelmäßige Atmung war auch bei den später verstorbenen Patienten zum Zeitpunkt der Untersuchung im Hinblick auf das Äquivalent normal, mäßig erhöht oder erniedrigt. Regelmäßige Atmung war also auch bei schweren Hirnschädigungen nicht einheitlich eine Hyper- oder Hypoventilation, wenn man sie mit der effektiven Sauerstoffaufnahme vergleicht.

Die Atmung ist demnach trotz schwerer Hirnfunktionsstörungen noch erstaunlich gut „reguliert".

3. Verlaufsbeobachtung von Atemform und Atemäquivalent

Die gute Anpassung der Atmung wird auch durch mehrere Verlaufsbeispiele unterstrichen, welche in den Abb. 5 und 44—49 dargestellt sind. Die klinischen Angaben finden sich in den Abbildungslegenden.

Im Verlauf Abb. 5 und 44—47 kommt deutlich zum Ausdruck, wie sich nach Operation eines präzentralen Oligodendroglioms während der ersten Tage eine unökonomische Hyperventilation entwickelt, die ebenso wie die psychischen Störungen

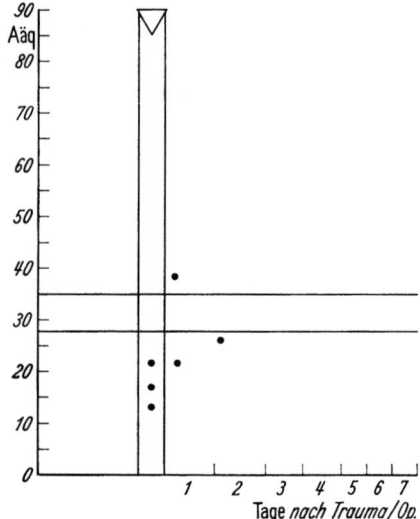

Abb. 42. Das Aäq. bei *Schnappatmung* konnte nur in 6 Fällen ermittelt werden. Die Werte sind erwartungsgemäß meist zu niedrig; nach Operation eines hirnstammnahen Prozesses war aber auch „forcierte" Atmung klinisch als „schnappend" anzusprechen

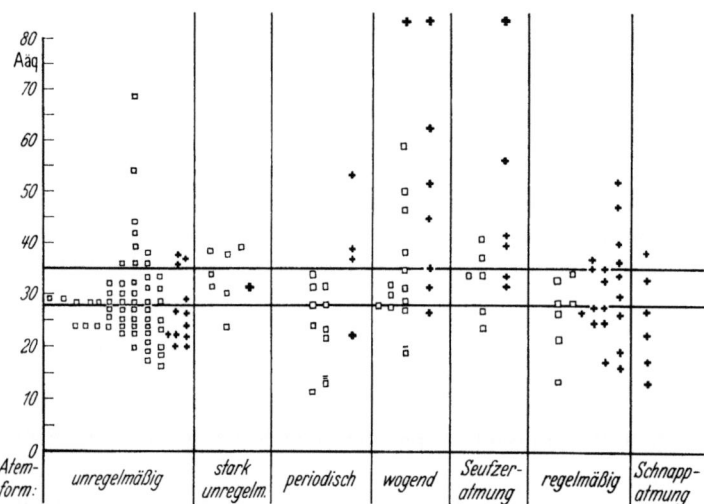

Abb. 43. Atemäquivalent in bezug auf die Atemform und den klinischen Verlauf nach Hirnverletzungen und bei Patienten mit Hirntumoren bzw. Hirnoperationen. □ Überlebende; +Verstorbene

in der 3. Woche ganz abklingt. — Ein schwerverletztes Kind (Abb. 12 und 15) hyperventilierte während mehrerer Tage nach dem Trauma und zeigte, synchron mit einschießenden Streckkrämpfen, klinisch typische periodische und Seufzeratmung.

Besonders hervorzuheben ist der Verlauf bei einem 72jährigen Schwerverletzten (Abb. 48 und 49). Dieser hatte bei einem Verkehrsunfall eine schwere

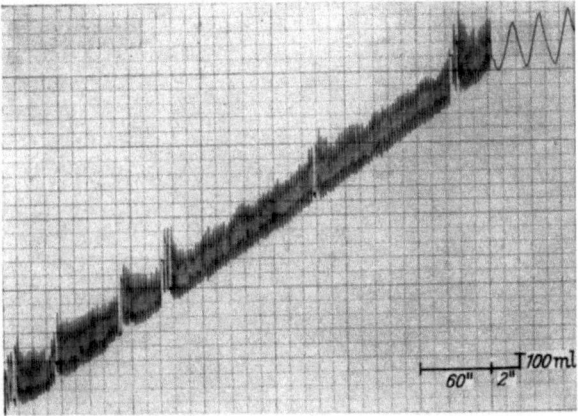

Abb. 44—47. Atmung vor und nach Operation eines Oligodendroglioms links präzentral mit Balkenbeteiligung. Keine Stauungspapille. Tonus normal. Im Röntgenbild Sellalehne entkalkt (*vor* Op. siehe Abb. 5)
Abb. 44. 1. Tag nach Operation. Bewußtseinstrübung. Vegetative Dämpfung mit Pendiomid. — Atmung wogend. Aäq. 42. — RR 135/80, P 84, T 37,6. — Reg. 37/2

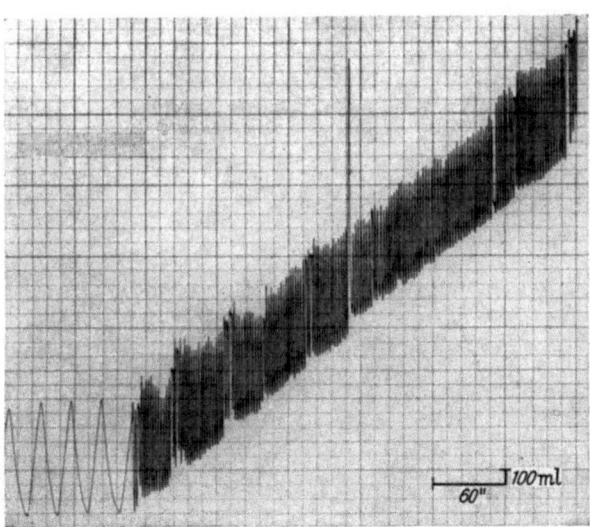

Abb. 45. 4. Tag nach Operation. Patient ansprechbar, noch bewußtseinsgetrübt. Weiter Pendiomid. — Atmung wogend mit seltenen Seufzern. — Deutliche Hyperventilation. Aäq. 59. — RR 140/90, P 84, T 38,4. — Reg. 37/3

Prellung der rechten Schädelseite erlitten, die zu einer ausgedehnten Berstungsfraktur führte. Die Heraussprengung der Knochenbruchstücke ist auf dem sagittalen Röntgenbild deutlich zu erkennen. Durch intrakraniellen Gegenstoß war es gleichzeitig zu einer völligen Zertrümmerung des linken Temporallappens mit intracerebralem und subduralem Hämatom gekommen. Dies führte zu der im Angiogramm sichtbaren hochgradigen Verschiebung sowohl der Mediagruppe wie der Art. cerebri anterior. Bei dieser schweren Hirnschädigung und dem hohen Alter des Verletzten mußte die Prognose als absolut infaust angesehen werden. Der Verlauf wurde mit mehrfachen Atemregistrierungen verfolgt.

Da die Untersuchung zu unseren ersten gehörte, ist die Originalatemkurve durch unzureichende Federspannung in der Schreibung stark verzittert. Es mußte deshalb zur Reproduktion eine Nachzeichnung angefertigt werden, welche in der Abb. 48b zu mehreren Zeitpunkten nach der Verletzung zusammengefaßt dargestellt ist. Es wurden dabei nur die

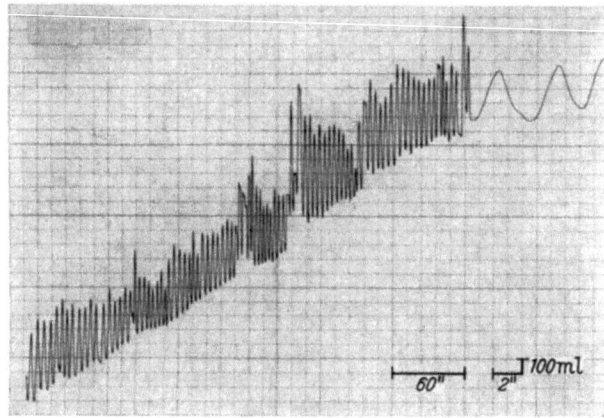

Abb. 46. 14. Tag nach Operation. Bewußtseinsklar, Durchgangssyndrom. — Atemform jetzt unregelmäßig. Aäq. 27. — RR 105/60, P 68, T 36,4. — Reg. 37/5

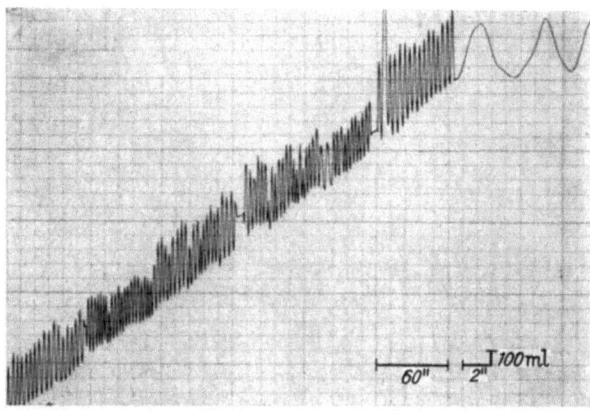

Abb. 47. 84. Tag nach Operation. Patient bewußtseinsklar, außer Bett. — Atmung unregelmäßig-normal. — Kurvenunterbrechung durch Schlucken. Aäq. 23. — RR 115/70, P 80, T 38,0. — Reg. 37/6

Registrierungen mit hoher Papiergeschwindigkeit gewählt, um die Einzelheiten der Atemform und ihrer Übergänge besser hervortreten zu lassen. Aus diesen und den übrigen Aufzeichnungen wurden mehrere Atmungsmeßgrößen errechnet und mit synchron gemessenen Kreislaufwerten in der Abb. 49 chronologisch dargestellt.

Die erste, in der Abb. 48b nicht wiedergegebene Atemregistrierung nach dem Unfall, als noch keine Tracheotomie und keine vegetative Dämpfung durchgeführt waren, ergab eine regelmäßig-wogende Atmung.

Etwa 2 Std nach dem Unfall, nach Einleitung einer mäßigen vegetativen Dämpfung, wurde eine regelmäßige, pausenlose Atmung registriert, die auch

Verlaufsbeobachtung von Atemform und Atemäquivalent

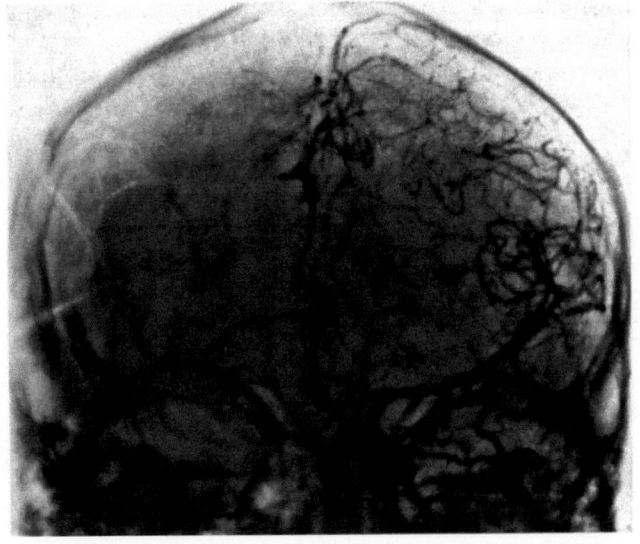

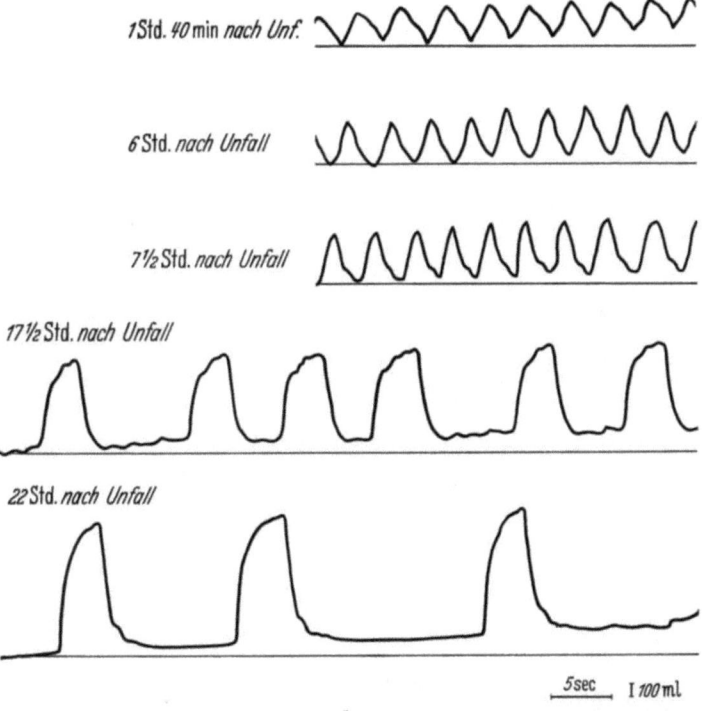

Abb. 48a u. b. 72jähriger Verletzter mit Berstungsfrakturen der rechten Schädelseite, Temporallappen-Kontusion und subduralem Hämatom links. Atmungsregistrierung zu verschiedenen Stunden nach der Hirnverletzung. Kurven aus den Originalen zusammengestellt; bei allen Registrierungen gleiche Papiergeschwindigkeit und gleiche Schreibhöhe pro 100 ml Luftbewegung. Atemgrößen s. Abb. 49

6 und 7½ Std nach dem Trauma noch bestand. Seufzer- oder Periodenbildung wurden nicht beobachtet.

Wie nun die Zusammenstellung der Atem- und Kreislaufgrößen (Abb. 49) erkennen läßt, waren bis zu dieser Zeit das Atemminutenvolumen und die Sauerstoffaufnahme noch ausreichend, das Atemäquivalent sogar etwas erhöht, trotz der vegetativen Dämpfung. Vorübergehend niedrigere Werte sind durch zusätzliche Narkose bei der Tracheotomie (Tr.) bedingt.

Während dieser Zeit ist der Blutdruck — abgesehen von der narkosebedingten Depression — noch unauffällig normal; jedoch die Pulsfrequenz läßt eine typische Tendenz zur Verlangsamung erkennen.

Da während einiger Nachtstunden keine Messungen erfolgten, kann nicht genau rekonstruiert werden, zu welchem Zeitpunkt das Absinken des Atemäquivalentes begann. Es liegen aber kontinuierliche Atemfrequenz- und Blutdruckwerte vor, die bis zu 16 Std nach dem Trauma keine weiteren wesentlichen Veränderungen zeigten.

17 Std nach dem Unfall war aber eine Änderung des Atemtyps eingetreten, die in Abb. 48b als Schnappatmung zu erkennen ist.

Der Versuch einer Beeinflussung der Atmung mit Micoren wurde unter dem klinischen Eindruck der Schnappatmung unternommen. Der Erfolg war hinsichtlich der Atemgrößen unbedeutend, wenn man das Atemäquivalent berücksichtigt. Es kam allerdings zu einer vorübergehenden Steigerung der Atemfrequenz. Mit Nachlassen der Medikamentwirkung verlangsamte sich jedoch die Schnappatmung wieder. Besonders wichtig ist die aus den Spirometerkurven in Abb. 48b hervorgehende Feststellung, daß bei abnehmender Frequenz der Schnappatmung das Volumen des einzelnen Atemzuges zunächst zunimmt. Wenn auch zu diesem Zeitpunkt die Sauerstoffaufnahme noch normal war, so muß dies wohl überwiegend als Diffusionsatmung aufgefaßt werden (LECHTENBÖRGER, VALENTIN, VENRATH u.a. 1954, FRUMIN, EPSTEIN u. COHEN 1959). Dabei ist die CO_2-Abatmung immer ungenügend, es kommt zu immer stärkerer Hyperkapnie: Diese erzwingt offenbar die vertiefte Schnappatmung, bis schließlich die narkotische Wirkung des CO_2 eintritt. Daraus ist zu entnehmen, *daß die Schnappatmung chemischer Steuerung noch zugänglich und nicht eine dauernd maximale Alles-oder-nichts-Atmung ist.* Dafür spricht auch die anfänglich schnappende, später periodische

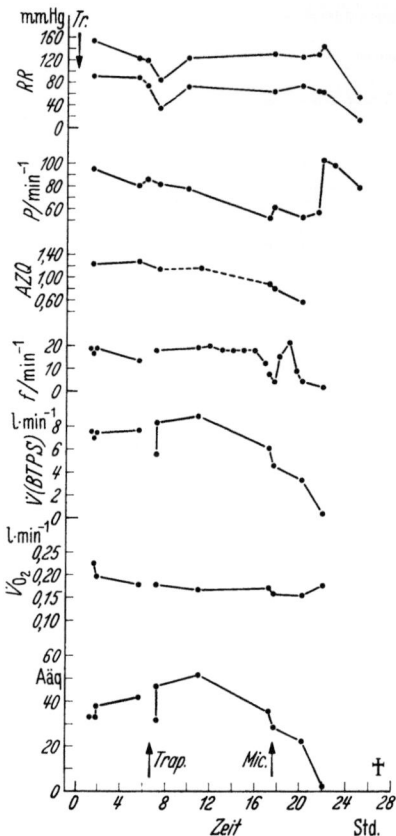

Abb. 49. Gleicher Verlauf wie in voraufgehender Abbildung. — Zeitlicher Verlauf mehrerer Atmungs- und Kreislaufgrößen: Unter Freihaltung der Atemwege, vegetativer Dämpfung und Kreislaufauffüllung bleiben die vegetativen Funktionen trotz der schweren Hirnverletzung und intrakraniellen Drucksteigerung über viele Stunden intakt, selbst die Schnappatmung bleibt 6 Std erhalten bis zum Exitus durch Kreislaufkollaps. Besprechung S. 80—82. — Symbole s. S. 115f. *Tr.* Trapanal, *Mic.* Micoren

und schließlich kontinuierliche Atmung in Abb. 14, S. 44. — Auf Grund von klinischen, nichtspirographischen Beobachtungen an Neugeborenen kam allerdings GRIEDER 1961 zu der Auffassung, daß „Gasping" weder durch CO_2 noch durch zentrale Analeptica angeregt wird.

Erst bei diesen extrem schlechten Werten der Atemleistung kommt es zu einem allmählichen Zusammenbruch des Kreislaufs. — Die Sektion zeigte außer der Großhirnverletzung eine blutige Erweichung im Bereich der Mittelhirnhaube links, bis zum unteren Rand der caudalen Vierhügel. Ferner bestand eine starke Einpressung der Kleinhirntonsillen beiderseits.

Dieser Verlauf entspricht zahlreichen klinischen Beobachtungen der letzten Jahre, wo bei Patienten mit schwerer traumatischer Hirnschädigung unter Anwendung der modernen therapeutischen Mittel — Tracheotomie, vegetative Dämpfung und Kreislaufinfusionen — ein Minimum des vegetativen Lebens noch lange Zeit aufrechterhalten werden konnte, während Großhirnfunktionen längst erloschen waren.

G. CO_2-Atemantwortkurven nach Hirnverletzungen und bei Hirntumoren

Durch die spirometrischen Untersuchungen wurde festgestellt, daß nach verschiedenartigen Hirnschädigungen einerseits eine — erwartungsgemäß — zu geringe Atemtätigkeit mit entsprechend niedrigem Atemäquivalent vorlag. Andererseits wurde auch nach sehr schweren Hirnschädigungen eine im Hinblick auf die tatsächliche Sauerstoffaufnahme viel zu starke Atmung beobachtet.

Für die im akuten Stadium der Hirnverletzungen einzuleitende Behandlung mußte es daher von großer Bedeutung sein, zu klären, ob in derartigen Fällen eine Veränderung in der Erregbarkeit des „Atemzentrums" feststellbar ist.

Als Kriterium für die Erregbarkeit des Atemzentrums wurde seit den Untersuchungen von HALDANE u. PRIESTLEY 1905, 1935, LINDHARD 1911, NIELSEN 1936, GRAY 1950 u.a. die Relation zwischen der Steigerung des Atemminutenvolumens und der arteriellen Kohlensäurespannung angesehen.

Mit der eingangs (S. 31) beschriebenen Methodik der CO_2-Rückatmung wurden CO_2-Atemantwortkurven (Abb. 50—54) bestimmt. Differenzen in der Erregbarkeit drücken sich in unterschiedlicher Steilheit dieser Atemerregungskurven aus.

Die Steilheit wurde berechnet nach der Formel: Änderung des Atemminutenvolumens ($\Delta \dot{V}$) in Litern (BTPS) pro 1 mm Hg Anstieg des arteriellen Kohlensäuredruckes:

$$s = \frac{\Delta \dot{V} \text{ (Liter BTPS)} \cdot \text{min}^{-1}}{\Delta p_{CO_2 a} \text{ mm Hg}}.$$

I. Kontrollmessungen bei Normalpersonen
(Angaben der Literatur und eigene Untersuchungen)

Daß trotz zahlreicher Untersuchungen die normale Steilheit der Atemerregungskurven bei normalen Versuchspersonen nicht einheitlich beurteilt wird, haben JULICH 1953 sowie FRUHMANN u. PICHLMAIER 1959 in sehr kritischen Vergleichen der eigenen Ergebnisse mit denjenigen der Literatur dargelegt. Diese

Zahlen, sowie diejenigen einiger neuerer Untersuchungen, die vor allem im Vergleich mit den Veränderungen der Atemerregungskurven bei Hirnläsionen interessieren, sind in der Tabelle 7/I zusammengestellt.

Tabelle 7. *CO_2-Empfindlichkeit der Atmung*
Steilheit (Koeffizient) der CO_2-Atemantwortkurven

Nr.	Autor	Jahr	Quelle[1]	Zahl der Messungen	p_{CO_2} Meßpunkt		$\frac{\Delta \dot{V} \text{ l (BTPS)} \cdot \text{min}^{-1}}{\Delta p_{CO_2} \text{ mm Hg}}$	
					alv.	art.	Mittel[2]	max.[3]
			I. *Normale* Versuchspersonen					
1	Gray (Literatur-Übersicht)	1950	Fig. 1	200	+		2,0 (V_A)	
2	Julich (Literatur-Übersicht) 1911—1952	1953	Tabelle 3		+		0,8—3,0	
3	Nielsen	1936	Tabelle 9		+			4,0
4	Gollwitzer-Meier	1948	zit. n. Julich		+			5,3
5	Holman u. Shires	1949	Tabelle 2	12		+		6,4 10,0
6	Schwiegk u. Betzien	1950	Tabelle 1	22	+		3,3	5,8
7	Loeschcke et al.	1944 bis 1950	zit n. Julich		+		1,7	
8	Julich	1953	Tabelle 3	42	+		1,4	
9	Alexander et al.	1955		12		+	2,2 (1,2/m² BSA)	
10	Bücherl u. Ressel	1956	Tabelle 2		+		1,1 (0,6/m² BSA)	
11	Fruhmann u. Pichlmaier a) „Rahn" b) „Uras"	1959	S. 78—80	10 10	+ +		2,3 (1,3/m² BSA) 2,9 (1,6/m² BSA)	
12	Linderholm u. Werneman	1956				+	1,8 (0,9/m² BSA)	
13	Heyman, Birchfield u. Sieker	1958	Tabelle 2	9			1,22 (⌀ 23 Jahre) 1,19 (⌀ 60 Jahre)	
14	Birchfield et al.	1959	Tabelle 2	4		+	1,85	
15	Plum u. Swanson	1959	Tabelle 2		+	+	2,02	
16	Lerche, Loeschcke et al.	1960	Tabelle 1, Spalte 4, S. 464	3 × 7	+	+	3,1	
17	Noe, Pauli et al.	1960	Tabelle 1	15		+	2,9	
18	Frowein	1961		4		+	2,8	

[1] Quelle in der Veröffentlichung des jeweiligen Untersuchers.
[2] Unter Berücksichtigung von 1,8 m² durchschnittlicher Körperoberfläche (BSA) bei Erwachsenen, sofern nicht andere Werte angegeben sind. V_A = Alveolare Ventilation; bei den übrigen: Totalventilation.
[3] Größter von den Autoren mitgeteilter Wert, zur Charakterisierung der Streuung.

Tabelle 7 (Fortsetzung)

Nr.	Autor	Jahr	Diagnose	Zahl der Messungen	p_{CO_2} Meßpunkt alv.	p_{CO_2} Meßpunkt art.	$\Delta \dot{V}$ l (BTPS)·min^{-1} / Δp_{CO_2} mm Hg Mittelwert
	II. Hirnblutungen, Encephalitis, Poliomyelitis, Acidose, Alkalose						
1	Heyman et al.	1958	Hirninfarkte unilateral	7	+	+	2,41
			bilateral	8	+	+	2,91
2	Plum u. Swanson	1959	Ponsblutungen	3	+	+	1,23
3	Garlind u. Linderholm	1958	chron. epidem. Encephalitis	1		+	0,0
4	Linderholm u. Werneman	1956	Poliomyelitis — Erholung	12		+	0,1—0,5 (umgerechnet auf 1,8 m² BSA)
5	Liot	1957	akute bulbäre Poliomyelitis	10			herabgesetzt
6	Nielsen	1936	Acidose (Tabelle 11) NH$_4$Cl 6,5—10 g	13	+		1,5 (Norm: 1,5)
7	Alexander et al.	1955	Acidose: chronische Nierenerkrankung	3		+	2,5—14,4 (umgerechnet auf 1,8 m² BSA)
			Salicylsäure 1,8—2,4 g	3		+	7,4—10,8
8	Lerche, Loeschcke et al.	1960	Acidose, NH$_4$Cl, CaCl$_2$, Diamox	3 × 7	+	+	3,3
9	Katsaros, Loeschcke	1960	Alkalose, NaHCO$_3$	6	+	+	3,4
	III. Schlaf, Narkotica, Thiopental, Megaphen, Halothane						
1	Robin et. al.	1958	Schlaf				0,35 (V_A; Norm: 1,4)
2	Bellville et al.	1959	Schlaf, mitteltief (Fig. 3)	(5)		+	2,3 (nur Parallelverschiebung nach rechts)
3	Birchfield et al.	1959	Schlaf (Tabelle 3)			+	0,96
4	Loeschcke et al.	1952	Morphin 10 mg i.m.	5	+		1,2 (Norm: 2,1)
		1953	Dolantin 150 mg i.m.	6	+		0,9 (Norm: 1,9)
5	Landmesser et al.	1955	l-Dromoran, 13,2 mg	5		+	1,0
			Morphin, 64,4 mg	5		+	1,0
			Nembutal, 930 mg	5		+	1,25
6	Eckenhoff u. Helrich	1958	Thiopental i.v. 0,25 bis 0,45 g	3		+	0,5—1,0 (Norm: 1,1)
			Dolantin 100 mg + Atropin 0,4 mg	2		+	0,34 (Norm: 1,0)
			Morphin 10 mg + Atropin 0,4 mg	3		+	0,5—1,1 (Norm: 0,5—1,4)
7	Frowein	1961	nach Hirntrauma Thiopental				
			a) 0,5 g i.m.+ 0,5 g i.v.	2		+	4,0—4,2 (vgl. Abb. 62)
			b) Thiopental 1,0 g i.v.+ Dolantin 0,1 g i.v. + Atropin 0,5 mg i.v.	1		+	1,3

Tabelle 7 (Fortsetzung)

Nr.	Autor	Jahr	Diagnose	Zahl der Messungen	p_{CO_2} Meßpunkt alv.	p_{CO_2} Meßpunkt art.	$\Delta \dot{V}$ l(BTPS) · min^{-1} / Δp_{CO_2} mm Hg Mittelwert
8	RENZETTI u. PADGET	1957	Chlorpromazin = Megaphen 0,34 mg je kg i.v.			+	0,71 (1 Std nach Injektion)
9	BÜCHERL u. RESSEL	1956	Megaphen 50 mg i.m.	8		+	1,8 (1,0/m² BSA)
10	ECKENHOFF et al.	1957	Promethazine (Atosil) 50 mg i.m.; 85—125 min. nach Injektion	6		+	1,8 (1,0—3,7)
11	HANKS, NGAI and FINK	1961	Halothane 0,25% + N$_2$O 60% + O$_2$			+	1,43
			Halothane 1,25% + N$_2$O 60% + O$_2$			+	0,81

Die Angaben der einzelnen Autoren für die Steilheit s schwanken stark zwischen 0,9 als kleinstem und 4—10 als höchsten Normalwerten. Im älteren Schrifttum wurde eine Steilheit um 2 am häufigsten angegeben, während der Arbeitskreis um LOESCHCKE (LOESCHCKE 1960, LERCHE u. Mitarb. 1960, KATSAROS u. Mitarb. 1960) eine Normalsteigung im Mittel von 3,1 Liter/min/mm Hg CO_2-Druckänderung gemessen hat.

Die Abb. 50 zeigt die CO_2-Atemantwortkurven bei 4 selbst untersuchten Normalpersonen. Die Regressionsgerade aller Meßpunkte dieser Kurven hat eine Steilheit von 2,8. Die Steilheit und Lage der Geraden zeigen eine gute Übereinstimmung mit den zuletzt von

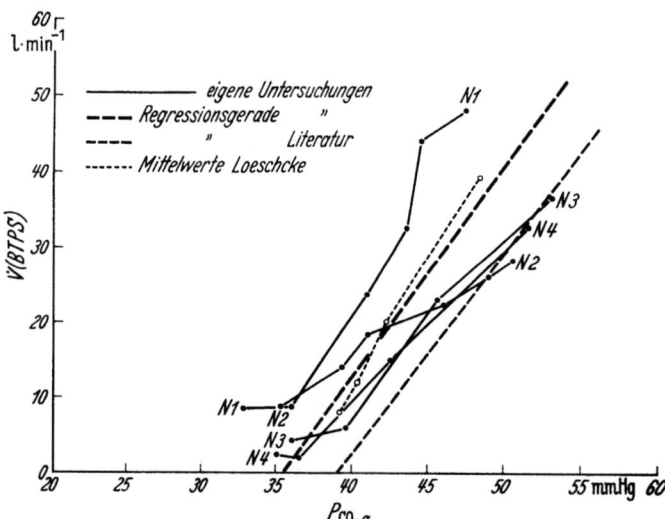

Abb. 50. CO_2-Atemantwortkurven, Normalpersonen; Einzelkurven der eigenen Untersuchungen —— N_1 bis N_4 und die Regressionsgerade ---- zu allen Meßpunkten während der Rückatmung. Diese Regressionsgerade zeigt in ihrer Lage und Steilheit — 2,8 — gute Übereinstimmung mit den Normalmittelwerten von KATSAROS, LOESCHCKE u. Mitarb. (1960) ·····. Bei Hinzuziehung der Normalwerte früherer Mitteilungen des Arbeitskreises von LOESCHCKE und derjenigen anderer Untersucher 1958—1960 (s. S. 84 und 87) liegt die Regressionsgerade der Literatur-Normalen ——— dagegen bei etwas höheren CO_2-Drucken, mit etwa gleicher Steilheit von 3,2

LOESCHCKE mitgeteilten Normalmittelwerten (KATSAROS, LOESCHKE, LERCHE, SCHÖNTHAL u. HAHN 1960), die einen Koeffizienten von 3,2 aufweisen. Bei Hinzuziehung der Normalwerte früherer Mitteilungen von LOESCHCKE und derjenigen anderer Untersucher der letzten Jahre ergibt sich eine Regressionsgerade der Literaturnormalwerte, die bei etwas höheren CO_2-Drucken liegt, mit etwa gleicher Steilheit von 2,9.

Hierzu wurden aus der Literatur folgende Angaben benutzt: LERCHE, KATSAROS, LERCHE u. LOESCHKE 1960; Tabelle 2, Mittelwerte aus 7 Versuchspersonen bei je 3 Acidose-Kontrollmessungen. KATSAROS. LOESCHCKE, LERCHE, SCHÖNTHAL u. HAHN 1960; Tabelle 3, Mittelwerte aus 6 Versuchspersonen bei Alkalose-Kontrollmessungen.

LINDERHOLM u. WERNEMAN 1956; Tabelle 9, $\dot{V}_E/m^2$ umgerechnet in $\dot{V}_E$ mit dem Faktor für BSA aus Tabelle 8; Einzelwerte von drei Versuchspersonen.

NOE, PAULI, OSBORNE, COATES u. GREIFENSTEIN 1960; Tabelle 1, 15 Einzelmessungswerte von elf Personen.

GARLIND u. LINDERHOLM 1958; Fig. 1, zwei Kontrollen.

Soweit nicht Einzelmessungen, sondern nur Mittelwerte vorlagen, wurden diese jeweils mit dem x-fachen Gewicht entsprechend der Zahl der Untersuchungspersonen in die Berechnung aufgenommen. Aus den Angaben von GARLIND u. LINDERHOLM 1958 wurde ein Wertpaar, mit extrem niedrigem Kohlensäuredruck in Ruhe, ausgeschaltet, da der Wert offenbar durch Hyperventilation zustande gekommen war. Ferner fallengelassen wurde aus den Normalkontrollen von LERCHE u. Mitarb. 1960 Tabelle 2, die Kontrolle von NH_4Cl/I.

Normalwerte von HEYMAN u. Mitarb. 1958 und die aus dem gleichen Labor von BIRCHFIELD u. Mitarb. 1959 mitgeteilten Werte ergeben auffälligerweise CO_2-Antwortkurven, welche gegenüber denjenigen der voraufgehend genannten Autoren wesentlich weiter nach höheren p_{CO_2}-Drucken hin parallel verschoben sind, wie bei der Alkalose (KATSAROS u. Mitarb. 1960). Der Grund dieser Abweichungen ließ sich aus den mitgeteilten Versuchsbedingungen und Faktoren ($pK = 6,11$) nicht feststellen, so daß diese Werte für die Berechnung der Regressionsgerade der Literaturnormalwerte nicht herangezogen werden konnten. Die Steilheitsfaktoren sind aber in der Tabelle aufgeführt.

Theoretisch ist eine lineare Beziehung zwischen dem Anstieg des arteriellen CO_2-Druckes und demjenigen des Atemminutenvolumens (in BTPS) zu fordern. Praktisch zeigen aber die bei den Einzelpersonen gewonnenen Kurven verschiedene Knickungen, die teils technisch bedingt, teils als systematisch erkannt worden sind: die *S-förmige Krümmung* im unteren Teil der CO_2-Antwortkurve ist durch unvollkommene Ruhe der Versuchsperson vor der Messung hervorgerufen (NIELSEN 1936, LOESCHCKE 1960). Diese der Messung voraufgehende geringe Hyperventilation beeinflußt das Ergebnis der anschließenden CO_2-Atmung nach den Ergebnissen von NIELSEN nicht. Bei kurzfristiger Wiederholung der CO_2-Atmung kann das Ergebnis aber verändert sein, wenn inzwischen eine Verschiebung des Säure-Basen-Gleichgewichtes eingetreten ist (NOE et al. 1960).

Eine *Abflachung* wird auch im oberen Teil der Kurve, bei hohem p_{CO_2}, beobachtet (BARCROFT u. MARGARIA 1931, DRIPPS u. COMROE 1947, ASMUSSEN u. NIELSEN 1957, HEY 1959) und als beginnende Lähmung des Atemzentrums gedeutet (NIELSEN 1936), wenn technische Fehler — Undichtigkeit — ausgeschlossen werden können.

Außerdem nimmt bei einem Atemminutenvolumen von mehr als 70 Liter/min die Atemarbeit nicht mehr linear, sondern stärker als vorher zu (CAMBPELL 1958), so daß auch dadurch die effektiv gemessenen Atemminutenvolumina hinter dem für das entsprechende p_{CO_2} zu erwartenden Wert nachhinken könnten.

Schließlich ist uns aufgefallen, daß während des Versuches bei Erreichen von arteriellen Kohlensäuredrucken über 45—50 mm Hg die arterielle Blutentnahme wesentlich rascher durchführbar war, offenbar infolge des ansteigenden Blutdruckes und der Gefäßerweiterung bei höheren CO_2-Drucken. Bei Patienten mit langsamer, tiefer Atmung zu diesem Zeitpunkt wurde daher das Blut nicht immer in der gleichen Atemphase abgenommen, so daß die tatsächlich gemessenen Werte unterschiedlich hoch lagen, je nach In- bzw. Exspirationslage. Bei den kleineren Atemzugvolumina des Ruhestadiums und wenig erhöhten CO_2-Drucken ergab sich dagegen bei der arteriellen Blutentnahme von selbst eine Mittelung über verschiedene Atemphasen.

Eine *Linksverschiebung* der Atemantwortkurve entsteht durch metabolische Acidose (NIELSEN 1936, Arbeitskreis LOESCHCKE 1960). Im Rahmen der Meßgenauigkeit handelt es sich dabei nicht um eine Änderung der Steilheit, sondern um eine *Parallelverschiebung* der CO_2-Antwortkurve nach höheren Atemzeitvolumina bzw. nach niedrigen CO_2-Drucken hin (LERCHE, KATSAROS, LERCHE u. LOESCHKE 1960). Außerdem aber erfolgt Linksverschiebung bei Höhenatmung und bei Arbeit (RANKE 1941). Eine *Rechtsverschiebung* der CO_2-Atemantwortkurve entspricht dagegen einer Alkalose (KATSAROS u. Mitarb. 1960).

Bevor die Beobachtungen über Veränderungen der CO_2-Empfindlichkeit der Atmung bei Hirnläsionen dargestellt werden, sei noch auf einige Vergleiche hingewiesen (Tabelle 7/III). Im Schlaf wird teilweise eine *Abnahme* der „Erregbarkeit des Atemzentrums" berichtet (Literatur bei STRAUB 1924, FLEISCH 1929, NIELSEN 1936). In letzter Zeit fanden auch BIRCHFIELD u. Mitarb. 1959 eine signifikante Erniedrigung der Steilheit im Schlaf. Dagegen haben BELLVILLE u. Mitarb. 1959 bei hirnelektrisch kontrollierter mittlerer Schlaftiefe keine Veränderung der Steilheit, sondern nur noch eine Parallelverschiebung nach rechts festgestellt. Sie bezeichnen dies als eine Abnahme der Ansprechbarkeit (decrease in responsiveness) gegenüber einer Abnahme der Erregbarkeit (decrease in sensitivity) mit Verminderung der Steilheit.

Narkotica führen zu einer eindeutigen Abflachung der Atemerregungskurven als Ausdruck der deutlich erkennbaren Atemdepression. LOESCHKE u. Mitarb. 1952, 1953 fanden bei Morphium und Dolantin eine Erniedrigung des Faktors von rund 2 auf rund 1. ECKENHOFF u. HELRICH 1958 haben nach Thiopental je nach Dosis eine Abnahme der Steilheit von 1,0 auf 0,5 gemessen. — Für die Beurteilung der in der Behandlung nach Hirnverletzungen und Hirnoperationen heute sehr wichtigen „medikamentösen Dämpfung" interessiert das Verhalten der Atemantwortkurven unter Phenothiazinen:

RENZETTI u. PAGDET 1957 fanden bei 0,34 mg Chlorpromazine (Megaphen) je kg, 1 Std nach intravenöser Injektion, Wertepaare, die einem niedrigen Steilheitsfaktor von 0,7 entsprechen, während BÜCHERL u. RESSEL 1956 nach 50 mg Megaphen intramuskulär einen Steigungsquotienten von 1,8 (1,0/m²) erhielten. Gegenüber ihren Normalkurven mit einem Faktor von 0,9 stellt dieser Wert eine Steigerung dar. Auch nach Promethazine (Atosil) wurden von ECKENHOFF u. Mitarb. eine Atemstimulierung sowie eine stärkere Unregelmäßigkeit der Atemform registriert.

Bei der Halothanenarkose, die in den letzten Jahren auch in der Neurochirurgie in wachsendem Maße verwendet wird, ist mit zunehmender Narkosetiefe auch eine Abnahme der Atmungsempfindlichkeit gegenüber dem CO_2-Stimulus festzustellen (HANKS, NGAI u. FINK 1961).

II. CO_2-Atemantwort nach Hirnverletzungen und bei Hirntumoren

1. Besprechung der Atemantwortkurven

In Abb. 51 sind alle bei unseren Patienten nach frischen Schädel-Hirnverletzungen, in Abb. 52 die bei intrakraniellen raumfordernden Prozessen vor oder nach Hirnoperationen ermittelten CO_2-Atemantwortkurven in ihren Originalwerten aufgezeichnet.

Von den Patienten und ihren einzelnen Untersuchungen sind in der Tabelle 8, S. 90—93, die wichtigsten klinischen Daten eingetragen, besonders der Zeitpunkt der Untersuchung nach dem Hirntrauma bzw. vor oder nach der Hirnoperation von Hämatomen, Abscessen oder Tumoren. Ferner sind Angaben über Bewußtseinszustand — unter Anwendung der S. 115f. beschriebenen Symbole —, vegetative Dämpfung mit Phenothiazinen und Kurznarkose (Trapanal) und Atemanaleptica (Micoren) enthalten. Außerdem sind Blutzusammensetzung, Sauerstoffsättigung, Säure-Basenwerte, Charakteristika der CO_2-Atemantwortkurven

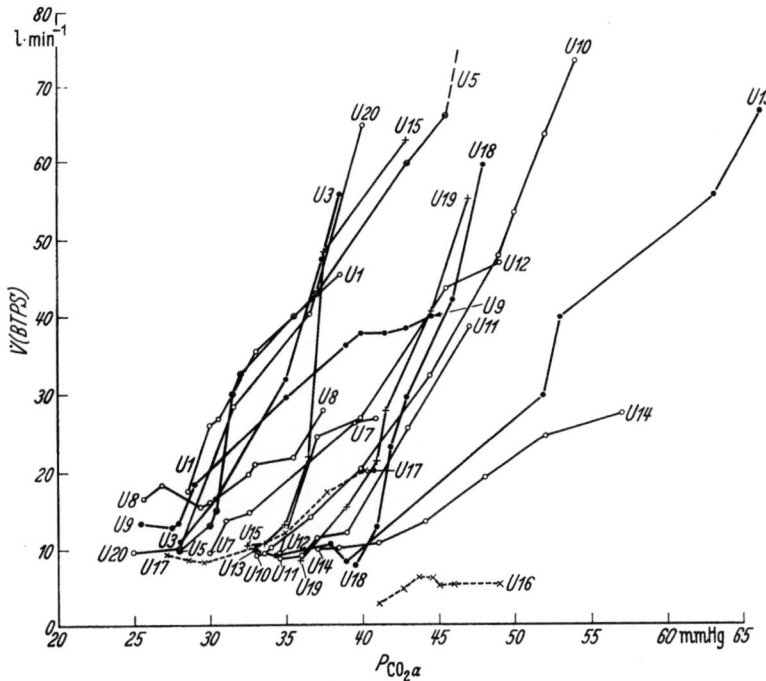

Abb. 51. CO_2-Atemantwortkurven nach schweren Schädel-Hirnverletzungen (U) — 18 Messungen bei 11 Verletzten — mit Eintragung aller Meßpunkte. U 19 und U 20 vor Operation eines epiduralen Hämatoms

sowie der bei den Patienten vor Beginn der Rückatmung gemessene arterielle CO_2-Druck angegeben.

Schon aus den Abb. 51 und 52 ist zu erkennen, daß bei verschiedenen Hirnläsionen keine einheitliche CO_2-Empfindlichkeit der Atmung, also der „Erregbarkeit des Atemzentrums", vorliegt. Dies kommt noch etwas deutlicher zum Ausdruck in den Abb. 53 und 54, wo die Regressionsgeraden der einzelnen Kurven aufgetragen wurden. Zum Vergleich ist die Normalregressionskurve (N) der eigenen Kontrollmessungen eingezeichnet. Die einzelnen Atemantworten sind wie in Tabelle 8 numeriert. Dort sind die Faktoren der Kurvensteilheit eingetragen (CO_2-Sens.).

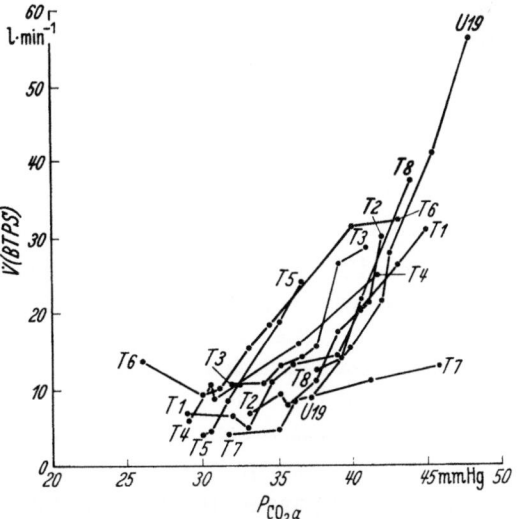

Abb. 52. CO_2-Atemantwortkurven. Desgleichen bei Hirntumoren (T); 2 Messungen vor, 4 Untersuchungen nach Operation bei 5 Patienten. — T 8 = Messung bei einem Parkinson-Syndrom; U 19 = epidurales Hämatom — zum Vergleich eingezeichnet

Tabelle 8a u. b. *Klinische Daten und Analysenwerte*

Nr.	Name	Alter Jahre	Diagnose	Zeit der Untersuchung vor/nach Trauma bzw. Operation		Psyche[1]	Tonus, Reaktionslage	Vegetative Dämpfung	Form der Atmung in Ruhe	Aäq.	Ery. Mill. cmm^{-1}
				vor	nach						
U 1	Gö.	20	gedecktes Hirntrauma, flaches epidurales Hämatom, temp.-parietal re.		1. Tag	●	Unruhe	+	wogend	38	4,2
2					1. Tag	●		Trapanal, 0,5 g		39	
3					4. Tag	◐	Unruhe	+	wogend	30	3,2
4					4. Tag	◐		Trapanal 0,5 g		35	
5					16. Tag	◔	leicht erregbar	−	unregelm.	33	3,6
U 6	Hö.	31	epidurales Hämatom, operiert, 1 Std nach Tracheotomie		1. Tag	●	Streckkrämpfe	nach Narkose	wogend	−	3,3
U 7	Kl.	48	gedecktes Hirntrauma		24. Tag	●	schlaff	+	wogend	30	3,9
8					30. Tag	●	schlaff	+	unregelm.	38	4,1
9					37. Tag	●	schlaff	+	wogend	35	3,7
U 10	Ka.	20	gedecktes Hirntrauma		7. Tag	◐	Unruhe	+	unregelm.	29	
11					14. Tag	◔	normal	+	unregelm.	31	4,1
U 12	Ku.	46	gedecktes Hirntrauma, Impressionsfraktur, fronto-parietal re.		2. Tag	●	Unruhe	+	unregelm.	21	3,4
U 13	Lü.	24	Kontusion, temp.-occipital re.		7. Tag	◔	etwas schlaff		stark unregelm.	31	3,5
U 14	Me.	52	offene Impressionsfraktur temporal		8 Mon.	◔	antriebsschwach		unregelm.	39	4,4
U 15	Pl.	32	Kontusion, temporal re.		1. Tag	●	Streckkrämpfe	+	regelm.	25	4,6
U 16	Sz.	7	gedecktes Hirntrauma, Impressionsfraktur occipital li.		1. Tag	●	Streckkrämpfe mehrfach	+ Micoren	periodisch	26	3,8
17					2. Tag	●	Atemstillstand	+ Micoren	Seufzer	40	3,7
U 18	Sw.	35	traumatische nasale Liquorfistel		3 Mon.	○	normal	−	unregelm.	30	3,5
U 19	Wo.	32	epidurales Hämatom, re. temporal vor Operation	1. Tag		◐	etwas schlaff	−	unregelm.	27	3,9
20				8. Tag		◔	Unruhe	−	stark unregelm.	34	4,4

[1] Bedeutung der Symbole s. S. 37.

Bei den Untersuchungen nach *Hirnverletzungen* liegen die Faktoren der Kurvensteilheit zwischen 1,0 und 6,4. Die größte Steilheit fand sich bei einem bewußtlosen Verletzten (*U* 15) am 1. Tage nach dem Unfall — Faktor 6,4 — und bei einem bewußtseinsklaren Verletzten (*U* 18) 3 Monate nach frontobasaler Verletzung mit Liquorfistel und abklingender Meningitis: Faktor 6,1.

Eine gegenüber unseren Normalwerten (2,8) deutlich erhöhte CO_2-Empfindlichkeit wurde auch bei einem anderen bewußtlosen Verletzten (*U* 1 + 3) am 1. Tage nach schwerem Hirntrauma (4,2) sowie während einer Bewußtseinstrübung am 4. Tage nach der Verletzung (4,4) gemessen. Bei einem Patienten mit epiduralem Hämatom (*U* 19 + 20) bestand sowohl am 1. Tage nach der Verletzung, als das Hämatom angiographisch noch sehr gering war, wie auch am *der mit CO_2-Rückatmung untersuchten Patienten*

Hämatokrit %	C_{Hb} g-%[3]			S_{O_2a} %[2]		p_H[3]		CO_2 stand mÄq./l	BE mÄq./l	BB mÄq./l	CO_2-Sens. $\Delta\dot{V}$ l·min⁻¹ / mm Hg p_{CO_2a}	$\dot{V}$ stand. l·min⁻¹ bei p_{CO_2a} 40 mm Hg	p_{CO_2a} mm Hg bei $\dot{V}$ 10 l·min⁻¹	Aktuelles p_{CO_2a} mm Hg		Verlauf
	a	b	aus NNB	Luft	O_2	Luft	O_2							Luft	O_2	
39	13,3	11,8	13,5	85	91	7,42	7,44	20,5	−3,2	42,6	4,2	66	26,7	31	28	
					90		7,42				4,0	58	27,8		29	
30	11,0	9,2	12,0	90	92	7,47	7,51	22,5	−0,5	44,8	4,4	59,4	28,8	28	26	
					82−95		7,45				4,2	55	29,3		30	
31	11,2	10,1	13,5	92	96	7,42	7,42	20,5	−3,2	42,6	3,5	52,5	27,9	28	29	Erholung
	11,4		17,0				7,40	20,5	−3,5	50,5	1,3	22,5	30,4	−	−	† 48. Tag
75	14,2	14,9	16,5		90		7,46	24,0	0	46,8	1,7	25	31		31	
46	13,6	13,0	14,5	89	97		7,49	22,4	−0,7	46,8	1,7	32,8	27,6		27	
62	12,9	12,4	18,0	90	97		7,49	23,0	0	47,3	1,7	34	25,6		28	† 54. Tag
			13,5		97		7,41	21,5	−1,5	44,2	3,0	22,5	35,8		35	
35	13,2		15,0		97		7,40	22,9	0	46,2	2,8	16,7	37,6		37	Erholung
	12,0		10,0		95		7,40	22,1	−1,0	44,4	2,7	24,6	33,5		36	† 5. Tag
35	11,0		13,5		97		7,46	25,1	+3	48,8	1,8	13,8	37,9		35	Erholung
	14,5		12,0		98		7,38	22,4	−0,5	44,6	1,0	10,2	39,8		39	Erholung
41	14,2	13,7	12,5	89	97	7,42	7,40	21,3	−2,0	44,3	6,4	46	34,5		35	† 4. Tag
33	11,6	11,4	16,0	89−70	70−95	7,34	7,31	18,2	−6,5	40,1	1,6 (0,9/m²)	0,5	46	32	36	
40	9,3	11,0	16,0	95	95	7,27	7,31	15,5	−10,8	36,0	2,0 (1,1/m²)	31	29,3	31	28	† 4. Tag
41	12,7	11,6	14,5	94	93	7,42	7,41	24,5	+2,2	48,3	6,1	3,7	41,2	39	40,5	Erholung
39	13,2		12,5		94		7,37	21,2	−2,1	43,2	3,9	22	36,9		38	
43	14,9		24,0		98		7,37	18,0	−7,0	42,0	3,9	57,5	27,9		27	Erholung

[2] Die Sauerstoffsättigung, das p_H und das p_{CO_2} des arteriellen Blutes wurden vor Beginn der CO_2-Rückatmung während der Atmung am O_2-gefüllten Spirometer, teilweise auch schon vorher unter normaler Luftatmung, bestimmt.

[3] Methodik s. S. 33.

8. Tage, als sich die Massenverschiebung deutlich stärker ausgebildet hatte (Abb. 55a—d) eine etwas erhöhte CO_2-Empfindlichkeit von 3,9.

Besonders hervorzuheben dürften die Ergebnisse nach sehr schwerem Hirntrauma sein (U 7 + 8 + 9). Der Patient lag noch in der 4. Woche nach der Verletzung in unveränderter Bewußtlosigkeit. Am 24., 30. und 37. Tag nach dem Hirntrauma wurden übereinstimmende Erregungskoeffizienten von 1,7 gemessen. Dabei schien sich zwischen der ersten und zweiten Messung das klinische Bild insofern gebessert zu haben, als vermehrte Spontanbewegungen der rechten Extremitäten beobachtet wurden, während linksseitig eine unveränderte

Tabelle 8b

Nr.	Name	Alter, Jahre	Diagnose	Zeit der Untersuchung vor/nach Operation		Psyche				Tonus, Reaktionslage	Vegetative Dämpfung	Form der Atmung in Ruhe	Aäq.	Ery. Mill. cmm^{-1}	Hämatokrit %
				vor	nach	○	◐	◑	●						

Hirntumoren und

Nr.	Name	Alter	Diagnose	vor	nach	○	◐	◑	●	Tonus	Veg.	Atmung	Aäq.	Ery.	Hkt.
T 1	Bü.	37	Hirnabsceß, temp.-occipital li.	+					●	etwas schlaff	—	Seufzer	34	4,0	39
T 2					2. Tag		◑			Unruhe		unregelmäßig	21	3,1	31
T 3	Ca.	49	Hirnmetastase, parietal li.	+			◑			etwas schlaff	—	wogend	22	3,7	36
T 4	Kü.	49	Keilbeinmeningiom		19. Tag				●	schlaff	—	regelmäßig	36		
T 5					26. Tag				●	Akinese		wogend	35		
T 6	Uü.	52	inoperables Gliom, frontal li.; V.P.		1. Tag				●	schlaff	—	wogend	45	5,3	54
T 7	Sz.	45	Ponstumor	+		○				schlaff	—	unregelmäßig	39	4,2	39
T 8	We.	47	Parkinson-Syndrom	+		○				Rigor, Tremor	—	unregelmäßig	28	5,4	50

Normal-

N 1	Gr.	26		N		○				normal	—	unregelmäßig	31	4,6	40
N 2	Th.	24		N		○				normal	—	unregelmäßig	27	5,4	45
N 3	Po.	24		N		○				normal	—	unregelmäßig	25	4,4	40
N 4	Fr.	37		N		○				normal	—	unregelmäßig	25	4,8	42

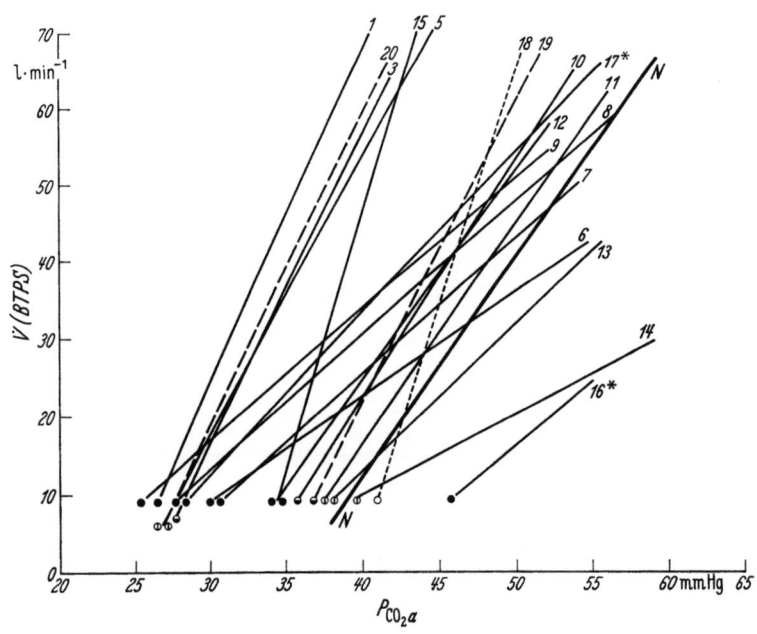

Abb. 53. CO_2-Atemantwortkurven. Regressionsgeraden der Kurven in Abb. 52. Nach Hirnverletzung (U) —— akutes, —— chronisches Stadium; – – – epidurales Hämatom; ····· nach Meningitis. 16* u. 17* = Kind, umgerechnet auf 1,8 m² Körperoberfläche

CO_2-Atemantwort nach Hirnverletzungen und bei Hirntumoren

Tabelle 8b

C_{Hb} g-%			S_{O_2a}%		p_H		C_{CO_2stand} mÄq./l	BE mÄq./l	BB mÄq./l	CO_2-Sens. $\dot{V}$ l·min⁻¹ mm Hg p_{CO_2a}	$\dot{V}$ stand. l·min⁻¹ bei p_{CO_2a} 40 mm Hg	p_{CO_2a} mm Hg bei $\dot{V}$ 10 l min⁻¹	Aktuelles p_{CO_2a} mm Hg		Verlauf
a	b	aus NNB	Luft	O_2	Luft	O_2							Luft	O_2	
-erkrankungen
13,4	13,0	15,5	95	95	7,42	7,43	22,5	−0,5	46,2	2,0	20,0	34,9	34	33	
10,6	9,6	13,5	93	95		7,45	22,5	−0,5	45,2	2,8	24,4	34,8	31	33	Erholung
12,4	12,0	13,1	93	97	7,42	7,43	22,0	−1,0	44,5	2,8	26,5	33,4	33	32	unverändert
9,2		7,0	97			7,44	21,0	−2,5	41,0	1,4	22,5	31,4		29	† 29. Tag
		6,5	98			7,46	23,0	0	43,3	3,1	33,5	32,2		32	
16,6	17,3	20,0	93			7,46	21,2	−2,2	45,7	1,9	28,7	30,3		27	† 2. Tag
14,0		15,0	97		7,44	7,44	22,4	−0,6	45,7	0,6 (0,5/m²)	11,0	38,4	32	32	unverändert
18,2	15,4	21,5	98			7,36	21,0	−2,9	45,6	4,6	23,0	37,6		38	Erholung
personen
15,4	14,1	20,0	98			7,42	21,4	−2,1	46,1	3,7	18,6	37,7		30	
15,2	14,5	21,5	98		7,42	7,45	22,9	0	48,5	1,2	15,2	35,8	35	31	
14,4	13,7	16,5	95		7,38	7,40	22,3	−0,7	46,2	2,0	10,2	39,9	40	40	
15,5	14,2	19,0	92			7,43	22,9	0	47,5	1,9	12,2	38,9		35	

Normal-Regressionsgerade: 2,8

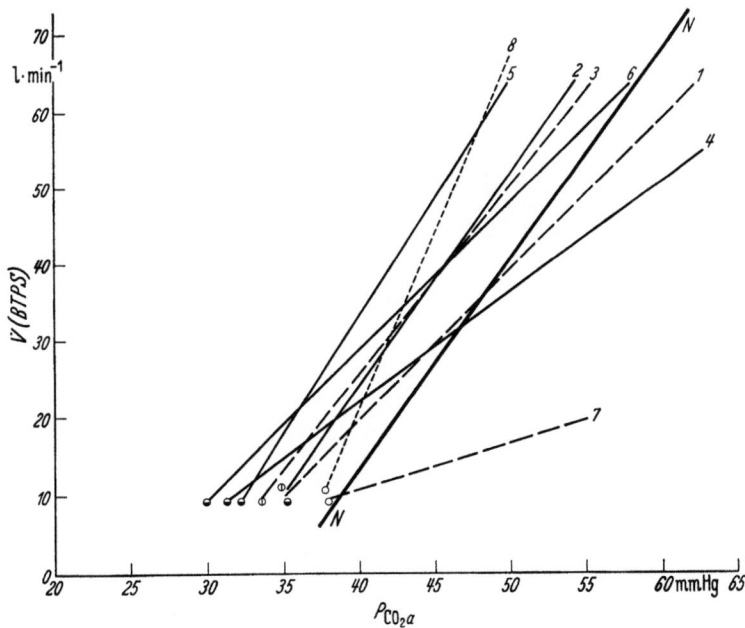

Abb. 54. CO_2-Atemantwortkurven. Regressionsgeraden bei Hirntumoren (T): - - - präoperativ; —— postoperativ; ····· bei Parkinson-Syndrom. Normalpersonen —— N

Hemiparalyse bestand. Bis zum Zeitpunkt der dritten Messung dagegen hatte sich diese Besserung nicht bestätigt, und der Verletzte kam 2 Wochen später

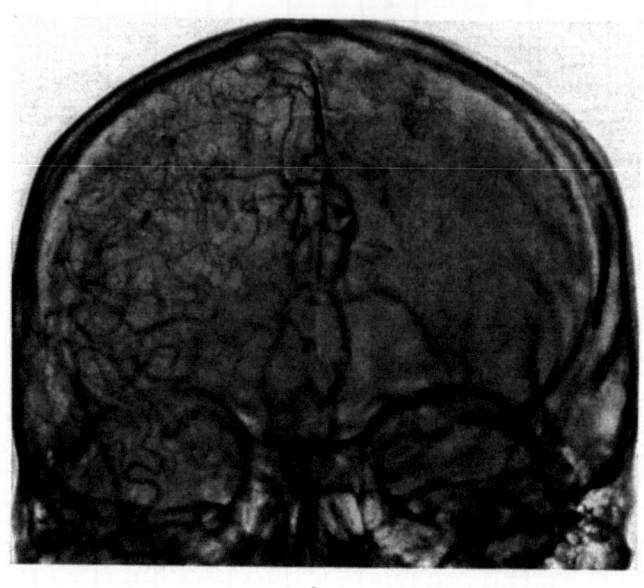

a

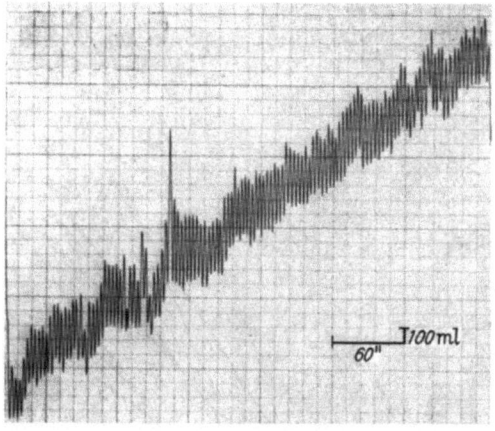

b

Abb. 55a—d. Patient mit epiduralem Hämatom, das am 1. Tage nach dem Unfall nur zu geringer, am 8. Tage zu wesentlich stärkerer Gefäßverlagerung geführt hat: Angiogramm Abb. 55a u. c. Am 1. Tage Somnolenz; unregelmäßige Atmung, Aäq. mit 27 an der unteren Grenze der Norm; CO_2-Empfindlichkeit erhöht: 3,9. Am 8. Tage bei zunehmenden Kopfschmerzen Atmung tiefer, unregelmäßiger, mit Aäq. von 34 an der oberen Grenze normaler Ökonomie. — CO_2-Empfindlichkeit noch 3,9, Kurve aber stark nach links, in den Bereich geringerer CO_2-Drucke, verschoben (s. Abb. 52 u. 54). — Reg. 176/1,2. — 32 J.

unter dem klinischen Bild zunehmender Bronchopneumonie und des Kreislaufversagens ad exitum.

Auffallend geringe Steilheit der Atemantriebskurve — Faktor 1,0 — wurde bei einem Patienten 8 Monate nach offener Schädel-Hirnverletzung (*U* 14) beobachtet, als sich der Verletzte noch in einem Zustand stuporöser Antriebsminderung befand, nachdem er im akuten Stadium nach der Verletzung mehrwöchig bewußtlos und anschließend mehr als 2 Monate lang in Bewußtseinstrübung gelegen hatte.

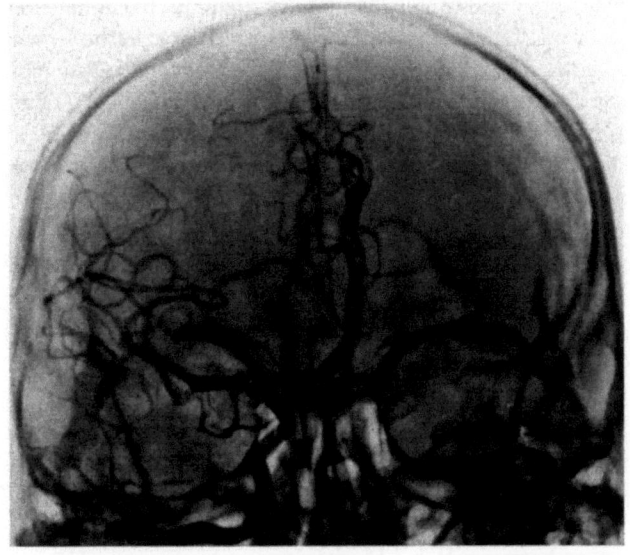

Abb. 55c

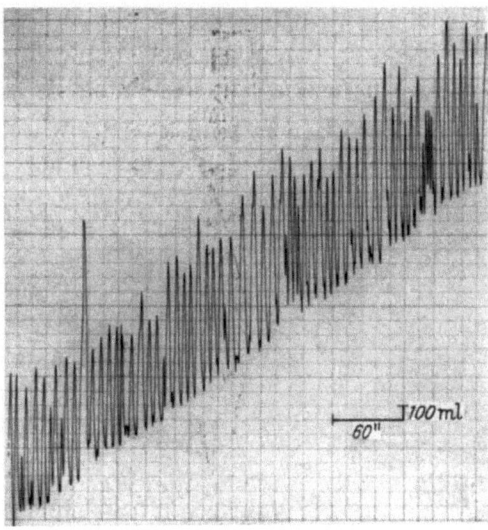

Abb. 55d

Unter den Messungen bei Patienten mit Hirntumoren fand sich die geringste Empfindlichkeit von 0,6 (bezogen auf 1,8 m² Körperoberfläche) bei einer Patientin mit einem Pons-Tumor ($T\ 7$)[1].

Eine andere Patientin mit Hirnabsceß wies vor der Operation in der Atemantwortkurve ($T\ 1$) eine Steilheit von 2,0 auf, die am 2. Tage nach der Operation des Abscesses auf 2,8 angestiegen war ($T\ 2$).

---
[1] Übereinstimmende Befunde hat jetzt auch WASSNER 1962b berichtet.

2. Lage der Kurven unter Berücksichtigung der Bewußtseinsstörungen

Schon aus den besprochenen Beispielen geht hervor, daß hier die Art der psychischen Störungen nicht als ordnendes Prinzip der Kurvensteilheit herangezogen werden kann: Es fanden sich bewußtlose Hirnverletzte sowohl mit erhöhter wie mit erniedrigter Steilheit der CO_2-Antwortkurven. Das geht deutlich aus den Abb. 53 und 54 hervor: Die Regressionsgeraden der CO_2-Atemantwortkurven sind dabei bis zu dem etwa „normalen" Atemminutenvolumen von 10 Liter gezeichnet. An dieser Stelle wurde jeweils die Art und Stärke der psychischen Störung (Symbole s. S. 37) eingetragen. Auffälligerweise ergibt sich aber, daß die Kurven der bewußtseinsklaren Patienten meistens nahe an der Normalkurve liegen, während diejenigen der bewußtseinsgetrübten und bewußtlosen Untersuchten eine deutliche *Linksverschiebung* aufweisen. Dies würde einer Erniedrigung der CO_2-Reizschwelle entsprechen, wie sie von der Höhenatmung und bei körperlicher Arbeit bekannt ist (RANKE 1941). Für die Erklärung durch Acidose (s. S. 87) fehlt eine entsprechende p_H-Erniedrigung im Blut.

Ich verdanke Herrn Prof. M. SCHNEIDER den Hinweis, daß die Erniedrigung der Reizschwelle dadurch bedingt sein kann, daß bei den bewußtlosen Verletzten *vermehrte periphere Reizzuflüsse* entstehen, z.B. durch das häufige intratracheale Absaugen oder andere periphere Verletzungen. Ein weiterer Faktor ist die *Temperaturerhöhung*; so betrug z.B. bei Registrierung der Kurven $U\,7-9$, die zu den am weitesten nach links verschobenen gehören, die Temperatur 38—39,5°C axillar kontinuierlich seit 1 bzw. 2 Wochen bei anhaltender Bewußtlosigkeit des Verletzten.

3. Steilheit der CO_2-Antwortkurven; Beziehung zu Tonusstörungen

In der Abb. 56 wurde die Größe der Steilheit (s) der Kurven danach geordnet, ob bei den Patienten zum Zeitpunkt der Untersuchung Streckstarre, starke motorische Unruhe, normaler Muskeltonus oder ausgesprochen schlaffer Tonus mit verminderter Reaktion auf Schmerzreiz bestanden. — Man erkennt, daß erhöhte Steilheit vorwiegend bei den stark unruhigen Verletzten — ungeachtet ihrer Bewußtseinslage — besteht, während sich niedrige Werte hauptsächlich bei schlaffem Tonus und schlechter Reaktionslage fanden, und zwar sowohl bei Patienten mit Hirntumoren vor oder nach

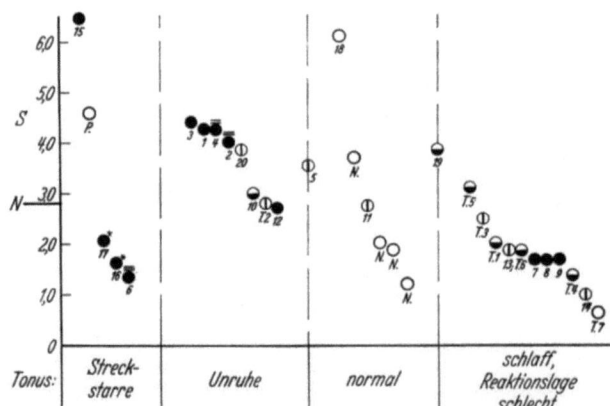

Abb. 56. Steilheit der CO_2-Atemantwortkurven in bezug auf die Tonusstörungen. Gegenüber der Norm (N) erhöhte Werte fanden sich überwiegend bei stark unruhigen Patienten, erniedrigte bei schlaffem Tonus und schlechter Reaktion auch auf Schmerzreize. Bei Streckstarre sind teils erhöhte Werte gemessen worden, unter Narkose (6) und nach Atemstillstand (16, 17) erniedrigte

der Operation wie auch bei Verletzten. Infolge der großen Streuung der Normalwerte (N) sind diese Unterschiede nicht signifikant.

In der Gruppe der Patienten mit Tonuserhöhung finden sich ein Unfallverletzter und ein Patient mit Tonussteigerung bei Parkinson-Syndrom, die jeweils große Steilheit aufwiesen. Niedrige Werte ergaben sich in dieser Gruppe bei einem Schwerverletzten kurz nach Narkose zur Tracheotomie (6); außerdem bei einem Kinde (16 + 17), das schon am 1. Tage unter Streckkrämpfen zweimal einen Atemstillstand hatte und mit Atemanaleptica behandelt worden war. Die CO_2-Erregbarkeit war aber noch erhalten. Die Formveränderungen dieser Atmung (Abb. 57 a—c und 58 a und b) unter steigenden CO_2-Drucken wurden schon S. 45 besprochen.

Wie ausgeführt, werden die CO_2-Atemantwortkurven als Funktion der Erregbarkeit des Atemzentrums angesehen. Unter Berücksichtigung der wegen der technischen Schwierigkeiten gebotenen Kritik kann man daher *feststellen, daß auch bei schweren traumatischen oder blastomatösen Hirnschädigungen die Erregbarkeit der Atmung gegenüber der Norm nicht nur erniedrigt, sondern sogar erhöht sein kann und dabei mit dem Verhalten der Tonusstörungen dieser Patienten eng gekoppelt ist.*

Die Atmung erscheint daher auch in dieser Sicht nicht als eine isolierte, sondern mit anderen vegetativen und motorischen Funktionen innig verknüpfte Hirnfunktion, wie es seit langem bei klinischen Beobachtungen

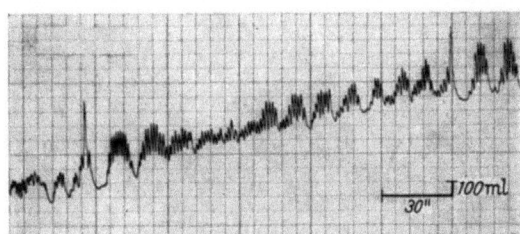

a

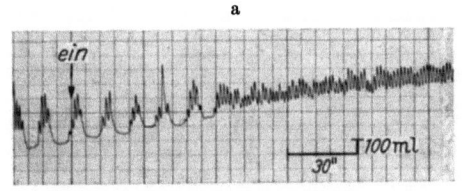

b

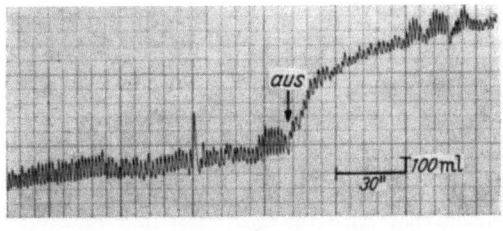

c

Abb. 57a—c. CO_2-Atemantwort bei pathologischen Atemformen (vgl. Abb. 14, S. 44). Periodische Atmung, bei einem bewußtlosen Kinde am 1. Tage nach Hirnverletzung mit zweimaligem Atemstillstand. Wiederholte Gaben von Atemanaleptica (Micoren). Bei der CO_2-Rückatmung verschwanden die periodischen Atemgruppen ab $p_{CO_2\,a} \simeq 45$ mm Hg und kehrten bei Versuchsende mit abfallender arterieller CO_2-Spannung wieder. — CO_2-Sens. 0,9/m² BSA. — Reg. 190/1. — 7 J.

(s. S. 42) und bei experimentellen Untersuchungen der Pathophysiologie des vegetativen Nervensystems deutlich geworden ist (HOFF 1952, 1962, GAGEL 1953, FULTON 1955, GLEES 1957, HOFF u. OSLER 1957, REIN u. SCHNEIDER 1960).

Zieht man zur Erklärung neurophysiologische Ergebnisse heran, so ergibt sich, daß forcierte Atmung, Bewußtlosigkeit, Streckstarre und lichtstarr-weite Pupillen einerseits der Ausdruck eines Reizzustandes des retikulären Systems — wie im Krampfanfall (STEINMANN 1961) —, andererseits aber auch Folge eines Hemmungsmechanismus sein können (FRENCH 1958, 1959).

Diese Befunde einer bei manchen Hirnverletzten oder nach Hirnoperationen erhöhten CO_2-Erregbarkeit des „Atemzentrums" finden wichtige Parallelen in den Befunden von HEYMAN u. Mitarb. 1958 sowie BROWN u. PLUM 1961, die bei bilateralen, supramedullären Hirninfarkten ebenfalls eine größere Steilheit der

Atemerregungskurven als bei gleichaltrigen Normalpersonen beobachteten. PLUM und SWANSON hatten selbst bei Ponsblutungen noch normale Erregbarkeit gefunden.

Neben diesen Befunden erhöhter CO_2-Erregbarkeit sollen diejenigen mit erniedrigter Steilheit der CO_2-Atemantwortkurven nicht übersehen werden. Wenigstens drei der von HEYMAN u. Mitarb. untersuchten Hirninfarkte hatten unternormale Werte. Auch WASSNER 1962b betont die Depression der Atemantwort-

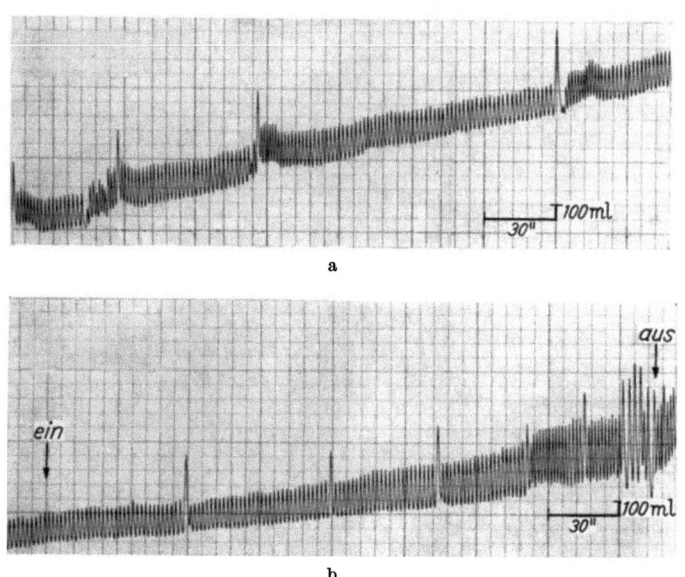

Abb. 58a u. b. Verletztes Kind wie in Abb. 58a, hier am 2. Tag, nach Tracheotomie. Unter CO_2-Rückatmung kommt es nicht nur zu einer Vergrößerung der jetzt fast gleichmäßigen mittleren Atemamplitude, sondern auch zur Vergrößerung der Seufzer. $p_{CO_2 a}$ am Anfang der Rückatmung = 26,5, am Ende = 39 mm Hg. — Reg. 190/2

kurven bei Hirntumoren. Bei den hier vorgenommenen 28 Messungen bei Hirnverletzungen, -tumoren und postoperativen Zuständen lagen 12 Werte unter unserem mittleren Normalwert, nur 2 davon unterhalb unseres niedrigsten Normalkoeffizienten.

Da agonale Zustände bisher nicht in die Messungen einbezogen waren, fehlen uns die Erfahrungen für dieses Stadium.

4. Zentrale Hyperventilation

Sowohl die Steilheit wie die Lage der Atemerregungskurven werden berücksichtigt, wenn man die Größe des Atemminutenvolumens für den normalen arteriellen CO_2-Druck von 40 mm Hg berechnet. Die Werte sind als $\dot{V}$-Stand. (Standardventilation), weil auf Standardbedingungen bezogen, in der Tabelle 8 eingetragen.

Während diese Größe bei unseren Normalpersonen zwischen 10,2 und 18,6 Liter/min liegt, ist sie besonders bei den frischen Hirnverletzungen durchschnittlich höher, bis zu 66 Liter/min. Darin drückt sich die *Hyperventilation* eines Teiles dieser Patienten aus, wie sie auch schon in der Erhöhung des Atemäquivalentes erkennbar war. Im Blutchemismus wirkt sich diese Hyperventilation in einer Erniedrigung der arteriellen CO_2-Spannung — Hypokapnie — (vor Beginn der CO_2-Rückatmung) aus, in unseren Fällen meist ohne wesentliche Änderung des p_H (s. Tabelle 8).

Die wichtigsten *Folgen* der Hyperventilation bei Hirnschädigungen sind wahrscheinlich in den *Kreislaufveränderungen* sowohl der Peripherie wie der Hirndurchblutung zu sehen: Die Messungen des peripheren Blutdrucks beim Menschen ergaben nur teilweise einen Blutdruckabfall (HENDERSON, GOLLWITZER-MEIER u. MAINZER), dagegen kommt es wohl immer zur *Vasoconstriction* (BROWN 1953), die man oft bei den Patienten schon an der kühlen, blaßbläulich marmorierten Haut erkennen kann. Es muß deshalb die Frage aufgeworfen werden, ob die bei akuten Hirnschädigungen typische Kreislaufzentralisation besonders durch die Hyperventilation begünstigt und verlängert wird (FROWEIN 1962b).

Sodann resultiert aus der Hyperventilation und Hypokapnie eine *Verminderung* der *Hirndurchblutung* (NOELL u. M. SCHNEIDER 1941, 1944, KETY u. SCHMIDT 1946). Die letztgenannten Untersucher haben festgestellt, daß bei einer durch Hyperventilation hervorgerufenen arteriellen Hypokapnie von durchschnittlich 24—28 mm Hg — wie bei unseren Patienten — eine Abnahme der Hirndurchblutung signifikant um 33% des normalen Kontrollwertes eintrat, obgleich der mittlere arterielle Blutdruck etwas zugenommen hatte. SAPIRSTEIN 1962 hat jetzt mit einer Isotopenmethode diese erhebliche Verminderung der Hirndurchblutung bei Hyperventilation bestätigt.

Bei einer nur wenige Minuten dauernden Hyperventilation braucht es trotzdem noch nicht zur Manifestation neurologischer Symptome zu kommen (FAZEKAS et al. 1961), bei längerer Dauer aber kann ein akuter Sauerstoffmangel des Gehirns eintreten (OPITZ u. SCHNEIDER 1950, SUGIOKA u. DAVIS 1960, M. SCHNEIDER 1961). Diese Hypoxie soll in tieferen Hirnabschnitten schneller als im Cortex eintreten (MEYER u. GOTOH 1960). Ihre Entstehung beruht nicht nur auf Vasoconstriction, sondern auch auf dem BOHR-Effekt (MALETTE 1959). Die Hirndurchblutungsstörung bei frischen, schweren Schädel-Hirnverletzungen wird wahrscheinlich außerdem verschärft durch die im Kreislaufschock auftretende Aggregation von Erythrocyten (GELIN 1962) und Thrombocyten (M. SCHNEIDER 1962). Bei einem solchen, experimentell durch Hypothermie ausgelösten Sludge-Phänomen konnte NIELSEN 1962 beobachten, wie durch Hyperventilation die capilläre Zirkulation fast ganz zum Erliegen kam und die Oberfläche von Hirn und Rückenmark deutlich erblaßte.

Bei der Hyperventilations-Alkalose wird auch die Schmerzschwelle erniedrigt (ROBINSON u. T. C. GRAY 1961). Eine entsprechende Beobachtung wird täglich in der Klinik gemacht, wenn bei den bewußtlosen und tracheotomierten Patienten wegen der verstärkten Bronchorrhoe ein häufiges Absaugen erforderlich ist: Gewöhnlich wird dadurch deren Unruhe mehr und mehr gesteigert, so daß schließlich eine verstärkte medikamentöse Dämpfung nötig wird, um diesen Circulus vitiosus zu überwinden. Andererseits konnte LUNDBERG bei der Registrierung des Ventrikelliquordrucks feststellen, daß manche Patienten willkürlich hyperventilieren, wobei der Liquordruck vorübergehend sinkt. Offenbar hatten sie im Laufe ihrer Krankheit gelernt, daß dadurch die Kopfschmerzen vorübergehend verschwinden. Der Mechanismus dieser Besserung und Liquordrucksenkung beruht wahrscheinlich neben verbessertem venösem Rückstrom auf verminderter Hirndurchblutung während der respiratorischen Alkalose.

5. Unterschiede der CO_2-Atemantwort bzw. CO_2-Schwelle bei Bewußtlosigkeit, Narkose und Schlaf

Steilheit und Lage der Atemerregungskurven geben auch einen wichtigen Einblick in den Gegensatz von Bewußtseinsstörung infolge Hirnschädigung einerseits und physiologischem Schlaf andererseits: Während im Schlaf je nach Tiefe die Erregbarkeit des Atemzentrums erniedrigt oder zumindest die „CO_2-Schwelle" erhöht ist (s. S. 88), wiesen unsere bewußtseinsgetrübten und bewußtlosen Patienten nach Hirnverletzungen oder -operationen teilweise, wie beschrieben, eine erheblich gesteigerte CO_2-Erregbarkeit der Atmung auf, besonders wenn pathologische Tonussteigerung vorlag. Eine eigentliche CO_2-Apnoeschwelle der Atmung ist bei diesen Bewußtlosen nicht zu ermitteln, da trotz des bis auf 28—22[1] mm Hg erniedrigten arteriellen CO_2-Druckes keine Apnoe eintrat, ebensowenig wie nach Hyperventilation wacher Normalpersonen. Im Gegensatz dazu weisen Schlaf und Narkose eine deutliche Apnoeschwelle auf (SUGIOKA u. DAVIS 1960, FINK 1961, 1962).

Bei Hirnverletzten mit Steigerung der Atemerregbarkeit und des Muskeltonus erscheinen „Weckmittel", die eine allgemeine Reflexsteigerung auslösen, zur Überwindung der Bewußtlosigkeit nicht angebracht, weil sie die Hyperventilation noch weiter steigern und dadurch die Hirndurchblutung weiter verschlechtern können. Andererseits wurde während einiger CO_2-Rückatmungsversuche nicht nur eine erhebliche Zunahme der motorischen Unruhe, sondern in einzelnen Fällen sogar ein „Erwachen" der Verletzten beobachtet. Nach Beendigung des Versuches, d. h. mit rascher Auswaschung des CO_2 aus der Atemluft und unter weiterer Sauerstoffatmung, versanken dann die Patienten wieder in Bewußtlosigkeit bzw. verminderte Reaktionslage zurück. *Dabei kann sich die Atemform ändern:* Während der Kohlensäurerückatmung zur Prüfung der Erregbarkeit des medullären Atemzentrums fiel zunächst in Tierversuchen (vgl. Abb. 14), dann aber auch beim Menschen auf, daß eine periodische Atemform mit steigendem arteriellem CO_2-Druck in kontinuierliche, pausenlose Atmung überging und umgekehrt (Abb. 57 und 58). Eine gleiche Beobachtung machte WASSNER 1961 bei einem Patienten mit Mitralvitium und mehrfachen Hirnblutungen. Die CO_2-Empfindlichkeit, aber auch der aktuelle arterielle CO_2-Druck, waren in unserem Falle des verletzten Kindes deutlich herabgesetzt, auch am nächsten Tage, als Seufzeratmung bestand.

H. Folgerungen für die Therapie
1. Lagerung und Tracheotomie bewußtloser Hirnverletzter

Die richtige Beurteilung der Atemform, besonders im akuten Stadium schwerer Hirnverletzungen mit Bewußtlosigkeit, ist von großer Bedeutung.

Die Abb. 59a und b zeigen, wie eine an sich regelmäßige Atmung bei einem Kinde dadurch grob verzerrt wurde, daß bei dem bewußtlosen Jungen während der Rückenlage trotz Einlegens eines Nasentubus eine Exspirationsbehinderung eingetreten war. Wie gewöhnlich reagierte der Organismus auf das exspiratorische Hindernis mit einer verstärkten Inspiration, die in der treppenförmigen Ver-

---

[1] Die sehr tiefen arteriellen CO_2-Druckwerte wurden wiederholt auch in weiteren, hier nicht mehr besprochenen Untersuchungen unseres Krankengutes gemessen (FROWEIN 1962).

schiebung der Atemmittellage und in der geschwungenen Exspirationskurve gut zu erkennen ist. Einer einfachen klinischen Beobachtung wird diese Atmung eher als „Schnappatmung" erscheinen. — Nach *Umlagerung auf die Seite* kann sich das Bild schlagartig bessern und die Atmung wieder gleichmäßig werden (Abbildung 59 b).

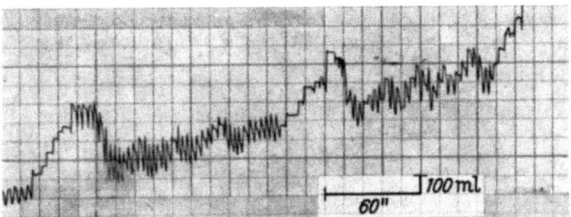

Abb. 59a. Bedeutung der *Lagerung* eines bewußtlosen Hirnverletzten für die Freihaltung der Atemwege. Bei einem bewußtlosen Kinde ist bei der Rückenlage die mit der Maske registrierte Atmung in Frequenz, Atemtiefe und Atemmittellage sehr unregelmäßig. Die inspiratorischen Vertiefungen lassen auf eine Behinderung der Exspiration schließen, obgleich ein Nasentubus eingelegt ist und die Atemwege abgesaugt wurden. O_2-Aufnahme 120 ml/min. — O.H.J., 14 J., 2 Std nach Unfall

Spirometrisch nimmt das Atemzugvolumen in Seitenlagerung um etwa 15—20% gegenüber der Rückenlage ab (JONES u. JACOBY), wie bereits S. 49 berichtet. Es kann dies aber in Kauf genommen werden, wenn durch die Seitenlage die Atemwege überhaupt erst einmal freigelegt und freigehalten werden können.

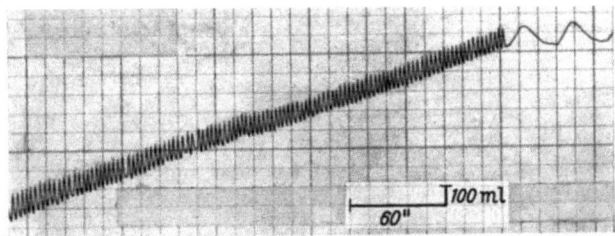

Abb. 59b. Nach Umlagerung des Kindes auf die Seite ist bei gleicher Registrierung die Atmung nun fast regelmäßig, unbehindert. O_2-Aufnahme 200 ml/min. Äq. 19 bzw. 14, entsprechend vegetativer Dämpfung und voraufgegangener Angiographie in Narkose (aus FROWEIN 1961). — Reg. 137

Bei langdauernd bewußtlosen Patienten muß die behinderte Atmung durch *Tracheotomie* freigehalten werden. Die Abb. 60a—c geben einen guten Eindruck von der Regularisierung der Atmung, die dadurch erreicht wird.

Die Bedeutung dieser Freilegung der Atemwege wird durch Beobachtungen von HENSELL u. MÜLLER 1959 unterstrichen: Sie erzeugten im Tierversuch eine Hirnerschütterung und schalteten dann eine Atembehinderung ein. Dabei vermochten die hirngeschädigten Tiere solche Atemhindernisse nicht mehr zu überwinden, während sie normale,

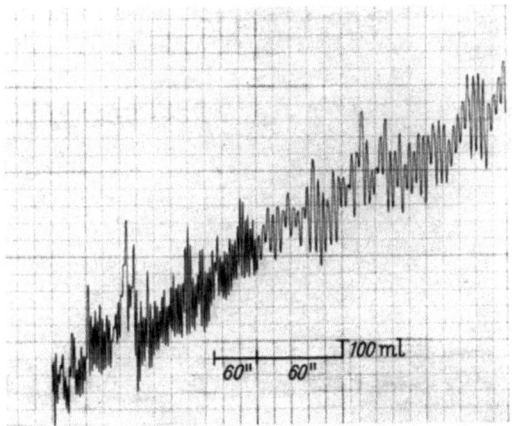

Abb. 60a—c. Wirkung der *Tracheotomie* bei behinderter, stark unregelmäßiger Atmung eines bewußtseinsgetrübten Patienten mit Subarachnoidalblutung

Abb. 60a. Registrierung mit der Atemmaske. Ääq. 24. — RR 95/50, P 120, T 39,5. — Reg. 120/1. — 54 J.

nichtgeschädigte Tiere noch ohne weiteres durch Verstärkung der Inspirationskraft überwunden hatten. Dementsprechend führte die Kombination von Hirnerschütterung und Atemerschwerung zu langanhaltenden Funktionsstörungen des Gehirns. KLEINSORG u. Mitarb. stellten 1959, 1960 bei gesunden Versuchspersonen nach 30 min künstlicher exspiratorischer Atmungsbehinderung einen Anstieg des $p_{CO_2 a}$ um 2,3 mm Hg und einen Abfall des $p_{O_2 a}$ um 8,9 mm Hg fest.

Daher ist in den letzten Jahren *als erste, oft lebensrettende Maßnahme bei bewußtlosen Verletzten die möglichst rasche Freilegung und Freihaltung der Atemwege durch Seitenlagerung, Absaugen, Intubation, Tracheotomie immer wieder gefordert worden* (DUNSMORE et al. 1953, HOSSLI 1954, 1956, LÄUPPI 1954, KILLIAN u. DÖNHARDT 1955, ANDREW 1956, LOENNECKEN 1956, 1958, HÜGIN 1957, TÖNNIS u. FROWEIN 1956, 1959, FROWEIN 1958, NELSON 1958, WASSNER u. L'ALLEMAND 1958, KERN u. WIEMERS 1959, GERLACH u. JENSEN 1960, DESCOTES u. HAGUENAUER 1960 u.v.a.).

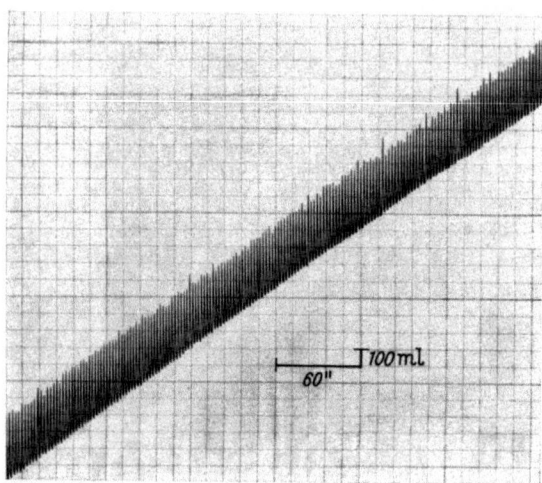

Abb. 60b. Registrierung 1 Std nach Tracheotomie und Angiographie in Kurznarkose. Aäq. 37. — Reg. 120/2

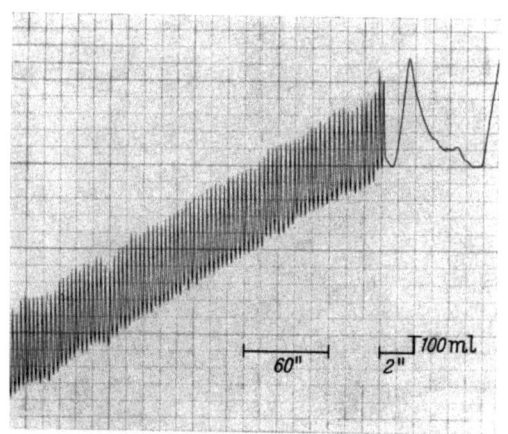

Abb. 60c. 1 Tag nach Tracheotomie. Keine Medikamente. Bewußtlosigkeit, schwache Schmerzreaktion. Weiterhin ganz regelmäßige Atmung. Aäq. 25. — RR 105/70, P 76, T 37,1. — Reg. 120/3

Diese Maßnahmen wurden durch die „erste ärztliche Hilfe am Unfallort" (K. H. BAUER 1953) mit entsprechender Ausrüstung überhaupt erst möglich. Das haben besonders die Erfahrungen von V. HOFFMANN u. FRIEDHOFF 1959 mit ihrem Notarztwagen gezeigt. Sie konnten 1960 über 579 Einsätze berichten, wovon 220 eine derartige Freilegung der Atemwege durch Absaugen, Intubation oder Tracheotomie erforderlich machten. Es ist daher als sicher anzusehen, daß die funktionellen Schäden am Gehirn durch vorübergehende Atembehinderung wesentlich größer sind als die Zahl der anatomisch nachweisbaren Todesfälle durch Aspiration bei bewußtlosen Verletzten.

Dadurch wird auch die unterschiedliche Beurteilung dieser Frage verständlich: Während LÄUPPI bei 300 Sektionsfällen eine Aspiration als alleinige oder wesentliche Todesursache in 40,3% annahm, haben MÜLLER 1955 (Diss. SCHWARZ) sowie WAHLGREN 1957 einen Aspirationstod nur in etwa 10% und GROS (zit. nach FISCHER 1960) nur in etwa 5% festgestellt. Die jetzigen Untersuchungen zeigen aber, daß bei morphologischer Betrachtung die verlaufsbestimmenden Atembehinderungen wahrscheinlich nur zu einem kleinen Teil erfaßt werden können. Denn bei bewußtlosen, tonuslosen Patienten können schon der zurücksinkende Kiefer und Zungengrund zum schwer- oder unüberwindbaren Atemhindernis werden.

Das wird auch durch folgende klinische Beobachtung unterstrichen: In unserer Klinik sind in den Jahren 1953—1960 insgesamt 35 Patienten mit schweren Hirnverletzungen innerhalb der ersten 2—48 Std nach dem Unfall verstorben. Von diesen waren 8 Verletzte tracheotomiert, 27 jedoch nicht tracheotomiert oder intubiert, weil scheinbar keine Atembehinderung vorlag (GRÜN 1963, THELEN 1962). Auf Grund der inzwischen erweiterten Erfahrungen muß zumindest der Verdacht geäußert werden, daß bei den nicht tracheotomierten Verletzten — entgegen dem klinischen Befund — doch eine Atembehinderung vorgelegen und sich verlaufsbestimmend ausgewirkt haben kann (sichtbar moribunde Verletzte, welche in den ersten 2 Std nach dem Unfall verstarben, wurden aus dieser Gegenüberstellung ausgeschlossen).

Mit der Freilegung der Atemwege darf nicht zu lange gezögert werden, weil sonst der arterielle Kohlensäuredruck hoch ansteigt. Mit der Intubation oder Tracheotomie tritt dann eine plötzliche CO_2-Auswaschung ein, die akut und scheinbar überraschend zu tödlichem Atmungs- und Kreislaufversagen führen kann (GREENE 1959, SCHULTZ u. Mitarb. 1960, LERCHE u. NICKOL 1961).

2. Vegetative Dämpfung und Narkose im akuten Stadium nach Hirnverletzungen

Für die Behandlung der schweren Schädel-Hirnverletzungen im akuten Stadium und für die Behandlung nach Hirnoperationen haben sich in den letzten Jahren die vegetative Dämpfung (LABORIT u. HUGUENARD 1954) mit Phenothiazinen und gleichzeitige physikalische Normalisierung der Temperatur bewährt (Literaturübersicht bei FROWEIN 1961).

Die voraufgehend mitgeteilten Befunde mit Hyperventilation bei mehreren schweren Hirnschädigungen bestätigen, daß eine solche medikamentöse Dämpfung tatsächlich erforderlich ist. Die Dosierung und Kombination der Medikamente richtete sich bisher nach dem neurologischen Bild und dem Kreislaufverhalten. Teilweise erwiesen sich die Ganglioplegica allein als zu stark, teilweise als zu schwach in der dämpfenden Wirkung. So wurde es erforderlich, beim Vorliegen hochgradiger Unruhe — die unmittelbar nach schwerer Hirnschädigung nicht selten ist — sowie bei Streckstarre und Streckkrämpfen zur Einleitung der dämpfenden Behandlung eine Kurznarkose anzuwenden. Dabei hat sich uns ein Thiobarbiturat — Trapanal = Pentothal — besonders bewährt (BLITZ 1958, FROWEIN 1958, 1961). Je nach der speziellen Erfahrung des Chirurgen und Anaesthesiologen können auch andere Kurznarkotica, wie Baytinal u.a., verwandt werden.

Einen genaueren Einblick in die Atemveränderungen zu erhalten, erschien auch deshalb so wichtig, weil sich in den letzten Jahren herausgestellt hatte, daß bei Verdacht auf akute traumatische Hämatome mit Hilfe einer derartigen Kurznarkose auch eine sehr frühzeitige Angiographie ermöglicht wird. Die Narkose erleichtert die Carotispunktion und macht in manchen Fällen die Gewinnung genügend klarer Bilder überhaupt erst möglich. Daß bei einem derartigen Vorgehen die Angiographie im akuten Stadium nach Hirntraumen komplikationslos durchgeführt werden kann, hat TÖNNIS an Hand von 284 Angiographien bei schweren Schädel-Hirnverletzungen gezeigt (TÖNNIS 1958/59).

Gestützt auf diese Erfahrungen wurde auch die operative Versorgung bei frischen Schädel-Hirnverletzungen mehr und mehr in Narkose durchgeführt.

Die Einführung einer frühen Kurznarkose und Operationsnarkose bei frischen Schädel-Hirnverletzungen erfolgte nur zögernd und stieß teilweise auf Widerspruch. Dies erklärt sich mit der Arbeitshypothese, daß es sich bei der Hirnerschütterung und besonders bei den schweren Schädel-Hirnverletzungen mit Bewußtlosigkeit, Streckkrämpfen und starken vegetativen Funktionsstörungen

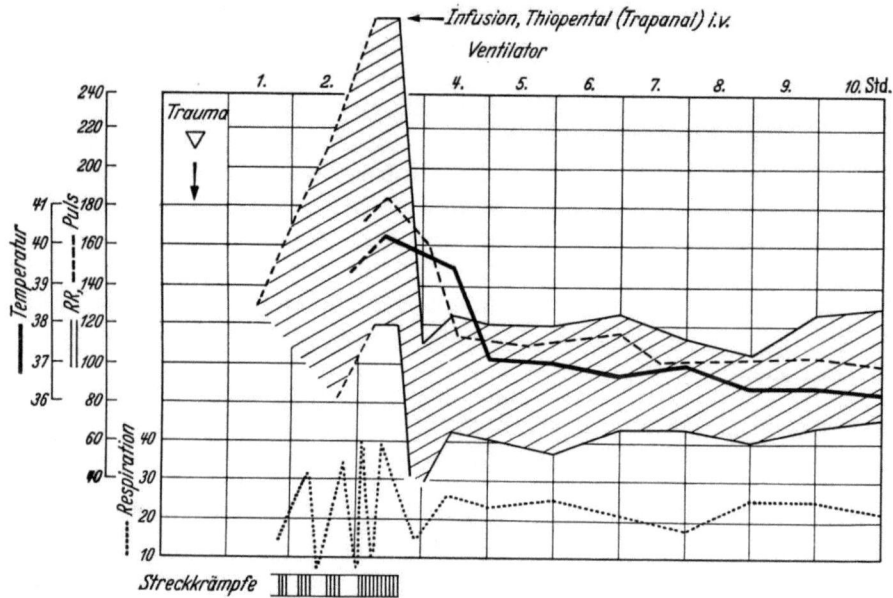

Abb. 61. Dämpfung einer hypertonischen Reaktion mit Blutdruck-, Puls- und Temperatursteigerung, Streckkrämpfen und unregelmäßiger „Schnappatmung" nach schwerer gedeckter Hirnschädigung. Unter Injektion eines Kurznarkoticums (Trapanal) verschwanden die äußeren Zeichen der Regulationsstörung rasch. Schlaffer Tonus entsprechend der Narkose, Normalisierung von Atmung und Kreislauf (aus FROWEIN 1958, TÖNNIS u. FROWEIN 1959)

in erster Linie um eine Hirnstammschädigung handle. Unter dieser Voraussetzung hätte es als unangebracht erscheinen müssen, diese Verletzten, besonders deren zentrale Atmungssteuerung, zusätzlich noch durch eine Narkose zu belasten.

Die klinische Erfahrung zeigte aber andere Verläufe, von denen einer in der Abb. 61 dargestellt ist: Bei dem Verletzten kam es 1—2 Std nach dem Trauma unter Streckkrämpfen zu rapidem Blutdruckanstieg, Tachykardie, Hyperthermie und unregelmäßiger, scheinbar schnappender Atmung mit Schaum vor dem Mund wie beim Lungenödem. Durch die Einleitung einer Kurznarkose und anschließende Gabe von Gangioplegica konnten die vegetativen Funktionen normalisiert werden, wie am Verlauf von Blutdruck, Puls, Atmung und Temperatur zu erkennen ist.

Auf Grund derartiger Beobachtungen war es wichtig, zu klären, in welcher Weise sich die Empfindlichkeit des Atemzentrums in diesem frühen Stadium nach schwerer Schädel-Hirnverletzung durch ein Kurznarkoticum ändert.

Es wurde deshalb bei einem der jetzt spirometrisch untersuchten Verletzten sowohl am 1. wie am 4. Tage nach dem Hirntrauma zunächst eine gewöhnliche

CO_2-Rückatmungsuntersuchung durchgeführt, sodann unmittelbar anschließend Trapanal 0,5 g intravenös und 0,5 g intramuskulär gegeben (Abb. 62).

Dabei zeigte sich, daß sich durch diese leichte Narkose Lage und Steilheit der Atemantwortkurve nicht änderten. Am ersten Tage sank der Wert nur von 4,2 auf 4,0 ab, am vierten erniedrigte er sich von 4,4 auf 4,2, was praktisch gleiche Werte sind. Trotzdem wurde die motorische Unruhe des Verletzten vorübergehend ausreichend gedämpft.

Daß bei höherer Dosierung der Narkotica dagegen der Koeffizient der Atemantwortkurve niedriger liegt, wurde schon aus den Beobachtungen der Literatur berichtet (Tabelle 7/III, S. 85) und geht auch aus der Kurve eines anderen Patienten (U 6) hervor, die zum Vergleich in die Abbildung eingetragen ist.

Die Anwendung der medikamentös dämpfenden Maßnahmen im akuten Stadium nach Hirnschädigung erscheint daher auch hinsichtlich der Atemfunktion berechtigt, wenn die Atemwege sicher freigelegt sind.

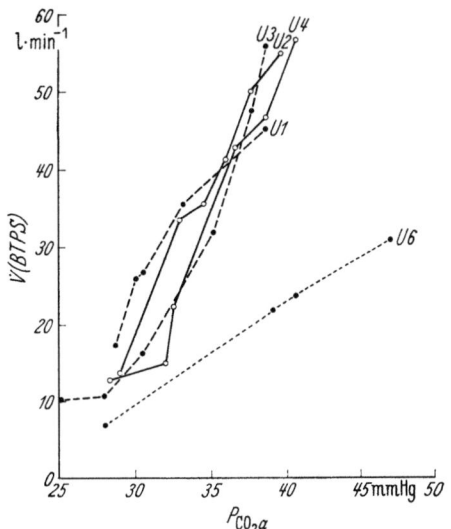

Abb. 62. CO_2-Atemantwort bei einem bewußtlosen, unruhigen Patienten am 1. Tage (U 1+2) und am 4. Tage (U 3+4) nach Hirnverletzung, jeweils vor und nach Dämpfung mit 1,0 g Trapanal intramuskulär und intravenös. Die Steilheit ist dadurch nicht verändert: 4,2 zu 4,0 bzw. 4,4 zu 4,2. ○— mit, ●--- ohne Trapanal. Bei einem anderen bewußtlosen Verletzten mit zeitweisen Streckkrämpfen (U 6) liegt nach Tracheotomie in Narkose mit Trapanal 1,0 g + Dolantin 100 mg + Atropin 0,5 mg die Steilheit der CO_2-Antwortkurve niedrig: 1,3

3. Indikationsstellung für verschiedene Medikament-Kombinationen

Aus der Beobachtung über die Beziehung zwischen Lage und Steilheit der Atemantwortkurven einerseits, Bewußtseins- und Tonusstörungen andererseits ergibt sich eine wichtige Indikationsstellung für die medikamentöse Behandlung im akuten Stadium nach Hirnschädigungen, die bisher nur empirisch eingehalten wurde.

a) Bewußtlose Verletzte mit Tonussteigerung

In diesen Fällen ist entsprechend den Befunden in Abschnitt G sowohl eine Steigerung der Erregbarkeit des Atemzentrums wie eine Erniedrigung der CO_2-Schwelle anzunehmen: Unter diesen Umständen können Phenothiazine plus Kurznarkotica ohne wesentliche Gefahr angewandt werden. Diese medikamentöse Dämpfung ist sogar erforderlich, um die Komplikationen der Hyperventilation und Hypokapnie, die voraufgehend (S. 99) dargestellt wurden, abzuwenden.

Als Beispiel mag der Verlauf bei einem jugendlichen Verletzten 1 Std nach dem Unfall dienen:

Man erkennt in der Abb. 63a die forcierte, unregelmäßige Atmung. Es sollte hier die Messung der CO_2-Ansprechbarkeit durchgeführt werden, noch ehe der Patient irgendwelche Medikamente erhalten hatte. Die klinischen Symptome, Bewußtlosigkeit, aber keinerlei

Paresen oder Pupillenstörungen, sprachen nicht für eine lebensbedrohliche Komplikation. Schon der Versuch der Arterienpunktion und das Anlegen der Atemmaske lösten jedoch bei dem bewußtlosen Patienten eine derartige Unruhe und einen solchen Widerstand aus, daß dieser Versuch aufgegeben werden mußte und nur unter zusätzlicher Assistenz rasch die Dämpfung mit Trapanal eingeleitet werden konnte. Es folgte zunächst eine unregelmäßig-periodische Atmung mit Gruppen flacher und tiefer Atemzüge, jedoch kam es mit Vertiefung der Narkose und völliger Beruhigung des Patienten schließlich zu einer regelmäßigen, nur noch schwach wogenden Atmung. Das Atemäquivalent sank von 69 auf 22, und die Sauerstoffaufnahme mit 400 cm³/min war für den Zustand des Patienten sicher ausreichend.

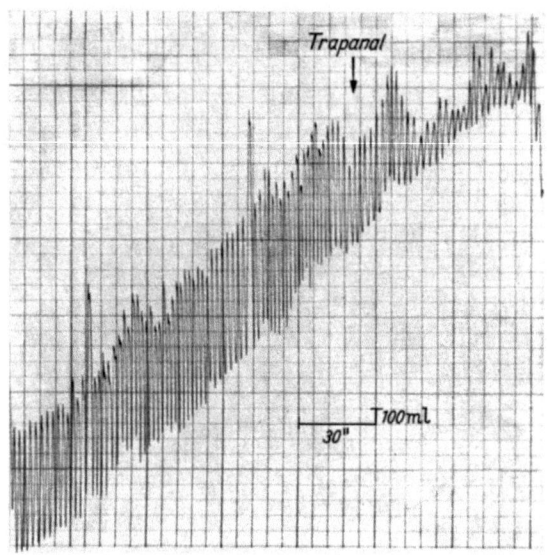

Abb. 63a—c. Beruhigung forcierter, unregelmäßiger Atmung 1 Std nach gedecktem Hirntrauma bei bewußtlosem Verletzten. Aäq. vor der Behandlung: 69

Auf den Übergang einer echten periodischen Atmung in eine völlig regelmäßige und mit einer O_2-Aufnahme von 300 cm³/min ausreichende Atmung bei einem Patienten mit intrakranieller Drucksteigerung durch Glioblastom konnte bereits in den Abb. 29 a u. b hingewiesen werden.

Bei dieser Behandlungsweise muß dem Kreislauf größte Aufmerksamkeit zugewandt werden: In allen Fällen ist immer zuerst eine Infusion — nötigenfalls sogar intraarteriell — anzulegen; bei niedrigen Blutdruckwerten unter 100 mm Hg systolisch und besonders bei älteren Patienten darf das Kurznarkoticum nur ganz vorsichtig, einschleichend gegeben werden. Die weitere Dämpfung wird dann mit Phenothiazinen, Panthesin-Hydergin o. ä. fortgesetzt; erneutes Auftreten der Hyperventilation und Streckkrämpfe können erneute Injektion des Kurznarkoticums erforderlich machen. Eine gleichzeitige einfache Ventilatorkühlung des abgedeckten Patienten kann das Ansteigen der Körpertemperatur verhüten oder eine eingetretene Hyperthermie beseitigen. Dieses Vorgehen ist in der folgenden Abb. 64 schematisch dargestellt (FROWEIN 1958, TÖNNIS u. FROWEIN 1959).

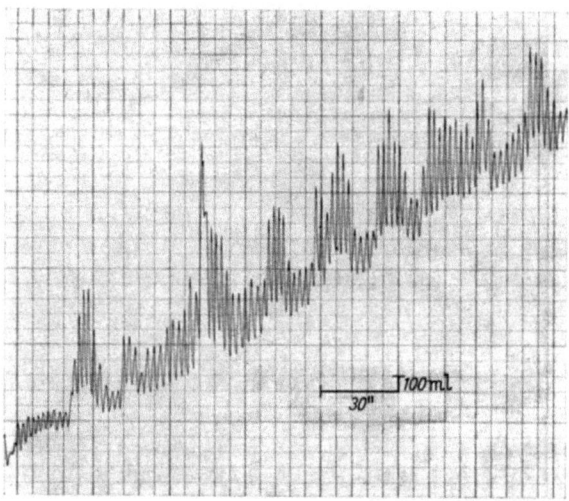

Abb. 63b. Leichte Dämpfung nach 1 g Trapanal, in mehreren kleinen Portionen intravenös

Wir verdanken M. SCHNEIDER den Hinweis, daß es sich im späteren Verlauf von langanhaltender Bewußtlosigkeit, Tonussteigerung und Hyperventilation empfiehlt, die Phenothiazine mit einem Tranquillizer zu kombinieren. Dadurch könnte die Auswirkung der peripheren Stimuli, welche zu der abnormen Erniedrigung der CO_2-Schwelle und damit zur Hypokapnie führt, vielleicht besser gedämpft werden.

Es ist dagegen nicht vorteilhaft, die hyperventilationsbedingte Hypokapnie mit Atmung von CO_2—O_2-Gemischen zu behandeln, wie es früher unter anderem von TEMPLE FAY 1935 versucht wurde. Unsere Beobachtungen haben gezeigt, daß diese Patienten darauf sofort mit vermehrter Hyperventilation antworten, die als vermehrte Belastung aufgefaßt werden muß.

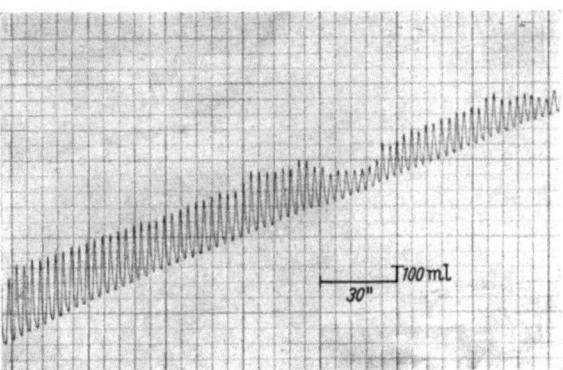

Abb. 63c. Weitere Dämpfung, insgesamt 1,6 g Trapanal, 100 mg Dolantin und 0,5 mg Atropin. Ääq. jetzt 22. — RR 90/60, P 90, T 36,5 nach der Dämpfung. — Reg. Nr. 189. — 19 J.

Erst recht erscheint bei bewußtlosen Patienten mit *Tonussteigerung* die Anwendung von „*Weckmitteln*", die zu einer noch stärkeren Erregbarkeit führen

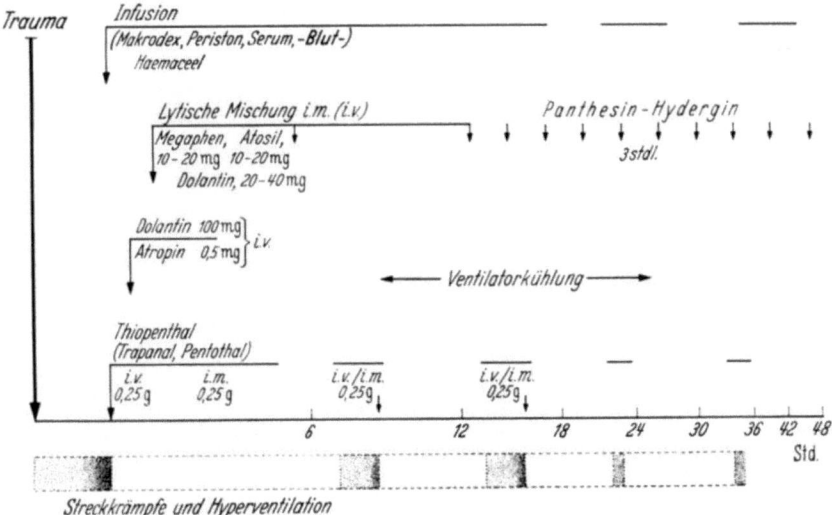

Abb. 64. Behandlungsschema bei Hyperventilation und Streckkrämpfen nach Hirntraumen und anderen akuten Hirnschädigungen

müssen, *kontraindiziert*. Eine sofortige weitere Verschlimmerung der hyperventilationsbedingten Hypokapnie und damit noch größerer Gefahr eines Kreislaufkollapses wären zu befürchten (vgl. S. 99).

b) Bewußtlose Patienten mit Tonusminderung

Herabgesetzte CO_2-Empfindlichkeit der Atmung war klinisch meistens mit schlaffem Muskeltonus verbunden, was in Abb. 65a besonders an der Kopfhaltung der Patientin zu erkennen ist. In solchen Fällen führt eine medikamentöse Dämpfung, z.B. durch Dolantin 100 mg intravenös, zu einer unerwünschten,

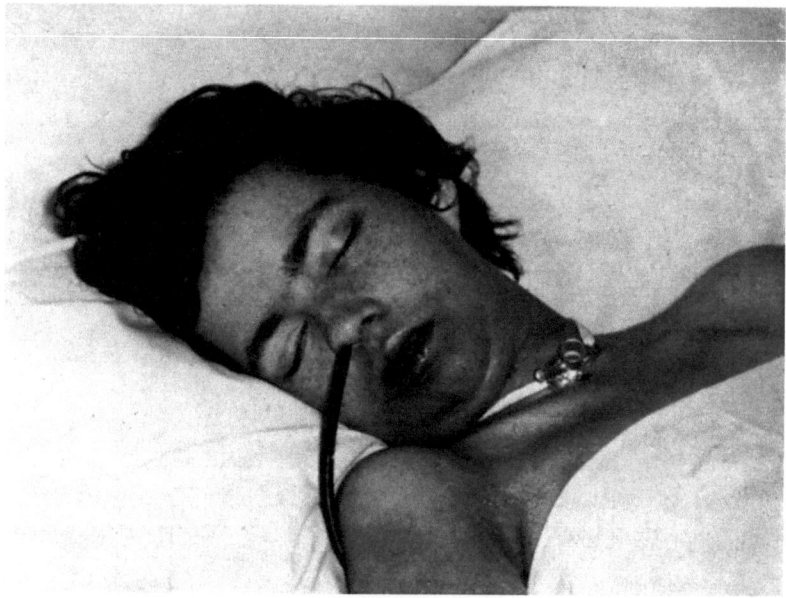

a

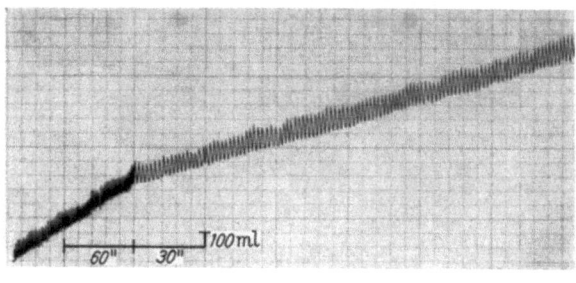

b

Abb. 65a—c. Nach schwerem gedecktem Hirntrauma besteht bei der Patientin anhaltende Bewußtlosigkeit und schlaffer Muskeltonus, der an der Kopfhaltung gut zu erkennen ist. Gleichzeitig liegt eine deutliche Hypoventilation vor (b). In solchen Fällen fand sich meist eine verminderte CO_2-Erregbarkeit des Atemzentrums. Narkotica führen daher zu starker und lang anhaltender Atemdepression (c) und dürfen deshalb bei solchen Verletzten nur sehr vorsichtig angewandt werden. Freilegung der Atemwege durch Tracheotomie ist besonders dringend

lang andauernden Atemdepression. Dies sind die Verletzten, auf welche die bisher viel zu allgemein gehaltene Regel zutrifft, daß Narkotica bei Hirnverletzungen gefährlich sind. Um so wichtiger ist wegen des schlaffen Tonus eine frühzeitige Tracheotomie zur Freihaltung der Atemwege. Durch den Reiz der vermehrten Trachealsekretion und häufiges Absaugen kann auch bei diesen Patienten eine Hyperventilation und Hypokapnie ausgelöst werden. Deshalb ist häufigere Gabe von Atropin oder Codein erforderlich. Vielleicht erklärt sich daraus ein Teil der guten klinischen Erfahrungen mit Atropinanwendung bei Hirntraumen.

Die Beobachtungen über das Verhalten der zentralen Regulation der Atmung im akuten Stadium nach Hirnschädigungen fördern somit eine differenziertere Anwendung der heutigen therapeutischen Möglichkeiten für die im höchsten Maße an Leben oder geistiger Leistungsfähigkeit gefährdeten Patienten.

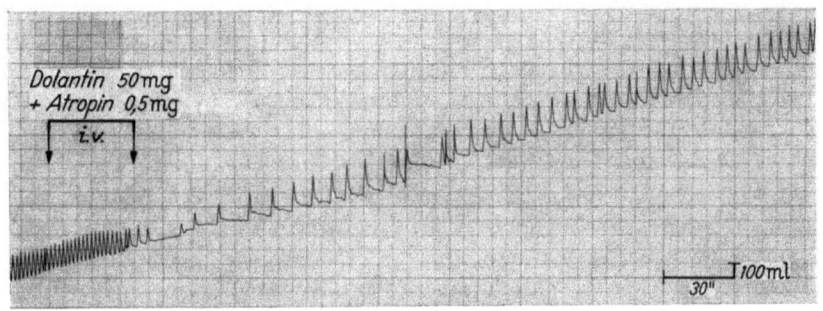

Abb. 65c

I. Zusammenfassung

Eine kurze Übersicht faßt einleitend die Untersuchungen der Physiologie über Veränderungen der Atmung bei Reiz- und Ausschaltungsversuchen am Zentralnervensystem zusammen. Die dabei beobachteten Atemstörungen manifestieren sich vor allem in einigen typischen, schon seit längerem bekannten Veränderungen der Atemform. Hierzu liegen zahlreiche Parallelen aus der Klinik der Hirnerkrankungen vor, allerdings bisher meist nur Einzelbefunde der klinisch auffälligsten Veränderungen, wie eine Literaturübersicht zeigt. Die in dieser Hinsicht früher untersuchten Hirnschädigungen beruhten überwiegend auf gefäßbedingten Hirndurchblutungsstörungen, nur in kleinem Maße auf Hirntumoren.

Selten wurde über ähnliche Befunde im akuten Stadium nach schweren Schädel-Hirnverletzungen berichtet.

Die hier vorgelegten Untersuchungen wurden bei 170 Patienten einer neurochirurgischen Klinik und bei 10 Normalpersonen in insgesamt 370 Messungen durchgeführt. Dabei sind besonders die akuten Hirnschädigungen infolge von Schädel-Hirnverletzungen und die Funktionsstörungen in den ersten Tagen nach Hirnoperationen berücksichtigt worden.

Es wurde zwar in Betracht gezogen, daß die zentralen Mechanismen der Atmungserregung und -steuerung mit den peripheren Organen der Atmung und mit dem Stoffwechsel in funktionell unlösbarer Verbindung stehen. Aber bei unseren Patienten war es eine nicht zu umgehende Abstraktion, zunächst einmal Form, Leistung und Erregbarkeit der Atmung in erster Linie als Folge der traumatischen oder krankhaften Veränderungen des Gehirns anzusehen.

a) Atemform

Um die Beobachtungen an einem neurochirurgischen Krankengut auswahllos nach den Veränderungen der Atemform beurteilen zu können, mußten die einzelnen Atemformen gegeneinander gut erkennbar abgegrenzt werden, was bei den fließenden Übergängen der Formveränderungen zwar eine willkürliche Schematisierung erforderte, aber den Fehler der subjektiven Einteilung bzw. Zuordnung der einzelnen Fälle milderte.

Als *typische Atemformen* nach den hier untersuchten Hirnschädigungen wurden unregelmäßig-normale, stark unregelmäßige, periodische, wogende, Seufzeratmung, regelmäßige Atmung und Schnappatmung beschrieben.

Die in den experimentellen Untersuchungen über den Aufbau der atemsteuernden Substrate im Hirnstamm so auffällig hervortretende apneustische Atmung wurde dagegen in der Klinik der Hirnverletzungen, Hirntumoren und bei intrakranieller Drucksteigerung anderer Genese nicht beobachtet.

Periodischer Wechsel der Atemamplitude mit zwischenzeitlicher Apnoe — als *periodische Atmung* bezeichnet — wurde bei den hier untersuchten Patienten sehr viel seltener angetroffen, als er unter den vegetativen Störungen bei Hirnschädigungen immer wieder genannt wird. Dafür sind untersuchungstechnische Bedingungen weniger verantwortlich als die Schwierigkeit, bei einfacher klinischer Beobachtung ohne spirographische Kontrolle die Stärke und Regelmäßigkeit der Amplitudenschwankung richtig zu beurteilen.

Können aber diese Hilfsmittel herangezogen werden, so erweist sich bei den schweren Hirnschädigungen als häufigste und wichtigste Atemform die *regelmäßige* Atemform, die schon MARCKWALD 1890 durch ihre „maschinenmäßige" Gleichförmigkeit aufgefallen war. Die Entstehung dieses Atemtyps kann so gedeutet werden, daß die autonom-automatischen Schrittmacher der Atmung im caudalen Hirnstamm noch intakt sind, während die von höheren Hirnabschnitten zufließenden „modulierenden Impulse" ausgefallen sind.

*Seufzer*atmung und *wogende* Atmung erwiesen sich als Varianten der regelmäßigen Atmung, bei denen noch ein Teil der modulierenden Einflüsse erhalten ist.

Es ist leicht zu verstehen, daß die regelmäßige Atmung der gewöhnlichen klinischen Untersuchung unauffällig erscheint, besonders gegenüber Atemformen mit unregelmäßig oder systematisch wechselnden Veränderungen von Amplitude oder Frequenz.

Unter den klinischen Bedingungen, welche die verschiedenen Atemformen zustande kommen lassen, erwiesen sich Lokalisation, Art oder Zeitpunkt der Hirnschädigung als höchstens zweitrangig gegenüber der Schwere, d.h. dem anatomischen *Ausmaß der Hirnschädigung*, die wenig oder viel von denjenigen Hirngebieten oder -bahnen außer Funktion gesetzt hat, welche durch ihre Impulse normalerweise an der Steuerung und Anpassung der Atmung beteiligt sind.

Es ist daher auch gleichgültig, ob die Hirnschädigung durch Unfall, durch intrakranielle Drucksteigerung, Massenverschiebung oder Hirndurchblutungsstörungen anderer Genese hervorgerufen ist.

Dabei braucht das Erstaunen nicht unterdrückt zu werden, daß auch beim Menschen nur ein geringer Teil zentralnervöser Substanz im caudalen Hirnstamm erforderlich ist, um das Prinzip der Atembewegung im Sinne der rhythmischen Zwerchfell- und Thoraxbewegung noch stundenlang nach Erlöschen aller höheren neurologischen Funktionen aufrechtzuerhalten. Selbst die Schnappatmung bei einem sehr schwer Verletzten, die sich durch Verlangsamung des Rhythmus und schließlich durch weitere Veränderungen des einzelnen Atemzuges aus der regelmäßig-pausenlosen Atmung entwickelte, zeigte unter O_2-Atmung anfangs noch ausreichende Sauerstoffaufnahme. Experimentelle Untersuchungen von NGAI und unsere klinischen Beobachtungen sprechen dafür, daß in diesem Zustand die Kohlensäureausscheidung als erste insuffizient wird. Die steigende arterielle Kohlensäurespannung treibt aber die einzelnen Schnappbewegungen eine Zeitlang noch zu immer größerer Amplitude an. Daraus ist zu erkennen, daß die Schnappatmung nicht von Anfang an eine Alles-oder-nichts-Atmung darstellt, zumindest nicht im klinischen Fall.

b) Ökonomie der Atmung: Atemäquivalent

Schon auf Grund dieser Beobachtungen ist es nicht mehr überraschend, daß alle genannten typischen Atemformen hinsichtlich ihrer Leistung für die Sauerstoffaufnahme völlig normal sein können, aber auch mit zu geringer Sauerstoffaufnahme wie mit unökonomisch übertrieben großem Atemminutenvolumen angetroffen werden. Dabei erwiesen sich die Abweichungen von der Norm bei der normal-unregelmäßigen Atmung meist als gering; bei den als wogend und als Seufzeratmung bezeichneten Formen kamen die stärksten Abweichungen mit hyperventilatorischer Tendenz zur Beobachtung. An der Form der regelmäßigen Atmung allein ist nicht zu erkennen, ob ihre Leistung zu hoch oder zu niedrig liegt. Es erscheint aber wichtig, daß alle Atemformen sich in vielen Fällen den metabolischen Anforderungen des Organismus als durchaus anpaßbar erwiesen haben.

Patienten mit intrakranieller Drucksteigerung bei noch nicht operierten oder inoperablen Prozessen hatten nicht ausschließlich, aber häufiger ein erniedrigtes Atemäquivalent, also Hypoventilation in bezug auf die O_2-Aufnahme, selbst wenn die Atemform normal-unregelmäßig verlief. In diesen Fällen zeigte erniedrigtes Atemäquivalent auch eine Korrelation zur Bewußtseinstrübung, was bei den Verläufen nach Hirnverletzungen oder -operationen nicht der Fall ist.

c) Verlauf

So wie die Entstehung der einzelnen Atemformen auf reversiblen Hirnfunktionsstörungen beruhen kann, so bewirkt andererseits die noch erhaltene Bedarfsanpassung der Atmung, daß die einzelnen Atemformen im Prinzip „reversibel" sind. Ihnen kommt daher nur insofern eine prognostische Bedeutung zu, als *daß die am wenigsten modulierten Atemformen den augenblicklichen Zustand einer ausgedehnten Hirnfunktionsstörung sehr auffällig charakterisieren, also eine latente Gefahr bezeichnen.* Der klinische Verlauf wird dann durch die Dauer der Hirnfunktionsstörung bestimmt.

Daraus wird verständlich, daß in einzelnen Fällen selbst eine kurzzeitig bestehende Schnappatmung, wenn ihre Ursache z.B. durch die Maßnahmen der Ersten Hilfe am Unfallort rasch beseitigt werden kann, überlebt wird (FROWEIN u. LEHMANN 1958; E. WEBER; WERTHEIMER u. DESCOTES; KLINGLER). Die Erfahrungen derartiger Verläufe sind noch klein, aber durch besondere Einsätze, wie denjenigen des Notarztwagens (K. H. BAUER, V. HOFFMANN, E. FRIEDHOFF, H. D. LEHMANN), eher möglich geworden. Vergleiche aber auch Kapitel E I 10, S. 52.

Häufiger und wichtiger als die Schnappatmung erscheint für die Beobachtung in der Klinik dagegen die so unauffällige regelmäßige Atmung. Sie ist wahrscheinlich der Vorläufer mancher als „unerwartet" bezeichneter plötzlicher Atemstillstände, weil sie als Symptom einer häufig sehr allgemeinen Hirnschädigung bisher nicht genügend bewertet worden ist. In diesem Zustand ist der Ablauf der Atembewegungen anscheinend besonders leicht störbar durch Behinderungen in den Atemwegen. Das läßt die große Bedeutung der ununterbrochenen pflegerischen Betreuung der in dieser Weise hirngeschädigten Patienten besonders eindrucksvoll erkennen und würdigen.

d) Erregbarkeit des Atemzentrums

Aus den Untersuchungen des Atemäquivalentes bei Patienten mit schweren Hirnverletzungen, Hirntumoren und intrakranieller Drucksteigerung sowie nach Operationen von Hirngeschwülsten und anderen Hirnprozessen ging eindeutig hervor, daß verschiedenartige Hirnfunktionsstörungen sowohl mit Hypoventilation, also einer im Verhältnis zur aktuellen Sauerstoffaufnahme zu geringen Atmung, wie auch mit Hyperventilation auftreten.

Um zu prüfen, ob diesen einander ganz entgegengesetzten Arten der Atemstörungen tatsächlich ein unterschiedliches Verhalten der zentralen Atemsteuerung zugrunde liegt, wurde die Erregbarkeit des Atemzentrums gegenüber steigenden Kohlensäuredrucken im Blut gemessen.

Der komplexe Vorgang der Atemerregung und -steuerung ist klinisch in seinen Einzelphasen nicht zu analysieren. Doch gibt das Verhalten gegenüber Änderungen des arteriellen CO_2-Druckes einen guten Einblick, und es ist tierexperimentell hinreichend gesichert, daß die retikulären Substrate in der isolierten Medulla spezifisch auf Änderungen der CO_2-Drucke ansprechen.

Es wurde deshalb in mehreren, zum Teil beim gleichen Patienten wiederholten Untersuchungen die Beziehung zwischen Anstieg des Atemminutenvolumens und Anstieg des arteriellen Kohlensäuredruckes bei steigendem Kohlensäuregehalt in der Einatemluft gemessen. Mehrere dieser Wertepaare ergeben sog. CO_2-Atemantwort- oder Atemerregungskurven. Je steiler die Kurve verläuft, als desto größer wird die Erregbarkeit des Atemzentrums, d.h. des gesamten zentral-nervösen Apparates der Atemerregung und -steuerung, angesehen.

Da in der Literatur keine übereinstimmenden Angaben über die normale Größe der Erregbarkeit bestanden, wurden zu Kontrollen Normalpersonen untersucht und daraus eine für die hier verwandte Methodik geltende Normalkurve den Ergebnissen bei den untersuchten Patienten gegenübergestellt.

In Übereinstimmung mit den beschriebenen Ergebnissen bei Untersuchungen des Atemäquivalentes wurden nun sowohl Patienten mit erniedrigtem wie mit erhöhtem Wert der CO_2-Erregbarkeit beobachtet: 2 von 5 Untersuchungen bei Patienten mit noch nicht operierten Hirntumoren oder Hämatomen ergaben eine verminderte, 3 eine normale Steilheit der Atemantwortkurven. Gleichartige Beobachtungen machte WASSNER 1962.

Bei den Untersuchungen nach Hirnoperationen und insbesondere nach schweren Hirnverletzungen fanden sich 7 erhöhte, 5 normale und 10 erniedrigte Werte.

Auch hier würde man eigentlich nur eine niedrige Erregbarkeit als Folge der akuten Hirnschädigung erwartet haben. Aber schon in den klassischen Tierversuchen experimenteller Hirnschädigung wurde oft eine erhebliche *Atemsteigerung* als kurzfristige, vorübergehende Erscheinung nach dem Trauma beobachtet.

Dies ist aber bisher für die klinische Beurteilung frisch hirnverletzter Patienten nur vereinzelt berücksichtigt worden (TEMPLE FAY 1935, CLOVIS VINCENT [s. KÖBCKE 1944], GOULON, DAMOISEAU, RAPIN u. POCIDALO 1956]. Wohl war bei blutgasanalytischen Untersuchungen bei Patienten im akuten und chronischen Stadium der Encephalitis bereits mehrfach eine Hypokapnie oder Alkalose des Blutes beobachtet und davon auf die Hyperventilation geschlossen worden (s. Tabelle 2). In den letzten Jahren waren HEYMAN u. Mitarb., PLUM u. SWANSON, BROWN u. PLUM in der Lage, Hyperventilation und teilweise auch gesteigerte CO_2-Empfindlichkeit der Atmung nach frischen Hirninfarkten oder -blutungen nachzuweisen.

Die jetzigen Befunde einer teilweise starken Erregbarkeitssteigerung des Atemzentrums bei schweren Hirnverletzungen ordnen sich daher in ähnliche Zustände bei anderen Hirnschädigungen gut ein.

Die gefährliche Folge der *Hyperventilation* ist die Erniedrigung der Kohlensäurespannung im Blut, welche sowohl zur peripheren Vasoconstriction, aber auch speziell zur Verminderung der Hirndurchblutung führt (vgl. S. 99).

Vielleicht ist nach akuten Hirnschädigungen die durch Hyperventilation hervorgerufene periphere Vasoconstriction ein Mechanismus, der zur Entstehung der sog. zentralen Hyperthermie beiträgt.

Stärkere Hypoventilation muß auf die Dauer zum Tod durch O_2-Mangel und Hyperkapnie führen. Bei den hier untersuchten Patienten fand sich aber noch keine entsprechend starke Erniedrigung des Atemäquivalentes oder der CO_2-Erregbarkeit. Die Frist, in der solche extremen Veränderungen gemessen werden können, ist wahrscheinlich sehr kurz.

e) Zentrale Atem- und Tonusstörungen

Es zeigte sich, daß eine *erhöhte* Erregbarkeit des Atemzentrums vorwiegend mit Zuständen erhöhter Unruhe der hirngeschädigten Patienten, teilweise auch mit Streckstarre und Streckkrämpfen verbunden ist.

Hirnschädigungen mit *verminderter* Erregbarkeit der Atmung gegenüber der Norm wiesen dagegen auch im klinischen Bild eine allgemeine Muskelhypotonie, teilweise auch verminderte Schmerzreaktion auf.

Diese Parallelität zwischen erhöhter CO_2-Ansprechbarkeit, Unruhe und Tonussteigerung einerseits sowie herabgesetzter CO_2-Empfindlichkeit und Tonusminderung andererseits ist eine wichtige Erleichterung für die klinische Beurteilung der zentralen Atemregulationszustände, auch wenn die eingehende CO_2-Erregbarkeitsbestimmung nicht möglich ist.

f) Folgerungen für die Behandlung

Besonders bei frischen schweren Hirnverletzungen mit Unruhe oder Streckkrämpfen hat sich in den letzten Jahren die medikamentöse vegetative Dämpfung, teilweise unter zusätzlicher Anwendung einer Kurznarkose, sehr bewährt. Es konnte jetzt geklärt werden, daß dadurch eine vorher erhöhte Erregbarkeit des zentralen Atemmechanismus nicht gefährlich erniedrigt wird. Beim klinischen Syndrom mit Streckkrämpfen oder starker Unruhe, Hyperventilation und — häufig — Blutdruckanstieg ist demnach eine medikamentöse Dämpfung mit

Kurznarkose und Phenothiazinen, selbst in den ersten Stunden nach Hirntraumen, nicht nur erlaubt, sondern wegen der Gefahr schwerer Störungen des Blutchemismus und der Hirndurchblutung sogar dringend erforderlich.

Sorgfältige Freihaltung der Atemwege ist strikte Voraussetzung dieser Behandlung. Noch unter Ausnutzung der Kurznarkose muß dann sofort — durch Angiographie — geklärt werden, ob ein traumatisches intrakranielles Hämatom vorliegt.

In der Weiterbehandlung dieser Patienten ist in vielen Fällen wegen der erhöhten Erregbarkeit des Atemzentrums und gleichzeitig erniedrigter CO_2-Schwelle wahrscheinlich eine intensivere und konsequentere Dämpfung als bisher, möglichst unter Kombination von Ganglioplegica mit Tranquillizern, anzustreben, um die Entstehung und die Gefahren der Hypokapnie zu mildern. Dagegen sind bei diesen Formen der Hirnverletzung „Weckmittel" nicht angezeigt.

Auch bei Hirnschädigungen mit Muskelhypotonie muß im akuten Stadium eine vegetative Dämpfung durchgeführt werden, wegen der besonders zusammen mit Lungenkomplikationen auftretenden Temperatursteigerung. Im Hinblick auf die bei diesen Verletzten bestehende verminderte Erregbarkeit des Atemzentrums muß jedoch die medikamentöse Dämpfung so gering wie möglich gehalten werden.

Mit diesen Unterschieden im Verhalten der Atmung kommt erneut zum Ausdruck, daß bei Patienten mit schweren Hirnschädigungen pathophysiologisch bedeutende Differenzen bestehen können, selbst bei scheinbar gleichförmiger Bewußtlosigkeit. Das erklärt, warum bei schweren Hirnschädigungen auch der klinische Verlauf im Sinne der Prognose völlig unterschiedlich sein kann.

Der sehr komplexe Aufbau zentraler Atemautomatie und -steuerung ließ erwarten, daß durch die hier vorgelegten Untersuchungen zunächst nur ein kleiner Einblick in die vielen Möglichkeiten zentraler Atemstörungen bei Hirnverletzungen und Hirntumoren erschlossen, ein abschließendes Bild aber noch nicht erreicht worden ist.

Aus technischen Gründen mußte die Untersuchung auf stationäre Patienten der Klinik beschränkt werden, die nur selten schon während der ersten Stunden nach der Verletzung untersucht werden konnten. Besonders bei sehr schwer Verletzten verdient aber dieses Stadium die größte Aufmerksamkeit. Da Messungen an der Unfallstelle selbst nicht möglich sind, wird die Zahl der Beobachtung solcher Patienten erst langsam wachsen. Leichter werden Untersuchungsbedingungen zu schaffen sein, unter denen bei Hirnverletzungen in der Klinik nicht nur die Empfindlichkeit der Atemsteuerung gegenüber CO_2-Druckanstieg, sondern auch gegenüber O_2-Mangel geprüft werden kann. Diese Bedingungen sind gerade in letzter Zeit bei Normalpersonen von CUNNINGHAM u. Mitarb. 1957, LOESCHCKE u. GERTZ 1958, HEY 1958, LOESCKCKE 1960 untersucht worden. Um auch diese Ergebnisse für die Diagnose und Behandlung bei schweren Hirnverletzungen, bei Hirntumoren und -operationen auszunutzen, könnten die vorliegenden Beobachtungen eine Grundlage bedeuten.

Summary

A short survey of the literature summarises a number of physiological investigations into the alterations of central respiratory control. These investigations were based on experimental stimulation and progressive sectioning of the central nervous system, by which the respiratory disturbances presented themselves as the long recognized, typical alterations of the respiratory form.

The survey is then extended to numerous published clinical parallels from cerebral diseases, though the striking respiratory alterations were mostly only incidental findings. They depended, for material, mainly on disturbances of the cerebral circulation by involvement of the blood vessels and only on a small scale on head injuries and brain tumors.

The investigations presented here were conducted on 170 patients of a neurosurgical clinic in a total of 370 measurements. The acute brain injuries and the functional disturbances in the immediate post-operative days after brain surgery have been especially considered.

It has been taken into consideration, that the central mechanism of respiratory control and regulation is closely connected in function with the peripheral respiratory organs and the metabolic system. However, with our patients it was necessary to assume that the metabolic system and peripheral organs were normal and that the respiratory disturbances mainly arose from brain damage caused by trauma and disease.

a) Respiratory form: In order to be able to judge the alterations of respiratory form in a survey of unselected neurosurgical cases, the individual forms of respiration had to be clearly defined. The scheme of definition for what is actually a smooth transition from one respiratory alteration to another will clearly be arbitrary, but the mistakes of personal judgment are avoided.

From the cases of brain injury investigated here the following were described as *typical respiratory forms:* irregular-normal, marked irregular, periodic, heaving, sighing, regular, and gasping respiration.

The apneustic breathing, so strikingly met with in the experimental investigations of the respiratory controlling areas of the brain stem, was on the other hand not observed in the clinical cases of brain injuries, tumors, or raised intracranial pressure from other causes.

Periodic changes of the respiratory amplitude with intermittent apnoea— classed as *periodic respiration*—was seen far less in the cases investigated here than is reported in the literature on cases of brain injuries. Clinically, without spirometric control, it is difficult to recognise true periodic breathing. Could these techniques be used, the *regular* form of respiration would be found to be the most frequent and important respiratory form in cases of severe head injury. This regular, uninterrupted respiration had already been met with by MARCKWALD in 1890, who commented on its "machine-like" regularity. The origin of this form can be explained by the automatic respiratory pacemaker in the brain stem remaining intact, while the modifying impulses from higher cerebral levels have failed.

Sighing and *heaving* respiration proved to be variations of this regular respiration, in which part of the modifying influence is maintained.

It is easy to understand that the regular respiration does not seem striking in the usual clinical examination, especially in contrast with the respiration showing irregularity or systemic changes of amplitude or frequency.

Of the clinical conditions giving rise to the different respiratory forms, the localisation, type or time of the brain injury prove to be of secondary importance. Of greater importance is the scale of the anatomical damage of the brain, involving pathways or centres of respiratory control and regulation.

Thus, it is of equal importance whether the cause of the brain damage is accident, raised intracranial pressure, mass displacement, or any circulatory disturbance of the brain.

It is therefore a little surprising that in the human as well as in animals only a small part of the central nervous tissue in the caudal region of the brain stem is necessary to maintain the basic respiratory movement—in the sense of rhythmic diaphragmatic and thoracic movements—for hours after the loss of all higher neurological functions.

Even the gasping respiration of a very seriously injured person which had developed by deceleration of the rhythm and alterations of the regular, uninterrupted respiratory form showed under O_2-inhalation at first an adequate oxygen uptake. Experimental investigations by NGAI and our clinical observations show that in this situation the first insufficiency will be the CO_2-expiration. However, the increasing arterial CO_2-tension for a time forces the individual gasping movements to even greater amplitudes. From this it must be recognized that the gasping respiration does not from the beginning represent an "all-or-nothing" respiration, at least not in a clinical case.

b) Economy of respiration. Respiratory equivalents. In all the named typical forms of respiration the respiratory minute volume was found to be either normal or too small or uneconomically exaggerated compared with the actual oxygen uptake. Thus, the deviations from the normal proved to be minimal for the normal-irregular respiration and maximal for the heaving and sighing forms, with tendencies to hyperventilation.

It is impossible to recognize alone from the regular respiratory form, whether its efficiency is too high or too low. It appears important, however, from many cases, that all forms of respiration have proved themselves to be completely adjustable to the metabolic requirements of the organism.

Patients with raised intracranial pressure from unoperated or inoperable processes had very often a reduced respiratory equivalent, i.e. hypoventilation in relation to their O_2-uptake, even if the respiration turned out to be normal-irregular in form. These cases of reduced respiratory equivalent also showed a correlation with the level of consciousness, which was not the case after brain injury or operation.

c) Course. As the origin of the individual respiratory forms can depend on reversible disturbances of the brain function, the retained adjustment of respiration to metabolic requirements means in principle, that the individual respiratory form is reversible. This, however, has only a limited prognostic significance. The regular respiratory form strikingly characterises the momentary existence of a wide-spread disturbance of the brain and therefore indicates a latent danger.

The clinical course is then determined by the length of the disturbance of cerebral function.

From this it is clear, that in individual cases a short period of even gasping respiration will be survived, provided its cause can be quickly reversed, e.g. by the first aid precautions at the accident site. Naturally the chance of such a situation arising is exceptionally limited, but it has become possible by the use of special methods, such as the ambulance equipped as a mobile emergency operating theatre.

From the observations in the clinic, however, the unstriking, regular respiration seems to be more frequent than the gasping respiration. Although it has not until now been given sufficient attention as a symptom of general brain damage, it is probably the precursor of some so-called "unexpected" cases of sudden respiratory arrest. In this condition respiratory movements are apparently very easily disturbed by obstruction of the respiratory passages. The great significance of continuous careful attention to patients with this type of brain damage is to be recognized and appreciated.

d) Sensitivity of the respiratory centre. From the investigations of respiratory equivalents of patients with severe brain injury, tumors and raised intracranial pressure as well as post-operative cerebral oedema and other brain pathologies it was already obvious that with clinical functional brain disturbances hypoventilation occurred.

In order to prove whether in these completely contrasting forms of respiratory disturbances basicly there is a distinct behaviour of the respiratory control, the sensitivity of the centre to increasing carbon dioxide partial pressure was measured. The complexities of respiratory sensitivity and control are impossible to analyse in their individual phases. However, the response to alterations of the CO_2 partial pressure gives a good indication of the condition of the medullary centre. It has been confirmed by adequate animal experiments that the reticular system of the isolated medulla is specifically sensitive to alterations of CO_2 partial pressure.

For this reason the relationship between the increase of the minute volume and the increasing arterial CO_2 partial pressure, caused by increasing the carbon dioxide content of the inspired air, was measured in twenty-eight investigations, partly repeated for the same patient.

These values gave the so-called CO_2-respiratory-answer-curves. Steepening of the curve is considered as an increase of the sensitivity of the respiratory centre.

Since no publications agreeing absolutely on the normal value of the sensitivity existed in the literature, normal people were investigated as a control. From them a normal curve, valid for the method used here, was constructed and compared with the results obtained from the investigated patients.

In agreement with the reported results of investigations of the respiratory equivalents, patients were observed with decreased as well as raised values of CO_2 sensitivity; two out of five patients with brain tumors or haematomas showed a reduction, and three a normal steepness of the respiratory answer curve. Similar observations were made by WASSNER 1962. From the patients observed after brain operations and after severe head injury, seven were found with raised, five with normal and ten with reduced values.

As a result of acute brain injury one would have expected only a reduced sensitivity. However, a considerably increased respiration, mainly of short duration, following trauma had often been observed in the classical experiments of induced brain damage in animals, though until now this has only rarely been considered for the clinical assessment of patients with fresh brain injuries.

Indeed many times already a hypocapnia or alkalosis of the blood had been observed by blood gas analysis of patients in the acute or chronic stages of encephalitis, and hyperventilation assumed to be due to that. In recent years HEYMAN and co-workers, PLUM and SWANSON, BROWN and PLUM have also proved hyperventilation and raised CO_2-sensitivity after fresh cerebral infarction and haemorrhage.

Therefore the present findings of the partial but marked raising of the sensitivity of the respiratory centre by severe brain injuries agree well with similar conditions due to other brain damage.

The dangerous results of hyperventilation is the reduction of the carbon dioxide tension of the blood, which leads to a reduction of the brain circulation as well as to peripheral vasoconstriction. Perhaps the peripheral vasoconstriction caused by hyperventilation is a mechanism which contributes to the origin of the so-called post-traumatic hyperthermia.

In contrast, severe hypoventilation may lead to death by O_2-shortage or hypercapnia. However, no corresponding marked reduction of the respiratory equivalent or CO_2-sensitivity was found among the patients investigated here. The time in which such an extreme alteration could be measured is probably very short.

e) Central respiratory and tonus disturbances. It has been shown by our investigations that an increased sensitivity of the respiratory centre of patients with acute brain damage is frequently connected with conditions of increased restlessness and sometimes with rigidity as well as extensor spasm.

From the clinical picture it is seen that cases of brain damage with reduced sensitivity of the respiratory centre, in contrast with normal sensitivity, showed a general muscular hypotonia as well as a reduced response to pain.

This parallel between raised CO_2-sensitivity, restlessness and increased tone on one hand and reduced CO_2-sensitivity and decreased tone on the other is an important help to the clinical judgement of the condition of the central respiratory regulation, especially if it is not possible to determine the alteration of the CO_2-sensitivity directly.

f) Conclusions for treatment. In the last few years the treatment of recent severe brain injuries showing restlessness and rigidity by pharmacological vegetative sedation, and the supplementary use of a short-acting anaesthetic has stood the test of use. It can now be proved that this does not dangerously lower the previously raised sensitivity of the central respiratory mechanism. As a result pharmacological sedation, short-acting anaesthesia and phenothiazine—even immediately after brain trauma—is not only allowed for the syndrome of rigidity, restlessness, hyperventilation and the frequently observed raised blood pressure, but on account of the danger of severe disturbances of the blood chemistry it is an urgent necessity. Careful maintenance of a free airway is a strict preliminary to this treatment. Under the action of a short anaesthetic an angiography must be performed to show whether a traumatic intracranial haematoma is present. In order to alleviate the danger of hypocapnia caused by the raised sensitivity of the respiratory centre and the simultaneously reduced CO_2-threshold, a more intensive and consistent sedation than given until now should be aimed at, if possible by combination of ganglioplegics and tranquilizers. In contrast the stimulants are not indicated for these types of brain injury.

A vegetative sedation must also be initiated in the acute stage for cases with muscular hypotonia because of the temperature rise caused by lung complications. However, because of the lowering of the sensitivity of the respiratory centre the sedation must be as minimal as possible.

These variations of the response of the respiratory centre again demonstrated that even with seemingly similar forms of unconsciousness in cases of severe brain injury significant patho-physiological differences can exist. That explains why in cases of severe brain injury the clinical course and prognosis may be completely different.

The complexity of the central respiratory control led one to expect that only a small insight into the many possibilities of central respiratory disturbances caused by brain injuries and tumors could at first be obtained from the investigations presented here. A conclusive picture can therefore not yet be presented.

For technical reasons the examinations had to be limited to ward-patients who only in rare cases could be examined immediately following trauma. However, the severely injured should have the greatest attention at this stage. The number of observations will grow slowly at first, since measurements at the site of accident are impossible. It is easier to establish conditions in the clinic by which not only the sensitivity of respiratory control to raised CO_2 partial pressure, but also to O_2-shortage can be measured. These conditions have recently been investigated in normal cases by CUNNINGHAM and co-workers. The observations presented here could be of importance as a foundation to turn also their results to use for the diagnosis and treatment of severe brain injuries, tumors and operations.

Résumé

Un rapide exposé introductif résume les études physiologiques sur les modifications de la respiration dans des expériences d'excitation et d'inhibition sur le système nerveux central. Les troubles respiratoires observés se traduisent le plus souvent par quelques modifications typiques et depuis longtemps connues du rythme respiratoire. Il existe à cet égard de nombreux parallèles provenant de la clinique des maladies cérébrales, mais il s'agit cependant le plus souvent, comme le montre la littérature, d'observations isolées des manifestations cliniques les plus frappantes. Les lésions cérébrales étudiées précédemment à ce point de vue étaient essentiellement dues à des troubles vasculaires de l'irrigation cérébrale et, dans une faible mesure, à des tumeurs cérébrales. On n'a que rarement fait état de résultats semblables à un stade aigu après de graves blessures du crâne et du cerveau.

Les recherches présentées ici sont le résultat de 370 mesures faites sur 170 malades d'une clinique neuro-chirurgicale et sur 10 personnes normales. On a particulièrement pris en considération les lésions cérébrales aiguës provoquées par des blessures crânio-cérébrales et les troubles fonctionnels observables au cours des premiers jours suivant une intervention neurochirurgicale.

On a bien entendu tenu compte du fait que les mécanismes centraux de la stimulation et de la régulation respiratoires sont, du point de vue fonctionnel, indissolublement liés aux organes périphériques de la respiration et au métabolisme. Mais chez nos patients, il était impossible de ne pas considérer tout d'abord le rythme, le rendement et l'excitabilité de la respiration comme étant en premier lieu la conséquence des modifications traumatiques ou maladives du cerveau.

Rythme respiratoire

Pour pouvoir apprécier les observations faites sur les malades relevant de la neuro-chirurgie en fonction des variations du rythme respiratoire, il fallait définir de manière nettement reconnaissable les différentes formes de disrythmie, ce qui nécessitait sans doute une schématisation arbitraire étant donné les limites mal définies des variations de rythme, mais atténuait le défaut d'une répartition et d'un classement subjectifs des différents cas.

En fonction des lésions cérébrales étudiées ici, on a décrit comme typiques la respiration irrégulière-normale, la respiration fortement irrégulière, la respiration périodique, la respiration ondulante, la respiration en soupir, la respiration régulière et la respiration saccadée, dite terminale.

La respiration dénommée «apneustic breathing» qui revient si fréquemment dans les études expérimentales sur la structure des substrats régulateurs du souffle dans le tronc cérébral, n'a pas par contre été observée chez nos malades atteints de blessures cérébrales, de tumeurs cérébrales ou d'augmentation de la pression intra-crânienne due à une autre origine.

Chez les patients examinés ici, on a rencontré beaucoup plus rarement que ce n'est le cas dans les troubles végétatifs provoqués par des lésions cérébrales, un changement périodique de l'amplitude respiratoire avec apnée intermittente — désigné sous le nom de respiration périodique. La cause en est moins imputable aux conditions techniques de nos investigations qu'à la difficulté d'apprécier correctement la force et la régularité des variations d'amplitude en cas d'examen clinique simple, sans contrôle spirographique.

Mais si l'on peut faire appel à de tels moyens, il s'avère que, dans les graves lésions cérébrales, c'est la regularité excessive du rythme qui est la plus fréquente et la plus importante; elle avait déjá frappé MARCKWALD 1890, par son uniformité quasi «mécanique». L'apparition de ce type de respiration peut s'expliquer par le fait que les entraîneurs autonomes-automatiques de la respiration dans le tronc cérébral caudal sont encore intacts alors que les «impulsions modulatrices» provenant des sections cérébrales supérieures n'existent plus.

La respiration en soupir et la respiration ondulante* sont des variantes de le respiration régulière dans lesquelles il reste encore une partie des influences modulatrices. On comprend facilement que la respiration régulière ne frappe guère au cours d'un examen clinique ordinaire.

Parmi les conditions cliniques qui provoquent l'apparition de ces différentes dysrythmies respiratoires, la localisation, la nature ou le moment de la lésion

---

* «wogende Atmung».

cérébrale se révèlent hautement secondaires par rapport à la gravité, c'est-à-dire à l'importance pathologique de la lésion cérébrale selon que celle-ci a atteint un plus ou moins grand nombre de ces sections ou voies cérébrales qui participent normalement par leurs impulsions à la régulation et à l'adaptation de la respiration.

C'est pourquoi, il est également sans intérêt de savoir si la lésion crânienne a été provoquée par un accident, par une augmentation de pression intra-crânienne, par un déplacement de masse ou par des troubles de l'irrigation cérébrale d'origine différente.

Mais, on ne saurait assez s'étonner du fait que, même chez l'homme, il suffit d'une faible partie de la substance nerveuse centrale du tronc cérébral caudal pour maintenir pendant des heures, même après la perte de toute autre fonction neurologique supérieure, une respiration primitive. Même dans la respiration terminale, chez un blessé très grave oxygéné par une sonde nasale, il y avait au début encore absorption suffisante d'oxygène. Mais les études expérimentales de NGAI et nos observations cliniques montrent que, dans cet état, c'est l'élimination de gaz carbonique qui devient insuffisante la première tandis que l'augmentation de la tension artérielle du gaz carbonique imprime pendant quelque temps encore une amplitude toujours plus grande aux différents mouvements. Il faut donc reconnaître que la respiration terminale n'est pas d'emblée une respiration «tout ou rien», du moins pas dans un cas clinique.

Economie de la respiration: Equivalent respiratoire

A la suite de ces observations, on ne s'étonnera plus que tous les rythmes respiratoires typiques que nous avons mentionnés puissent être parfaitement suffisants, en ce qui concerne leur rendement pour l'absorption d'oxygène. Cependant le volume respiratoire par minute par rapport à la quantité d'oxygène résorbée — équivalent respiratoire — peut être ou diminué ou exagérément élevé et peu économique. Les écarts par rapport à la normale sont le plus souvent faibles dans la respiration normale-irrégulière. C'est dans les types de respiration ondulante et de respiration en soupir que l'on observe les écarts les plus importants, avec tendance à l'hyperventilation. Dans la forme de respiration régulière, on ne peut pas déterminer si l'équivalent respiratoire est trop élevé ou trop faible. Il semble pourtant important de noter que, dans nombreux cas, tous les rythmes respiratoires se sont révélés parfaitement adaptables aux exigences métaboliques de l'organisme.

Les patients ayant une augmentation de la pression intracrânienne en cas de lésions non encore opérées ou inopérables avaient, sinon tous, du moins très souvent un équivalent respiratoire réduit, ce qui était également en corrélation avec les troubles de la conscience.

Evolution clinique

L'apparition des divers rythmes respiratoires anormaux peut s'appuyer sur des troubles réversibles de la fonction cérébrale. Il s'ensuit que, d'autre part, les diverses formes respiratoires sont en principe «réversibles». Elles n'ont de ce fait de valeur pronostique que dans la mesure où les formes respiratoires les moins modulées caractérisent de manière très nette l'état momentané d'un trouble étendu de la fonction cérébrale, c'est-à-dire désignent un danger latent. L'évolution clinique dépend ensuite de la durée du trouble de la fonction cérébrale.

Ceci explique que dans certains cas de respiration saccadée de brève durée un patient peut survivre lorsqu'on a pu rapidement en éliminer la cause, grâce aux mesures de premier secours pratiquées sur le lieu de l'accident par exemple. Bien entendu, les expériences d'évolutions semblables sont numériquement extrêmement limitées, mais sont devenues possibles grâce à la mise en oeuvre de moyens spéciaux tels que voitures médicales de premier secours (K. H. BAUER, P. MOLLARET, V. HOFFMANN, E. FRIEDHOFF, H. D. LEHMANN).

Pour l'observation en clinique par contre, la respiration régulière si peu frappante est beaucoup plus fréquente et plus importante que la respiration saccadée. Elle annonce vraisemblablement bien des arrêts soudains de la respiration considérés comme « inattendus », parce qu'elle n'a pas jusqu'à maintenant été suffisamment étudiée en tant que symptôme d'une lésion cérébrale souvent très générale. Dans cet état, le déroulement des mouvements respiratoires est apparemment particulièrement facilement perturbé par des troubles des voies respiratoires. Ceci met en évidence et permet d'apprécier à sa juste valeur l'importance qu'il y a à apporter des soins ininterrompus aux patients atteints de lésions crâniennes de ce genre.

Excitabilité du centre respiratoire

Des recherches portant sur l'équivalent respiratoire, il ressort nettement que, même du point de vue clinique, on rencontre aussi bien des troubles de la fonction cérébrale accompagnés d'hypo-ventilation que d'hyperventilation.

Pour étudier si ces deux formes diamétralement opposées de troubles respiratoires se fondent réellement sur une différence dans le comportement de la régulation respiratoire centrale, on a mesuré la sensibilité du centre respiratoire aux variations de la pression du gaz carbonique dans le sang.

Le mécanisme complexe de l'excitation et de la régulation respiratoires ne peut pas être analysé cliniquement dans ses différentes phases. Cependant, son comportement vis-à-vis des modifications de la pression artérielle de CO_2 en donne un bon aperçu et il a été suffisamment confirmé dans des expériences sur les animaux que les substrats réticulaires dans la moëlle isolée réagissent de manière spécifique aux variations de pressions de CO_2.

C'est pourquoi on a mesuré au cours de plusieurs expériences le rapport entre augmentation du débit respiratoire par minute et augmentation de la pression artérielle de l'acide carbonique. Plusieurs de ces couples de valeurs donnent ce que l'on appelle des « courbes de réponse respiratoire au CO_2 » ou des « courbes d'excitation respiratoire ». Plus la pente de la courbe est abrupte, plus grande est la sensibilité du « centre respiratoire ».

Etant donné que la littérature ne fournit pas de données concordantes sur l'excitabilité normale, on a examiné des personnes normales à des fins de contrôle et on en a tiré une courbe normale valable pour la méthode utilisée que l'on a confrontée avec les résultats trouvés chez les patients examinés.

En accord avec les résultats des recherches sur l'équivalent respiratoire dont nous avons parlé, nous avons observé aussi bien des patients ayant une valeur réduite qu'une valeur supérieure de sensibilité au CO_2: sur les cinq examens pratiqués sur des patients n'ayant pas encore été opérés de tumeurs cérébrales ou d'hématomes, deux ont donné une pente réduite, trois une pente normale des courbes de réaction respiratoire. WASSNER a fait des observations semblables en 1962.

Les examens pratiqués après des opérations cérébrales et en particulier après de graves traumatismes craniens ont mis ent évidence sept fois une pente abrupte, cinq fois normale et dix fois réduite. Ici aussi on se serait à vrai dire attendu uniquement à une diminution de l'excitabilité comme conséquence d'une lésion cérébrale aiguë. Mais dans les expériences classiques de lésion cérébrale expérimentale sur les animaux, on a déjà souvent observé une forte augmentation de la respiration survenant passagèrement après le trauma. Mais, jusqu'à maintenant, on n'en avait tenu compte que de manière isolée pour le diagnostic clinique de patients atteints de traumatismes cérébraux récents (Temple FAY 1935, CLOVIS VINCENT [voir KOEBCKE 1944], GOULON, DAMOISEAU, RAPIN et POCIDALO 1956). Sans doute avait-on déjà souvent observé, chez des patients atteints d'encéphalite aiguë et chronique, une hypocapnie ou alcalose du sang et en avait-on déduit qu'il y avait hyperventilation (v. tableau 2). Ces dernières années, HEYMAN et ses coll. ainsi que PLUM et SWANSON, et BROWN et PLUM ont pu mettre en évidence une hyperventilation et parfois aussi une augmentation de la sensibilité de la respiration au CO_2 après des infarctus ou hémorragies cérébrales récentes. Les résultats actuels indiquant une forte augmentation de l'excitabilité du centre respiratoire en cas de traumatismes cérébraux graves, se laissent donc facilement classer en états analogues pour d'autres lésions crâniennes.

Le danger de l'*hyperventilation* réside dans l'abaissement de la tension de l'acide carbonique dans le sang qui aboutit aussi bien á une vaso-constriction périphérique qu'à une réduction de l'irrigation sanguine (NOELL et SCHNEIDER et autres).

Il se peut que la vasoconstriction périphérique provoquée par hyperventilation soit un mécanisme qui contribue au développement de l'hyperthermie post-traumatique dite centrale constatée à la suite des lésions cérébrales.

Par contre une hypoventilation assez forte peut á la longue entraîner la mort par manque de O_2 et hypercapnie. Chez les patients examinés ici, on n'a pas encore pu observer une telle diminution de l'équivalent respiratoire ou de l'excitabilité au CO_2. Le temps pendant lequel de telles modifications extrêmes peuvent être mesurées est probablement très bref.

Troubles centraux de la respiration et du tonus

Il s'est avéré qu'une augmentation de l'excitabilité du centre respiratoire s'accompagne principalement d'états d'agitation croissante et parfois aussi de rigidité de décébration chez les patients atteints de lésions cérébrales.

Les lésions cérébrales avec réduction de l'excitabilité du centre respiratoire par rapport à la norme s'accompagnent par contre, du point de vue clinique également, à une hypotonie musculaire générale et parfois aussi à une moindre réaction à la douleur.

Ce parallélisme entre réaction accrue au CO_2, agitation et augmentation du tonus d'une part et entre sensibilité réduite au CO_2 et réduction du tonus d'autre part facilite nettement l'appréciation clinique de la régulation respiratoire centrale même lorsqu'une détermination approfondie de la sensibilité au CO_2 n'est pas possible,

Conséquence pour le traitement

Dans les cas de traumatismes cérébraux graves récents accompagnés d'agitation ou de rigidité, l'inhibition médicamenteuse du système végétatif, parfois avec brève narcose complémentaire a, ces dernières années, donné des résultats extrêmement intéressants. On a pu maintenant expliquer que ce traitement ne diminue pas de façon dangereuse l'excitabilité auparavant accrue du mécanisme respiratoire central. Ainsi en cas de syndrome clinique avec rigidité ou forte agitation, hyperventilation et augmentation de la pression sanguine, une atténuation médicamenteuse avec brève narcose et phénothiazines est non seulement autorisée, même au cours des premières heures suivant les traumatismes cérébraux, mais absolument nécessaire en raison du danger de troubles graves du chimisme sanguin. Un dégagement minutieux des voies respiratoires constitue une condition stricte pour l'application de ce traitement. Encore sous l'action de la brève narcose, il faut ensuite aussitôt déterminer, à l'aide de l'angiographie, s'il y a un hématome traumatique intra-crânien.

Pour la poursuite du traitement de ces patients, il faut vraisemblablement dans de nombreux cas, en raison de la plus grande excitabilité du centre respiratoire et en même temps de l'abaissement du seuil de CO_2, s'efforcer d'arriver à une inhibition plus intensive et plus conséquente que jusqu'a maintenant, en combinant si possible les gangioplégiques avec les tranquilisants afin d'atténuer le développement et les risques d'hypocapnie. Par contre, dans ces formes de traumatismes cérébraux, les analeptiques ne sont pas recommandés.

En cas de lésions cérébrales avec *hypo*tonie musculaire, il faut également pratiquer une inhibition végétative en raison de l'augmentation de la température qui accompagne en particulier les complications pulmonaires. Cependant, en raison de l'excitabilité *réduite* du centre respiratoire chez ces blessés, il convient de réduire au minimum l'action médicamenteuse.

Ces différences dans le comportement de la respiration font à nouveau apparaître que chez les patients atteints de graves lésions cérébrales il peut y avoir d'importantes différences pathophysiologiques, même en cas de perte de conscience apparemment semblable. Ceci explique pourquoi, en cas de traumatismes craniens graves, l'évolution clinique peut également être entièrement différente.

Etant donné la structure très complexe du mécanisme central et de la régulation de la respiration, il fallait s'attendre à ce que les recherches présentées ici ne donnent tout d'abord qu'un aperçu sommaire des nombreuses possibilités de troubles centraux de la respiration en cas de traumatismes et de tumeurs cérébraux et ne fournissent pas encore un tableau définitif.

Pour des raisons techniques, nous avons dû limiter notre étude aux patients hospitalisés en clinique qui n'ont pu être que rarement examinés pendant les premières heures après la blessure. Or, chez les blessés très graves, c'est précisément ce stade qui mérite la plus grande attention. Etant donné qu'il n'est pas possible de procéder à des mesures sur le lieu même de l'accident, le nombre des examens pratiqués sur de tels patients ne croîtra que lentement. Il sera plus facile de créer des conditions d'examen permettant d'étudier en clinique non seulement la sensibilité de la régulation respiratoire par rapport à l'augmentation de pression de CO_2, mais également par rapport au *manque de O_2*. Ces conditions ont précisément été étudiées ces derniers temps, mais uniquement chez des personnes normales par CUNNINGHAM et coll. 1957, LOESCHCKE et coll. 1958, 1960. Nos propres observations peuvent servir de base pour de futurs investigations sur les conséquences du manque de O_2 pour les traumatisés du crâne. Par l'ensemble de ces recherches concernant les troubles respiratoires nous espérons améliorer le diagnostic et le traitement de ces malades, dont le pronostic encore peu satisfaisant exige tous les efforts possibles.

K. Symbole, Nomenklatur und Normalwerte[1, 2]

Symbol	Bedeutung	Normalwert und -bereich	Literatur
A	alveolär		
a	arteriell		
Aäq	Atemäquivalent $= \dot{V}_{vent} / \dot{V}_{O_2}$ = spezifische Ventilation	28—35 (17—40)	8 (S. 74)
alv	alveolär		
AZQ	Verhältnis Exspirations- zu Inspirationsdauer	1,1—2	4 (S. 67)
BB	Buffer base = Puffer-Basen	46,2 mÄq/Liter	3 und 7
BE	Base Excess = Basenabweichung	$0 \pm 2{,}3$ mÄq/Liter	3 und 7
BTPS	Umrechnung von Gasvolumina auf Körpertemperatur, Barometerdruck und Wasserdampfsättigung		4 (S. 50 und Tabelle 70, S. 406)
C	Konzentration		
$C_{CO_2 A}$	CO_2-Gehalt in der Alveolarluft	$\cong 5{,}6$ Vol.-%	2 (S. 205), 4 (S. 10) und 6
$C_{CO_2 a}$	CO_2-Gehalt im arteriellen Blut (linkes Herz)	47—50 Vol.-%	6 und 4 (S. 10)
$C_{CO_2 ven}$	CO_2-Gehalt im venösen Blut (art. pulmon.)	$\cong 56$ Vol.-%	6
$C_{CO_2 stand}$	Standardbicarbonat	23 (21,3—24,8) mÄq/Liter	3 und 7; 8 (S. 34)
C_{Hb}	Hämoglobingehalt (peripheres venöses Blut)	12—16,3 g/100 ml	5 (S. 548) 2 (S. 95)
$C_{O_2 A}$	O_2-Gehalt in der Alveolarluft	14 Vol.-%	4 (S. 10)
$C_{O_2 a}$	O_2-Gehalt im arteriellen Blut (linkes Herz)	$\cong 22$ Vol.-%	2 (S. 94) 4 (S. 10) und 6
$C_{O_2 ven}$	O_2-Gehalt im venösen Blut (art. pulmon.)	$\cong 14$ Vol.-%	6
dex	rechts		
f	Atemfrequenz	10—15/min	2 (S. 51) und 5 (S. 589)
Häm	Hämatokrit	43 (35,9—49,9)	2 (S. 95) und 5 (S. 546)
li. = sin	links		
N	Zahl der Fälle		
NBB	Normal-Puffer-Base = BB minus BE	$40{,}8 + 0{,}36 \cdot (C_{Hb}$ g-%)	7 (S. 184) und 8 (S. 34)

---

[1] Unter Benutzung folgender Literatur: (1) Abschließender Bericht der Kommission der Dtsch. Ges. f. innere Medizin zur Normung der Nomenklatur und der Symbole von Atmungsgrößen. Kongr.-Zbl. ges. inn. Med. **192**, 1—6 (1958). (2) ANTHONY u. VENRATH 1962. (3) ASTRUP u. Mitarb. 1960. (4) BARTELS u. Mitarb. 1959. (5) Documenta Geigy, Wissenschaftl. Tabellen, 6. Aufl. Basel: Geigy 1960. (6) KNIPPING, BOLT, VALENTIN u. VENRATH 1961. (7) SIGAARD ANDERSEN u. ENGEL 1960. (8) Diese Arbeit.

[2] Eine systematische Zusammenstellung von Normalwerten der Atmung, des Gasstoffwechsels und der Drucke im Kreislauf findet sich in Abb. 66, S. 117.

Symbol	Bedeutung	Normalwert und -bereich	Literatur
O_2	Sauerstoff		
$p_{CO_2 a}$	arterieller CO_2-Druck (linkes Herz)	39,7 (36,2—44,9) mm Hg	2
$p_{CO_2 A}$	alveolärer CO_2-Druck insp. exsp.	$\cong$ 40 mm Hg $\cong$ 43 mm Hg	2 und 6
$p_{CO_2 ven}$	venöser CO_2-Druck (art. pulmon.)	$\cong$ 46 mm Hg	6
pH	negativer log. der Wasserstoffionenkonzentration [pH_a im arteriellen Blut	7,35—7,43	2 und 3]
$p_{O_2 a}$	arterieller O_2-Druck (linkes Herz)	93 (80—104) mm Hg 86 (72—100) mm Hg	4 (S. 274) 6
$p_{O_2 A}$	alveolärer O_2-Druck insp. exsp.	$\cong$ 108 mm Hg $\cong$ 100 mm Hg	6 und 2 (S. 205)
$p_{O_2 ven}$	venöser O_2-Druck (art. pulmon.)	39,4 (29,5—48,5) mm Hg $\cong$ 37 mm Hg	4 (S. 274) 6
RR	Blutdruck art. brachialis, gemessen mit Riva-Rocci-Apparat	(altersabhängig)	5 (S. 598)
s	Sensitivity, Empfindlichkeit des Atemzentrums gegenüber Zunahme der arteriellen CO_2-Spannung	$= \dfrac{\Delta \dot{V} \, 1 \cdot \min^{-1}}{\Delta \text{ mm Hg } p_{CO_2 a}}$	8 (S. 83)
σ	Standardabweichung, Quadratwurzel der Varianz	$\pm \sqrt{\dfrac{\Sigma (x-\bar{x})^2}{N-1}}$	5 (S. 160)
$S_{O_2 a}$	prozentuale O_2-Sättigung im arteriellen Blut	95,6 (90,5—99,0) %	4 (S. 274)
$S_{\bar{v}}$	prozentuale O_2-Sättigung im venösen Mischblut	74—76,8 (70,1—81,9)	5 (S. 542) 4 (S. 274)
stand	Standard (Standardbicarbonat = $C_{CO_2 stand}$)		
STPD	Umrechnung von Gasvolumina auf Standardbedingungen (0° C, 760 mm Hg, Trockenheit)		4 (S. 89 und Tabelle 64, S. 397)
T	Körpertemperatur in °C	37°	
t	Zeitdauer		
V	Gasvolumen		
V_T	Atemzugvolumen	15% des maximalen Atemvolumens	2 (S. 69)
$\dot{V}$	Atemminutenvolumen	6—10 Liter	6
$\dot{V}_{O_2}$	O_2-Aufnahme	250—300 ml/min	2 und 6
$\dot{V}_{stand}$	Standardventilation = Atemminutenvolumen, berechnet auf den normalen arteriellen CO_2-Druck von 40 mm Hg	$\cong$ 10 Liter/min	8 (S. 98)
ven	venös		
vent	Ventilation		
$\bar{x}$	Mittelwert	$\dfrac{\Sigma x}{N}$	5 (S. 160)

Meinem verehrten Lehrer, Herrn Prof. Dr. med. W. TÖNNIS sage ich ganz besonderen Dank für die großzügige Unterstützung und beständige Förderung dieser Untersuchungen, ebenso wie für die Möglichkeit der analytischen und experimentellen Arbeiten im Max-Planck-Institut für Hirnforschung, Abteilung für Tumorforschung und experimentelle Pathologie. Fräulein U. BREITKREUTZ, E. KLASMEIER, Frau R. TOUBARTZ und L. BEER danke ich für die unermüdliche, begeisterte Mitarbeit bei der Registrierung und Auswertung der Atemkurven und bei den Blutanalysen, sowie für die graphischen und umfangreichen schriftlichen Arbeiten. Frau E. KROECK und Fräulein R. BOCK bin ich für die sorgfältigen photographischen Reproduktionen, Frau I. MARTENS und Frau O. VACIN für die vielfältigen Arbeiten des Krankenblatt-Archivs, Herrn A. SCHULTE für die Assistenz bei den Tierexperimenten sehr dankbar.

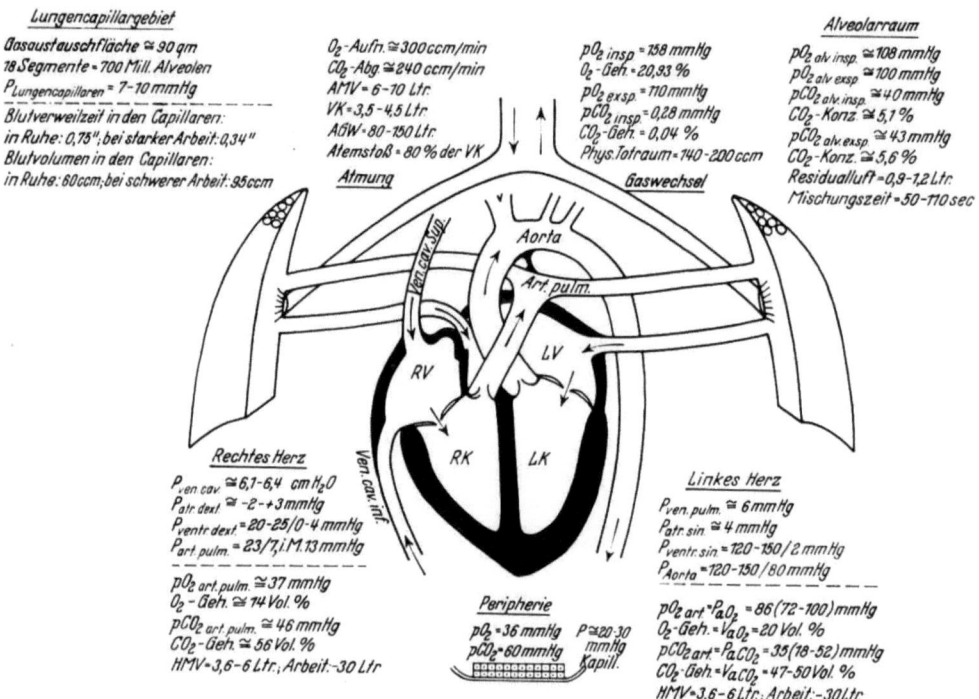

Abb. 66. Die Normalwerte der Atmung, des Gasstoffwechsels und der Drucke im Kreislauf (aus KNIPPING, BOLT, VALENTIN u. VENRATH 1961, mit freundlicher Genehmigung der Autoren). Einige der hier gebrauchten Symbole sind durch die in der voraufgehenden alphabetischen Tabelle mitgeteilten Symbole der Normen-Kommission zu ersetzen

Literatur

AEPLI, R.: Les paramètres respiratoires de l'homme âgé lors de l'exercice musculaire. Poumon **15**, 981—995 (1959).

ALEXANDER, J. K., H. F. SPALTER and J. R. WEST: Modification of the respiratory response to carbon dioxide by salicylate. J. clin. Invest. **34**, 533—537 (1955).

— J. R. WEST, J. A. WOOD and D. W. RICHARDS: Analysis of the respiratory response to carbon dioxide inhalation in varying clinical states of hypercapnia, anoxia and acid-base derangement. J. clin. Invest. **34**, 511—532 (1955).

ALPERT, G.: Lungenbefund bei Schädelverletzungen. Wiss. Z. Univ. Halle **10**, 147 (1961).

ANAND, B. K., S. DUA and G. S. CHINA: Changes in visceral and metabolic activities after frontal and temporal lobe lesions. Indian J. med. Res. **45**, 345—352 (1957).

ANDREW, J.: Tracheotomy and management of the unconscious patient. Brit. med. J. **1956**, No 4988, 328—332.

ANTHONY, A. J.: Untersuchungen über das Verhalten der Gase in der Lunge. Dtsch. Arch. klin. Med. **168**, 231—238 (1930).
—, u. H. VENRATH: Funktionsprüfungen der Atmung. Leipzig: Johann Ambrosius Barth, 1962.
ASMUSSEN, E., and M. NIELSEN: Ventilatory response to CO_2 during work at normal and at low oxygen tensions. Acta physiol. scand. **39**, 27—35 (1957).
ASTRUP, P.: A simple electrometric technique for the determination of carbon dioxide tension in blood and plasma, total content of carbon dioxide in plasma, and bicarbonate content in "separated" plasma at a fixed carbon dioxide tension. Scand. J. clin. Lab. Invest. **8**, 33—43 (1956).
— Erkennung der Störungen des Säure-Basen-Stoffwechsels und ihre klinische Bedeutung. Klin. Wschr. **35**, 749 (1957).
— K. JØRGENSEN, O. SIGGAARD ANDERSEN and K. ENGEL: The acid-base metabolism; a new approach. Lancet **1960 I**, 1035—1039.
—, and S. SCHRØDER: Apparatus for anaerobic determination of the p_H of blood at 38 degrees centigrade. Scand. J. clin. Lab. Invest. **8**, 30—32 (1956).
Atmungsgrößen: Abschließender Bericht der Kommission der Deutschen Gesellschaft für Innere Medizin zur Normung der Nomenklatur und der Symbole von Atmungsgrößen. Kongr.-Zbl. ges. inn. Med. **192**, 1—6 (1958).
BABCOCK, R. H., and M. G. NETSKY: Respiratory and cardiovascular responses to experimental cerebral emboli. Arch. Neurol. Psychiat. (Chic.) **2**, 556 (1960).
BAILEY, P.: Intracranial tumors, 2. edit. Springfield: Ch. C. Thomas 1948. Deutsche Übersetzung von H. B. v. WITZLEBEN, 2. Aufl. Stuttgart: Ferdinand Enke 1951.
—, and H. W. SWEET: Effects on respiration, blood pressure and gastric motility of stimulation of the orbital surface of the frontal lobe. J. Neurophysiol. **3**, 276—281 (1940).
BAKER, A. B., H. A. MATZKE and J. R. BROWN: Poliomyelitis. III. Bulbar poliomyelitis; a study of medullary function. Arch. Neurol. Psychiat. (Chic.) **63**, 257—281 (1950).
BARACH, A. L., J. H. MEANS and M. N. WOODWELL: The hydrogenion concentration and bicarbonate level of the blood in pneumonia. J. biol. Chem. **50**, 413 (1922).
BARBIZET, J.: Yawning. J. Neurol. Neurosurg. Psychiat. **21**, 203—209 (1958).
BARCROFT, J.: Features in the architecture of physiological function. Cambridge: University Press 1938.
—, and R. MARGARIA: Some effects of carbonic acid on the character of human respiration. J. Physiol. (Lond.) **72**, 175—185 (1931).
BARKER, L. F., and T. R. SPRUNT: Manifest tetany associated with an attack of paroxysmal hyperpnoea in a patient convalescent from epidemic encephalitis. Trans. Ass. Amer. Phycns **36**, 305 (1921).
BARTELS, H.: Die physiologischen Grundlagen der Sauerstofftherapie. Therapiewoche **10**, 500—504 (1959/60).
— E. BÜCHERL, C. W. HERTZ, G. RODEWALD u. M. SCHWAB: Lungenfunktionsprüfungen. Berlin-Göttingen-Heidelberg: Springer 1959.
BAUER, K. H.: Über Verkehrsunfälle aus der Sicht des Chirurgen. Langenbecks Arch. klin. Chir. **279**, 141—166 (1953); Ärztl. Mitt. (Köln) **39**, 402 (1954).
BAUMGARTEN, R. v.: Koordinationsformen einzelner Ganglienzellen der rhombencephalen Atemzentren. Pflüg. Arch. ges. Physiol. **262**, 573—594 (1956).
— Ein neues zentrales Substrat der nervösen Atemsteuerung in der Formatio reticularis. Klin. Wschr. **37**, 1052 (1959).
— Physiologie des Rhombencephalon. In LANDOIS-ROSEMANN, Lehrbuch Physiologie des Menschen, 28. Aufl., Bd. II, S. 695—715. München u. Berlin: Urban & Schwarzenberg 1961.
— K. BALTHASAR u. H. P. KOEPCHEN: Über ein Substrat atmungsrhythmischer Erregungsbildung im Rautenhirn der Katze. Pflügers Arch. ges. Physiol. **270**, 504—528 (1959/60).
BELLVILLE, J. W., W. S. HOWLAND, J. C. SEED and R. W. HOUDE: The effect of sleep on the respiratory response to carbon dioxide. Anesthesiology **20**, 628—633 (1959).
—, and J. C. SEED: Respiratory carbon dioxide response curve computer. Science **130**, 3382, 1079 (1959).
BENETT, A. E., and A. FORTES: Meningioma obstructing the foramen magnum. Arch. Neurol. Psychiat. (Chic.) **53**, 131—134 (1945).

BERGER, H.: Physiologische Begleiterscheinungen psychischer Vorgänge. In BUMKE-FÖRSTER, Handbuch der Neurologie, Bd. 2/II, S. 492. Berlin: Springer 1937.
BERGMANN, E. v.: Allgemeine traumatisch bedingte Störungen des endocraniellen Nervensystems. In BILLROTH T. v., u. G. A. LUECKE, Deutsche Chirurgie, Bd. 30, S. 266. Stuttgart: Ferdinand Enke 1880.
BIOT, M. C.: Étude clinique et experimentale sur la respiration de CHEYNE-STOKES. Paris: G. B. Beillière & fils. 1878. Zit. nach MAJOR 1951.
BIRCHFIELD, R. I., H. O. SIEKER and N. C. DURHAM: Alterations in respiratory function during natural sleep. J. Lab. clin. Med. **54**, 216 (1959).
— — and A. HEYMAN: Alterations in blood gases during natural sleep and narcolepsy. Neurology (Minneapolis) 8, 107 (1958).
BIRKMAYER, W., u. W. WINKLER: Klinik und Therapie der vegetativen Funktionsstörungen. Wien: Springer 1951.
BLITZ, J.: De behandeling van ernstige schedeltraumata. Ned. T. Geneesk **102**, 345—348 (1958).
BLUMBERG, M. L.: Respiration and speech in the cerebral palsied child. Amer. J. Dis. Child. **89**, 48—53 (1959).
BRECKENRIDGE, C. G., and H. E. HOFF: Pontine and medullary regulation of respiration in cat. Amer. J. Physiol. **160**, 385—394 (1950).
— — Transmedullary stimulation of central respiratory mechanism in apnea. Amer. J. Physiol. **180**, 219—231 (1955).
BRENDEL, W.: Die Bedeutung der Hirntemperatur für die Kälteregulation. Pflügers Arch. ges. Physiol. **270**, 607—656 (1960).
BREWIN, J. G., R. P. GOULD, F. S. NASHAT and E. NEIL: An investigation of problems of acid-base equilibrium in hypothermia. Guy's Hosp. Rep. **104**, 177 (1955). Zit. nach SIGGAARD ANDERSEN u. ENGEL 1960.
BRINKMAN, G. L., D. G. REMP, E. O. COATES jr and E. M. PRIEST: The treatment of respiratory acidosis with Tham. Amer. J. med. Sci. **239**, 341—346 (1960).
BROBEIL, A.: Hirndurchblutungsstörungen, ihre Klinik und arteriographische Diagnose. Stuttgart: Georg Thieme 1950.
BROCK, S.: Injuries of the brain and spinal cord, 4. Aufl. New York: Springer 1960.
BRODIE, D. A., and H. L. BORISON: Evidence for a medullary inspiratory pacemaker. Functional concept of central regulation of respiration. Amer. J. Physiol. **188**, 347—354 (1957).
BRODOVSKY, D., J. A. MAC DONNEL and R. M. CHERNIACK: The respiratory response to carbon dioxide in health and in emphysema. J. clin. Invest. **39**, 724—729 (1960).
BRODY, J. I., and F. RODRIGUEZ: Cerebellar hemangioblastoma and polycythemia. Amer. J. med. Sci. **242**, 579—584 (1961).
BROWDER, J., and R. MEYERS: Behavior of the systemic blood pressure, pulse rate, and spinal fluid pressure associated with acute changes in intracranial pressure artificially produced. Arch. Surg. **36**, 1—19 (1938).
BROWN, E. B.: Plasma electrolyte composition in dogs breathing high CO_2 mixtures: Source of bicarbonate deficit in severe respiratory acidosis. J. Lab. clin. Med. **55**, 767—775 (1960).
BROWN jr., E. B.: Physiological effects of hyperventilation. Physiol. Rev. **33**, 445—471 (1953).
BROWN, H. W., and F. PLUM: The neurologic basis of Cheyne-Stokes respiration. Amer. J. Med. **30**, 849—860 (1961).
BRUGGER, G.: Über einen fast symptomlos verlaufenden riesigen Tumor der Medulla oblongata. Zbl. Neurochir. **14**, 301—304 (1954).
BRUN, R.: Gehirn. In Handbuch der Inneren Medizin, 4. Aufl., Bd. V/1, S. 704—903. Berlin-Göttingen-Heidelberg: Springer 1953.
BRUNS, L.: Geschwülste des Nervensystems. Berlin: S. Karger 1908.
— Die allgemeine Chirurgie der Gehirnkrankheiten, II. Teil. In: Neue Deutsche Chirurgie, Bd. 12. Stuttgart: Ferdinand Enke 1914.
BUCHBORN, A.: Schock und Kollaps. In Handbuch der Inneren Medizin, 4. Aufl., Bd. IX, Teil 1, S. 952—1184. Berlin-Göttingen-Heidelberg: Springer 1960.
BUCHER, K.: Reflektorische Beeinflußbarkeit der Lungenatmung. Wien: Springer 1952.
—, u. P. BÄTTIG: Zur Bedeutung der Vagi für die pulssynchrone Atmung. Helv. physiol. pharmacol. Acta **18**, 219—224 (1960).

Bücherl, E., u. G. Ressel: Über den Einfluß von Megaphen auf die Atmung. Klin. Wschr. **34**, 430—432 (1956).
Bühler, F.: Über den Atmungstyp bei Grundumsatzbestimmungen. Münch. med. Wschr. **1937**, H. 3, 89.
Bühlmann, A.: CO_2-Wirkungen auf Körper-, Lungen- und Gehirnkreislauf. Anaesthesist **9**, 66 (1960).
— Respiratorische Acidose und Kreislauf mit besonderer Berücksichtigung des Gehirnkreislaufs. Schweiz. med. Wschr. **90**, 7 (1960).
Buren, J. M. van: Sensory, motor and autonomic effects of mesial temporal stimulation in man. J. Neurosurg. **18**, 273—288 (1961).
Burns, B. D., and G. C. Salmoiraghi: Repetitive firing of respiratory neurones during their burst activity. J. Neurophysiol. **23**, 27—46 (1960).
Cairns, H.: Disturbances of consciousness with lesions of the brain-stem and diencephalon. Brain **75**, 109—146 (1952).
Campbell, E. J. M.: The respiratory muscles and the mechanics of breathing. London: Lloyd-Luke (Med. Books) Ltd. 1958.
— Simplification of Haldane's apparatus for measuring CO_2-concentration in respired gases in clinical practice. Brit. med. J. **1960**, No 5171, 457.
—, and J. B. L. Howell: Simple rapid methods of estimating arterial and mixed venous p_{CO_2}. Brit. med. J. **1960**, No 5171, 458.
Castex, M. R.: La insuficiencia respiratoria. Pren. méd. argent. **21**, Suppl. 51 (1934).
— Sistema nervioso central y trastornos respiratorios accesionales. Pren. méd. argent. **44**, 1901 (1957).
Cheyne, J.: A case of apoplexy, in which the fleshy part of the heart was converted into fat. Dublin Hospital Rep. Commun. Med. Surg. **2**, 216—223 (1818).
Christian, P., P. Mohr, M. Schrenk u. W. Ulmer: Zur Phänomenologie der abnormen Atmung beim sogenannten „Nervösen Atmungssyndrom". Nervenarzt **26**, 191—197 (1955).
Clauser, G.: Die Bedeutung des Atemtyps für die differentialdiagnostische Trennung einiger interner Krankheitsbilder von den entsprechenden sogenannten Organneurosen. Med. Klin. **46**, 402 (1951).
Comninos, A.: Vegetative Symptome bei operativen Eingriffen am Zentralnervensystem. Dtsch. Z. Nervenheilk. **162**, 196—228 (1949).
Comroe jr., J. H.: Effects of direct chemical and electrical stimulation of respiratory center in cat. Amer. J. Physiol. **139**, 490—498 (1943).
Condorelli, L., u. E. Rechnitzer: Klinische Untersuchungen über die Möglichkeit einer funktionellen Dissoziation der Atmung unter experimentellen und pathologischen Bedingungen. Wien. Arch. inn. Med. **14**, 49—74 (1927).
Cormack, R. S., D. J. C. Cunningham and J. B. L. Gee: The effect of carbon dioxide on the respiratory response to want of oxygen in man. Quart. J. exp. Physiol. **42**, 303—319 (1957).
Cunningham, D. J. C., R. S. Cormack, J. L. H. O'Riordan, M. G. M. Jukes and B. B. Lloyd: An arrangement for studying the respiratory effects in man of various factors. Quart. J. exp. Physiol. **42**, 294—303 (1957). — Vgl. auch Cormack 1957, Lloyd 1958.
Cushing, H.: Physiologische und anatomische Beobachtungen über den Einfluß von Hirnkompression auf den intrakraniellen Kreislauf und über einige hiermit verwandte Erscheinungen. Mitt. Grenzgeb. Med. Chir. **9**, 773—808 (1902).
— Intracranial tumors. Springfield (III): Ch. C. Thomas 1932.
David, M., et H. Pourpre: Neuro-Chirurgie. In: Collection Médico-Chirurgicale. Paris: Flammarion 1961.
Davson, H.: Physiology of the ocular and cerebrospinal fluids. London: Churchill 1956.
Delgado, J. M. R., and R. B. Livingston: Some respiratory, vascular and thermal responses to stimulation of orbital surface of frontal lobe. J. Neurophysiol. **11**, 39—55 (1948).
Dell, M. B., et J. Talairach: Inhibition respiratoire par stimulation sous-corticale chez l'homme. Rev. neurol. **90**, 275—282 (1954).
Dell, P.: Corrélations entre le système végétatif et le système de la vie de relation. Mésencéphale, diencéphale et cortex cérébral. J. Physiol. (Paris) **44**, 471—557 (1952).
Denny-Brown, D., and W. R. Russell: Experimental cerebral concussion. Brain **64**, 93—164 (1941).

Descotes, J., et M. Haguenauer: La trachéotomie dans ses applications neuro-chirurgicales. A propos de 192 observations. Lyon chir. **56**, 344—358 (1960).
—, et P. Wertheimer: Données relatives à l'enregistrement respiratoire et à la mesure de la consommation d'oxygène chez les traumatisés crâniens graves. Bull. Soc. int. Chir. **17**, 364—374 (1958).
Dittner, D. S., and R. M. Grebe: Handbook of Respiration. Philadelphia and London: W. B. Saunders 1958.
Dönhardt, A.: Künstliche Dauerbeatmung. Berlin-Göttingen-Heidelberg: Springer 1955.
— Technische Möglichkeiten in der Behandlung von Atemgelähmten. Dtsch. med. Wschr. **85**, 1554—1556 (1960).
—, u. H. Marx: Beatmungsfibel. Köln-Berlin: Dtsch. Ärzteverlag 1958.
—, u. K. Schernau: Untersuchungen über die Aufhebung der Atemdepression durch Morphin und Morphinderivate. Anaesthesist **6**, 72—74 (1957).
Dripps, R. D., and J. H. Comroe: The respiratory and circulatory response of normal man to inhalation of 7,6 and 10,4 per cent CO_2 with a comparison of the maximal ventilation produced by severe muscular exercise, inhalation of CO_2 and maximal voluntary hyperventilation. Amer. J. Physiol. **149**, 43—51 (1947).
Dunsmore, R. H., W. B. Scoville, F. W. Reilly and B. B. Whitcomb: Tracheotomy in neurosurgery. J. Neurosurg. **10**, 228—232 (1953).
Eckenhoff, J. E., and M. Heldrich: The effect of narcotics, thiopental and nitrous oxide upon respiration and respiratory response to hypercapnia. Anesthesiology **19**, 240—253 (1958).
— — and W. D. Ralph jr.: The effects of Promethazine upon respiration and circulation of man. Anesthesiology **18**, 703—710 (1957).
Eckstein, A., u. E. Rominger: Beiträge zur Physiologie und Pathologie der Atmung im Kindesalter. Über Schlafmittel im Säuglingsalter und ihre Wirkung auf die Atmung. Arch. Kinderheilk. **70**, 1—22 (1922). — Über die Atemstörungen bei der tuberkulösen Meningitis. Arch. Kinderheilk. **70**, 258—273 (1922).
Editorial: „Meningitic" Breathing. J. Amer. med. Ass. **165**, 1568 (1957).
Efron, R., and D. C. Kent: Chronic respiratory acidosis due to brain disease. Reversal of normal EEG-response to hyperventilation. Arch. Neurol. Psychiat. (Chic.) **77**, 575—587 (1957).
Evans, J. P., F. F. Espey, F. V. Kristoff, F. D. Kimbell and H. W. Ryder: Experimental and clinical observations on rising intracranial pressure. Arch. Surg. **63**, 107—114 (1951).
Exner, R.: Spirometrische Kurven an Hirntumoren. Psychiat.-neurol. Wschr. **36**, 578—580 (1934).
— Lehrbuch der spirometrischen Analytik und Diagnostik. Wien: Wilhelm Maudrich 1948.
Eyster, J. A.: Clinical and experimental observations upon Cheyne-Stokes respiration. J. exp. Med. **8**, 565 (1906).
— M. T. Burrows and C. R. Essick: Studies on intracranial pressure. J. exp. Med. **11**, 489 (1909).
Fay, T.: The treatment of acute and chronic cases of cerebral trauma, by methods of dehydration. Ann. Surg. **101**, 76—132 (1935).
Fazekas, J. F., L. C. McHenry jr., R. W. Alman and J. F. Sullivan: Cerebral hemodynamics during brief hyperventilation. Arch. Neurol. (Chic.) **4**, 132—138 (1961).
Fink, B. R.: Influence of cerebral activity in wakefulness on breathing. J. appl. Physiol. **16**, 15—20 (1961).
— R. Katz, H. Reinhold and A. Schoolman: Suprapontine mechanisms in regulation of respiration. Amer. J. Physiol. **202**, 217—220 (1962).
Finley, K. H.: The neuro-anatomy in respiratory failure. Arch. Neurol. Psychiat. (Chic.) **26**, 754—783 (1931).
Fischer, A. W.: Verkehrsunfall und praktischer Arzt. Erste Hilfe am Unfallort. KVDA-Mitt. **36**, 21—25 (1960).
Fischgold, H., et G. Arfel-Capdevielle: Modifications respiratoires dans les paroxysmes épileptiques. Electroenceph. clin. Neurophysiol. **7**, 165—178 (1955).
Fleisch, A.: Erregbarkeitsänderung des Atemzentrums durch Schlaf. Pflügers Arch. ges. Physiol. **221**, 378 (1929).

FLEISCH, A., u. F. LECHNER: Die respiratorische Mittellage. Helv. physiol. pharmacol. Acta 7, 410—426 (1949).

FLOURENS, P.: Recherches expérimentales sur les propriétés et les fonctions du système nerveux, dans les animaux vertébrés. Paris: Cervot 1824. Zit. nach v. BERGMANN 1880.

FOERSTER, O., O. GAGEL u. W. MAHONEY: Die encephalen Tumoren des verlängerten Markes, der Brücke und des Mittelhirns. Arch. Psychiat. Nervenkr. 110, 1—74 (1939); — Z. ges. Neurol. Psychiat. 168, 295—331 (1940).

FOLTZ, E. L., and R. P. SCHMIDT: The role of the reticular formation in the coma of head injury. J. Neurosurg. 13, 145—154 (1956).

FRANKE, O. F.: Physiologie des Zentralnervensystems vom Standpunkt der Regelungslehre. München u. Berlin: Urban & Schwarzenberg 1960.

FRENCH, J. D.: The reticular formation. In Handbuch Physiologie, I. Neurophysiol. Bd. 2. Washington: Amer. Physiol-Soc. 1959.

FRICKE, W.: Das Kreislaufverhalten bei neurochirurgischen Eingriffen in potenzierter Narkose. Diss. Köln 1957.

FRIEDHOFF, E.: Erfahrungen mit dem Notfallarztwagen der Chirurgischen Universitätsklinik Köln. Landarzt 36, 663—667 (1960).

—, u. V. HOFFMANN: Ärztliche Versorgung Schwerverletzter am Unfallort und auf dem Transport. Münch. med. Wschr. 101, 1430 (1959).

—, u. H. D. LEHMANN: Erfahrungen über erste ärztliche Hilfe am Unfallort und auf dem Transport bei Schwerverletzten und Lebensbedrohten. Hefte Unfallheilk. 62, 111—124 (1960).

FROWEIN, R., u. G. HARRER: Untersuchungen über vegetative Regulationsvorgänge, zugleich ein Beitrag zur Funktionsdiagnostik zentraler vegetativer Regulationseinrichtungen. Verh. 1. Neurochir. Tgg, Freiburg i.Br. 1948; — Dtsch. Z. Nervenheilk. 162, 239—240 (1950).

— — Richtlinien für die Begutachtung vegetativer Störungen bei Hirnverletzten. In E. REHWALD, Das Hirntrauma. Stuttgart: Georg Thieme 1956.

— — Vegetativ-endokrine Diagnostik (Testmethoden). München-Berlin-Wien: Urban & Schwarzenberg 1957.

FROWEIN, R. A.: Behandlung der Streckstarre im akuten Stadium nach Kopfverletzungen. 117. Tgg Niederrh. Westf. Chirurgen, Pyrmont 1957. Zbl. Chir. 83, 918—919 (1958).

— Atemstörungen und Lungenkomplikationen nach Hirnschädigungen (Hirntrauma, Hirnoperation). Zbl. Chir. 83, 2109 (1958).

— Pathogenese vegetativer Störungen bei intrakranieller Drucksteigerung. Acta neurochir. (Wien), Suppl. 7, 459—470 (1961).

— Bedeutung und Prognose der Atemstörungen bei Hirnverletzten. Tgg Österr. Ges. Chir. u. Unfallheilk., Wien 22.—24. 9. 1961. Klin. Med. (Wien) 17, 336—347 (1962a).

— Kreislaufstörungen bei akuten traumatischen Hirnschädigungen. Symposion Klinik u. Therapie der Kollapszustände, 2./3. Febr. Mainz 1962 (b). In DUESBERG und SPITZBARTH, Klinik und Therapie der Kollapszustände. Stuttgart: Friedrich Karl Schattauer 1962.

— Hypoxydose nach schweren Hirntraumen. Neurochirurgenkongr. Bad Ischl 1962 (c). Zbl. Neurochir. 23, 3—1 (1962).

—, u. H. D. LEHMANN: Die Bedeutung der initialen Sauerstoffversorgung bei schweren Hirnverletzungen. Zbl. Chir. 84, 994—995 (1959).

— u. F. LOEW: Potenzierte Narkose — kontrollierte Hypothermie — kontrollierte Blutdrucksenkung. Zbl. Neurochir. 14, 325—336 (1954).

FRUHMANN, G., H. BLÖMER u. P. KOLB: Primäre alveolare Hypoventilation infolge einer Funktionsstörung des Atemzentrums unbekannter Genese. Klin. Wschr. 39, 618—625 (1961).

—, u. H. PICHLMAIER: Experimentelle atmungsphysiologische Untersuchungen zur Therapie von Schlafmittelvergiftungen. Dtsch. Arch. klin. Med. 205, 668—678 (1959).

— — Zur Methodik der Messung von inspiratorischen und alveolaren CO_2-Antriebskurven für die Atmung. Z. klin. Med. 156, 63—86 (1959).

FRUMIN, M. J., R. M. EPSTEIN and G. COHEN: Apneic oxygenation in man. Anesthesiology 20, 789—798 (1959).

Fulton, J. F.: Textbook of physiology. Philadelphia u. London: W. B. Saunders Company 1955.
Gänshirt, H.: Über den zentralen Tod beim Hirntumor. Dtsch. Z. Nervenheilk. **166**, 247 bis 267 (1951).
— Die Sauerstoffversorgung des Gehirns und ihre Störung bei der Liquordrucksteigerung und beim Hirnödem. Monographien aus dem Gesamtgebiet der Neurologie und Psychiatrie, H. 81. Berlin-Göttingen-Heidelberg: Springer 1957.
Gagel, O.: Ein Pons-Oblongata-Astrocytom mit ungewöhnlichem Verlauf. Nervenarzt **14**, 343—347 (1941).
— Zur Klinik und Pathologie des zentralen vegetativen Nervensystems. Dtsch. Z. Nervenheilk. **162**, 139—173 (1950).
— Vegetatives System. In Handbuch Innere Medizin, Bd. V/1, S. 453—704. Berlin-Göttingen-Heidelberg: Springer 1953.
Garcia Banus, M., H. H. Corman, V. P. Perlo and G. L. Popkin: Sensitivity of respiratory center to hydrogen ion concentration. Amer. J. Physiol. **142**, 121—130 (1944).
Garlind, T., and H. Linderholm: Hypoventilation syndrome in a case of chronic epidemic encephalitis. Acta med. scand. **162**, 333—349 (1958).
Gastaut, H.: Corrélations entre le système nerveux végétatif et le système de la vie de relation dans le rhinencéphale. J. Physiol. (Paris) **44**, 431—470 (1952).
Gelin, L. E.: Flüssigkeitsersatz im Schock. In U. S. v. Euler u. K. D. Bock, Schock (Ciba-Symposion Stockholm, 1961). Berlin-Göttingen-Heidelberg: Springer 1962.
Gerardy, W., D. Herberg u. H. M. Kuhn: Chronische primäre alveoläre Hypoventilation. Klin. Wschr. **38**, 583—590 (1960).
Gerlach, J.: Zentrale Atemstörungen in der Neurochirurgie, ihre Beurteilung und Behandlung. Acta neurochir. (Wien) **2**, 441—445 (1952).
—, u. H. P. Jensen: Diagnostik und Behandlung der gedeckten Hirnverletzungen. Ärztl. Prax. **12**, 137, 153—156 (1960).
Gesell, R.: A neurophysiological interpretation of the respiratory act. Ergebn. Physiol. **43**, 477 (1940).
— J. Bricker and C. Magee: Structural and functional organization of central mechanism controlling breathing. Amer. J. Physiol. **117**, 423—452 (1936).
Glaser, V.: Die Bedeutung der Variationen im Ablauf der Atembewegungen. Ärztl. Forsch. **2**, 61—64, 93—100 (1948).
Glees, P.: Morphologie und Physiologie des Nervensystems. Stuttgart: Georg Thieme 1957.
Gleichmann, U. u. D. W. Lübbers: Die Messung des Sauerstoffdruckes in Gasen und Flüssigkeiten mit der Pt-Elektrode unter besonderer Berücksichtigung der Messung im Blut. Pflügers Arch. ges. Physiol. **271** 431—455 (1960).
— — Die Messung des Kohlensäuredruckes in Gasen und Flüssigkeiten mit der p_{CO_2}-Elektrode unter besonderer Berücksichtigung der gleichzeitigen Messung von p_{CO_2}, p_{O_2} und pH im Blut. Pflügers Arch. ges. Physiol. **271**, 456—472 (1960).
Gött U., W. Grote u. R. Wüllenweber: Erfahrungen mit Harnstoff als hirndrucksenkender Substanz in der Neurochirurgie. Langenbecks Arch. klin. Chir. **299**, 413—422 (1962).
Gollwitzer-Meier, K. (1948): Zit. nach Julich 1953.
—, u. Mainzer: Blutdrucksenkung bei Atmungstetanie. Zit. nach Staehelin 1930.
—, u. O. Pinotti: Über die Nachdauer (Hysteresis) der Erregung des Atemzentrums bei der Kohlensäureatmung. Pflügers Arch. ges. Physiol. **249**, 3—16 (1947).
Goulon, M., B. Damoiseau, M. Rapin et J. J. Pocidalo: Conception actuelle du traitement des troubles respiratoires d'origine neurologique chez l'adulte. Rev. Prat. (Paris) **6**, 965—978 (1956).
Gray, J. S.: Pulmonary ventilation and its physiological regulation. Springfield (Ill.): Ch. C. Thomas 1950.
Gray, T. C.: Narkose und Atmung. Triangel (De.) **4**, 259—265 (1960).
Greene, N. M.: Fatal cardiovascular and respiratory failure associated with tracheotomy. N. Engl. J. Med. **261**, 846—848 (1959).
Grieder, H. R.: Über Physiologie und Pharmakologie der Atmung bei Neugeborenen. Praxis **50**, 181—183 (1961).

GRIMMER, R. V., F. H. HESSER and O. R. LANGWORTHY: Rhythmic variation of respiratory excursion with bilateral injury of cortical efferent fibers. Arch. Neurol. Psychiat. (Chic.) 42, 862—871 (1939).
GROHMANN, W.: Zur Differentialdiagnose zwischen zentraler und peripherer Atemlähmung. Zbl. Chir. 83, 655 (1958).
GROS: Zit. nach A. W. FISCHER 1960.
GROSCH, H.: Das Schädel-Hirn-Trauma in seinen Auswirkungen auf das meso-diencephale Übergangsgebiet. München: J. F. Lehmann 1959.
GROTE, W., u. R. WÜLLENWEBER: Zur Beeinflussung des intrakraniellen Drucks. Dtsch. med. Wschr. 85, 1646—1649 (1960).
GUEDEL-WATERS: Zit. nach KILLIAN u. WEESE 1954.
GURDJIAN, E. S., and J. E. WEBSTER: Craniocerebral injuries. Boston: Little, Brown 1958.
GUYTON, A. C., J. W. CROWELL and J. W. MOORE: Basic oscillatory mechanism of Cheyne-Stokes breathing. Amer. J. Physiol. 187, 395—398 (1956).
HAAB, P., F. RAMEL et A. FLEISCH: La respiration périodique lors de l'assoupissement. J. Physiol. Path. gén. 49, 190—194 (1957).
HABER, E., K. W. KOHN, S. H. NGAI, D. A. HOLADAY and S. C. WANG: Localization of spontaneous respiratory neuronal activities in the medulla oblongata of the cat. A new location of the expiratory center. Amer. J. Physiol. 190, 350—355 (1957).
HALDANE, J. S., and J. G. PRIESTLEY: The regulation of the lungventilation. J. Physiol. (Lond.) 32, 225 (1905).
— — Respiration. Oxford: Clarendon Press 1935.
HANDFORTH, C.: Sudden unexpected death in infants. Canad. med. Ass. J. 80, 872 (1959).
HANKS, E. C., S. H. NGAI and B. R. FINK: The respiratory threshold for carbon dioxide in anesthetized man. — Determination of CO_2-threshold during Halothane-Anesthesia. Anesthesiology 22, 393—397 (1961).
HARRIS, T. D., and H. L. BORISON: Effect of pentobarbital on electrical excitability of respiratory center in the cat. Amer. J. Physiol. 176, 77—82 (1954).
HARROP, G. A., and R. F. LOEB: Uncompensated alkalosis in encephalitis. J. Amer. med. Ass. 81, 452—454 (1923).
HASSLER, R.: Erkrankungen der Oblongata, der Brücke und des Mittelhirns. In Handbuch der Inneren Medizin, 4. Aufl., Bd. V/3. Berlin-Göttingen-Heidelberg: Springer 1953.
HEBERTSON, W. H., E. P. RICHARDSON, J. H. CURRENS, D. FORTUNATE and M. E. COHEN: Cheyne-Stokes breathing: A study (clinical, physiological, pathological) of 80 cases on the role of the nervous system. Proc. of the First Internat. Congr. of Neurological Sciences, Brussels 1957, Bd. 1, S. 445—446. London, New York, Paris: Pergamon Press.
— O. R. TALBERT and M. E. COHEN: Respiratory apraxia and Anosognosia. Transact. Amer. Neurol. Ass. 84-th meeting 1959, S. 176—179.
HEMMER, R.: Der Liquordruck. Untersuchungen zur Physiologie, Pathophysiologie und medikamentösen Beeinflussung der Liquordynamik. Stuttgart: Georg Thieme 1960.
HENDERSON, Y.: Kreislaufschock durch Hypocapnie. Zit. nach STAEHELIN 1930.
HENSELL, V., u. N. MÜLLER: Elektroencephalographische Befunde bei experimenteller Gehirnerschütterung mit zusätzlicher mechanischer Atembehinderung. Dtsch. Z. Nervenheilk. 179, 575—588 (1959).
HERING, E., u. J. BREUER: Die Selbststeuerung der Atmung durch den Nervus vagus. S.-B. Akad. Wiss. Wien, math.-nat. Kl. 57, 672—677 (1868).
HESS, L., u. E. POLLAK: Cerebrale Oligopnoe. Wien. Arch. inn. Med. 14, 435—442 (1927).
—, u. W. ROSENBAUM: Über Cheyne-Stokessche Atmung. Wien. Arch. inn. Med. 5, 263—282 (1923).
HESS, W. R.: Die Regulierung der Atmung: gleichzeitig ein Beitrag zur Physiologie des vegetativen Nervensystems. Stuttgart: Georg Thieme 1931.
— Das Zwischenhirn und die Regulation von Kreislauf und Atmung. Beitr. Physiol. Hirnstamm, II. Teil. Leipzig: Georg Thieme 1938.
— Das Zwischenhirn, Syndrome, Lokalisationen, Funktionen. Basel: Benno Schwabe & Co. 1949, 1954.
— Hypothalamus und Thalamus. Stuttgart: Georg Thieme 1956.

Hess, W. R., u. H. R. Müller: Einflüsse des Mittel- und Zwischenhirns auf die Atmung. Helv. physiol. pharmacol. Acta **4**, 347—358 (1956).
Hey, E. N.: Factors affecting respiration in man. Diss. Oxford 1959.
Heyman, A., R. Birchfield and H. O. Sieker: Effects of bilateral cerebral infarction on respiratory center sensitivity. Neurology (Minneapolis) **8**, 694—700 (1958).
Higgins, G.: Metabolic disorders in head injury. Lancet **1954 I**, 61—67.
Hofbauer, L. (1909 u. 1921): Zit. nach Hofbauer 1925.
— Pathologische Physiologie der Atmung. In Bethe-Bergmanns Handbuch der normalen und pathologischen Physiologie, Bd. II, S. 337—440. 1925.
Hoff, F.: Klinische Physiologie und Pathologie, 6. Aufl. Stuttgart: Georg Thieme 1962
Hoff, H., u. G. Osler: Neurologie auf den Grundlagen der Physiologie. Wien u. Bonn:. Wilhelm Maudrich 1957.
Hoff, H. E., and C. G. Breckenridge: Medullary origin of respiratory periodicity in the dog. Amer. J. Physiol. **158**, 157 (1949).
— — Intrinsic mechanisms in periodic breathing. Arch. Neurol. Psychiat. (Chic.) **72**, 11—42 (1954).
Holman, J., and G. T. Shires: Quantitative studies of ventilation during inhalation of carbon dioxide in normal and emphysematous patients. Amer. Heart. J. **37**, 1101 (1949).
Holub, K.: Schädel-Hirnverletzungen. Wien: Wilhelm Maudrich 1962.
Honda, Y., H. Homura and M. Minoguchi: Effects of vagotomy on the excitability of the respiratory center to blood CO_2. Jap. J. Physiol. **7**, 137—146 (1957).
Hossli, G.: Die Behandlung des bewußtlosen Patienten. Schweiz. med. Wschr. **1954**, Nr 12.
— Grundsätze und Technik zur Behandlung der Atembehinderung. In Handbuch der Inneren Medizin, 4. Aufl., Bd. 4/1, S. 469—481. Berlin-Göttingen-Heidelberg: Springer 1956.
Hügin, W.: Verhütung der tödlichen Aspiration. Dtsch. med. Wschr. **82**, 2213—2215 (1957).
Hukuhara, T.: On the behavior of the respiratory muscles in the gasping. Jap. J. Physiol. **9**, 125 (1959).
Hunziker, A., A. Bühlmann, A. Uehlinger u. E. M. Osacar: Zur Pathophysiologie und Therapie des erhöhten intrakraniellen Druckes. Schweiz. med. Wschr. **90**, 1051—1057 (1960).
Ingvar, D. H., and N. Lundberg: Paroxysmal symptoms in intracranial hypertension, studied with ventricular fluid pressure recording and electroencephalography. Brain **84**, 446—459 (1961).
Jackson, J. H.: Neurological abstracts: XV. Superior and subordinate centres of the lowest level. Lancet **1895 I**, 476.
Jansen, K., H. W. Knipping u. K. Stromberger: Klinische Untersuchungen über Atmung und Blutgase. Beitr. Klin. Tuberk. **80**, 304—373 (1932).
Jarlöv, E.: Sur l'equilibre acido-basique du sang humain, étudié dans les rapports avec diverses affections. C. R. Soc. Biol. (Paris) **84**, 156 (1921).
Jeddeloh, B.: Untersuchungen über den handlungsartigen Charakter der Atembewegungen. Dtsch. Z. Nervenheilk. **164**, 525—536 (1950).
Jefferson, G., and R. T. Johnson: The cause of lose of consciousness in posterior fossa compression. Fol. psychiat. neerl. **43**, 306 (1950).
Jones, J. R., and J. Jacoby: The effect of surgical position on respiration. Surgical forum (Congr. 1954). Philadelphia u. London: W. B. Saunders Company 1955.
Julich, H.: Die Veränderungen der Erregbarkeit des Atemzentrums durch erregbarkeitssenkende Arzneimittel, mit einem Beitrag zur Methodik der Erregbarkeitsbestimmung. Z. ges. exp. Med. **117**, 539 (1951).
— Über die Dyspnoe bei Herzkranken und Emphysematikern und einige Fragen des Gastransportes. Z. ges. exp. Med. **121**, 131—144 (1953).
Kaada, B. R.: Somato-motor, autonomic and electrocorticographic responses to electrical stimulation of "Rhinencephalic" and other structures in primates, cat and dog. Acta physiol. scand., Suppl. **83** (1951).
—, and H. Jasper: Respiratory responses to stimulation of temporal pole, insula, and hippocampal and limbic gyri in man. Arch. Neurol. Psychiat. (Chic.) **68**, 609—619 (1952).
— K. Pribram and J. Epstein: Respiratory and vascular response in monkeys from temporal pole, insula, orbital surface and cingulate gyrus. J. Neurophysiol. **12**, 347—356 (1949).

KALB, U., u. H. VENRATH: Zur Bestimmung des Sauerstoffgehaltes in Gasproben. Thoraxchirurgie 8, 88—91 (1960).
KATSAROS, B., H. H. LOESCHCKE, D. LERCHE, H. SCHÖNTHAL u. N. HAHN: Wirkung der Bicarbonat-Alkalose auf die Lungenbelüftung beim Menschen. Bestimmung der Teilwirkungen von p_H und CO_2-Druck auf die Ventilation und Vergleich mit den Ergebnissen bei Acidose. Pflügers Arch. ges. Physiol. 271, 732—747 (1960).
KEHRER, F.: Die Allgemeinerscheinungen der Hirngeschwülste. Leipzig: Georg Thieme 1931.
KELLER, A. D.: Nervous control of respiration. Types of periodic breathing. Amer. J. Physiol. 96, 59—65 (1931).
KERN, E., u. K. WIEMERS: Atemstörungen und ihre Behandlung in der Chirurgie. Dtsch. med. Wschr. 84, 551—558 (1959).
KETY, S. S., and C. F. SCHMIDT: The effects of active and passive hyperventilation on cerebral blood flow, cerebral oxygen consumption, cardiac output, and blood pressure of normal young men. J. clin. Invest. 25, 107—119 (1946).
KILLIAN, H., u. A. DÖNHARDT: Wiederbelebung. Stuttgart: Georg Thieme 1955.
—, u. H. WEESE: Die Narkose. Stuttgart: Georg Thieme 1954.
— Die Grenzen der Leistungsfähigkeit manueller Beatmungsmethoden. Dtsch. med. Wschr. 85, 53—57 (1960).
KLEINSORG, H., u. K. KOCHSIEK: Zur Atemarbeit bei exspiratorischer Behinderung der Atmung. Klin. Wschr. 37, 1087 (1959).
— — Der Stoffwechsel bei künstlicher in- und exspiratorischer Atmungsbehinderung. Klin. Wschr. 38, 551 (1960).
— — u. G. SCHWEER: Künstliche, exspiratorische Atmungsbehinderung. Dtsch. Arch. klin. Med. 205, 495—504 (1959).
KLEIST, E.: Kriegsverletzungen des Gehirns in ihrer Bedeutung für die Hirnlokalisation und Hirnpathologie. In BONHOEFFER, Handbuch der ärztlichen Erfahrungen im Weltkrieg 1914—1918. Leipzig: Johann Ambrosius Barth 1934.
KLINGLER, M.: Angiographische Messung der Carotisdurchblutung. Acta neurochir. (Wien) 7, 317—343 (1959).
— Das Schädelhirntrauma. Stuttgart: Georg Thieme 1960.
KNIPPING, H. W.: Dyspnoe. Beitr. Klin. Tuberk. 82, 133—152 (1933).
— W. BOLT, H. VALENTIN u. H. VENRATH: Untersuchung und Beurteilung des Herzkranken. Stuttgart: Ferdinand Enke 1955.
— — — — Normale und pathologische Physiologie der Atmung. In DERRAs Handbuch der Thoraxchirurgie, Bd. 1, S. 200—266. Berlin-Göttingen-Heidelberg: Springer 1957.
— — — — Funktionelle Pathologie der Atmung. In Handbuch der allgemeinen Pathologie, Bd. V/1, S. 325—401. Berlin-Göttingen-Heidelberg: Springer 1961.
KNIPPING, J. W., W. LEWIS u. A. MONCRIEFF: Über die Dyspnoe. Beitr. klin. Tuberk. 79, 1—57 (1932).
KOBER, P.: Zentrale Atemstörungen nach experimentellen Schädel-Hirn-Traumen. Diss. Köln 1962.
KOCH, W., u. W. FILEHNE: Langenbecks Arch. klin. Chir. 17, 190 (1874). Zit. nach E. v. BERGMANN, Lehre von den Kopfverletzungen, S. 300 u. S. XXV. Stuttgart: Ferdinand Enke 1880.
KOCHER, T.: Hirnerschütterung, Hirndruck. In NOTHNAGELs Handbuch für spezielle Pathologie und Therapie, Bd. 9, S. 81. Wien: A. Halder 1901.
KÖBCKE, H.: Das Schädel-Hirntrauma. Behandlung, Folgen und Begutachtung. Leipzig: Georg Thieme 1944.
KOEPCHEN, H. P., u. H. H. LOESCHCKE: Lokalchemische Beeinflussung des Atemzentrums vom Liquorraum aus. Ber. ges. Physiol. 180, 133 (1956).
KOLB, L. C., and F. KLEYNTJENS: A clinical study of respiratory movements in hemiplegia. Brain 60, 259 (1937).
KORNFELD, F., u. U. SANMARTINO: Über den Einfluß des Zuckerstiches auf die Alkalireserve des Blutes bei Kaninchen. Biochem. Z. 133, 212 (1922).
KRAMER, K.: Oxymetrie. Theorie und klinische Anwendung. Stuttgart: Georg Thieme 1960.
LABORIT, H., et P. HUGUENARD: Pratique de l'hibernothérapie en chirurgie et en médicine. Paris: Masson & Cie. 1954.

LÄUPPI, E.: Die Aspiration bei Opfern des Straßenverkehrs. Schweiz. med. Wschr. **84**, 335 (1954).

LANDMESSER, C. M., P. F. FORMEL and J. G. CONVERSE: Comparative effects of a new narcotic antagonist (Levallorphan Tartrate) upon the respiratory responses to carbon dioxide during narcotic and barbiturate depression in anesthetised man. Anesthesiology **16**, 520—535 (1955).

LANGENDORFF, O.: Mitteilungen zur Atmungslehre. Arch. Anat. phys. (1880, 1893). Zit. nach HESS u. ROSENBAUM 1923.

LAUBENTHAL, F.: Zur Differentialdiagnose neurologisch bedingter Atemstörungen. Landarzt **33**, 926—929 (1957).

LE BEAU, J.: L'oedème du cerveau. Son rôle dans l'évolution des tumeurs et des abcès intra-crâniens. Paris Créations Elbé 1938.

LECHTENBÖRGER, H., H. VALENTIN, H. VENRATH, G. FRUHMANN, I. S. ÖZSOY, T. H. STEINFORTH, T. H. SCHMITZ u. H. GRIESEMANN: Der Gasstoffwechsel bei akutem Atemstillstand. Thoraxchirurgie **2**, 250—264 (1954).

LEDINSKY, Q., and N. LEDINSKA: The prevention of pulmonary complications in neurosurgical patients. Acta Univ. Carol. Med. (Praha), Suppl. **4**, 303—313 (1957).

LE GALOIS, C. J.: Expériences sur le principe de la vie, notamment sur celui des mouvements du coeur, et sur le siège de ce principe. Paris: d'Hautel 1812. Zit. nach v. BERGMANN 1880. 2. Ausg. Oeuvres (édit. Pariset), Bd. 1, S. 64. Paris: 1824. Zit. nach HESS u. ROSENBAUM 1923.

LERCHE, D., B. KATSAROS, G. LERCHE u. H. H. LOESCHCKE: Vergleich der Wirkung verschiedener Acidosen (NH_4Cl, $CaCl_2$, Acetazolamid) auf die Lungenbelüftung beim Menschen. Pflügers Arch. ges. Physiol. **270**, 450—460 (1960).

—, u. H. J. NICKOL: Blutgasänderungen nach Tracheotomie bei chronischen Trachealstenosen. Klin. Wschr. **39**, 552—553 (1961).

LEUSEN, I. R.: Chemosensitivity of the respiratory center. Influence of CO_2 in the cerebral ventricles on respiration. A.M.A. J. Physiol. **176**, 39—44 (1954).

LEYDEN, E.: Beiträge und Untersuchungen zur Physiologie und Pathologie des Gehirns. Virchows Arch. path. Anat. **37**, 519—559 (1866).

LILJESTRAND, A.: Neural control of respiration. Physiol. Rev. **38**, 691—708 (1958).

LINDERHOLM, H., and H. WERNEMAN: On respiratory regulation in poliomyelitis convalescents. Acta med. scand., Suppl. 316, **154**, 135—157 (1956).

LINDGREN, ST. O.: Acute severe head injuries. Acta chir. scand. Suppl. **254** (1960).

LINDHARD, J. (1911): Zit. nach NIELSEN 1936.

LIOT, F.: Les indications de la respiration artificielle chez l'adulte au cours de la maladie de Heine-Medin, du syndrome de Guillain-Barré et des polynévrites. Thérapie **12**, 853—875 (1957).

LLOYD, B. B., M. G. M. JUKES and D. J. C. CUNNINGHAM: The relation between alveolar p_{O_2} and the respiratory response to carbon dioxide in man. Quart. J. exp. Physiol. **43**, 214—227 (1958).

LÖFFLER, W.: Erkrankungen der Atmungsorgane. In Handbuch der inneren Medizin, Bd. 4, Teil 1—4. Berlin-Göttingen-Heidelberg: Springer 1956.

LOENNECKEN, S. J.: Behandlung des Respirationsapparates im akuten Stadium der schweren Schädel-Hirnverletzungen. Tagg. Niederrh. Westf. Chirurgen 1956; Beitr. Neurochir. **1**, 15—23 (1959).

— Erfahrungen mit der frühen Tracheotomie in der Neurochirurgie, besonders bei Schädelhirnverletzungen. Zbl. Neurochir. **19**, 314—315 (1959).

LOESCHCKE, H. H.: Beziehungen zwischen CO_2 und Atmung. Anaesthesist **9**, 38—46 (1960).

— Homoiostase des arteriellen CO_2-Druckes und Anpassung der Lungenventilation als Leistungen eines Regelsystems. Klin. Wschr. **38**, 366—376 (1960).

— Homoiostase des arteriellen CO_2-Druckes. Klin. Wschr. **38**, 771 (1960).

—, u. Mitarb.: (1944—1950): Zit. nach JULICH 1953.

—, u. K. H. GERTZ: Einfluß des O_2-Druckes in der Einatemluft auf die Atemtätigkeit des Menschen, geprüft unter Konstanthaltung des alveolaren CO_2-Druckes. Pflügers Arch. ges. Physiol. **267**, 460 (1958).

LOESCHCKE, H. H., u. B. KATSAROS: Wirkung von Perfusion des 4. Ventrikels und der benachbarten Hirnbasis der Katze mit NH_4Cl-haltigen Lösungen auf die Atemtiefe. Pflügers Arch. ges. Physiol. **270**, 57 (1959).
— — Die Wirkung von in den Liquor cerebro-spinalis eingebrachtem Ammoniumchlorid auf Atmung und Vasomotorik. Pflügers Arch. ges. Physiol. **270**, 147—160 (1959).
— — u. D. LERCHE: Differenzierung der Wirkungen von CO_2-Druck und Wasserstoffionenkonzentration im Blut auf die Atmung beim Menschen. Pflügers Arch. ges. Physiol. **270**, 461—466 (1960).
— A. SWEEL, R. H. KOUGH and C. J. LAMBERTSEN: The effect of morphine and of meperidine (Dolantin, Demerol) upon the respiratory response of normal men to low concentrations of inspired carbon dioxide. J. Pharmacol. exp. Ther. **108**, 376—383 (1953).
—, u. H. WENDEL: Die Wirkung von Morphin, von Scopolamin und ihrer Kombination auf die Lungenbelüftung beim Menschen. Naunyn-Schmiedeberg's Arch. exp. Path. Pharmak. **215**, 241—255 (1952).
LOEW, F.: Über Störungen der zentralen Kreislaufregulation bei intracraniellen raumbeengenden Prozessen. Zbl. Neurochir. **9**, 131 (1949).
— Die gedeckte Hirnschädigung als anatomisches und klinisches Problem. Zbl. Neurochir. **10**, 132—149 (1950).
— Nachuntersuchungsergebnisse bei gedeckten Hirnschädigungen. Langenbecks Arch. klin. Chir. **264**, 374—378 (1950).
— Leitende Gesichtspunkte für die Behandlung der frischen gedeckten Hirnschädigung. Dtsch. med. Wschr. **76**, 1261—1264 (1951).
— Wandlungen des Commotionsbegriffes seit REICHARDT. Hefte Unfallheilk. **56**, 108—119 (1958).
LOEWENSTEIN, O. VON u. ZU: Bedeutung, Leistungsgrenzen und Fehlerquellen der Gasstoffwechseluntersuchungen. Münch. med. Wschr. **88**, 928—931 (1941).
LÜBBERS, D. W., u. U. GLEICHMANN: Apparatur zur gleichzeitigen Messung von p_{O_2}, p_{CO_2} und pH in Blut, anderen Flüssigkeiten und Gasen sowie der O_2- und CO_2-Konzentration im Blut. Pflügers Arch. ges. Physiol. **272**, 81 (1960).
LUMSDEN, T.: Observations on the respiratory centres in the cat. J. Physiol. (Lond.) **57**, 153—160 (1923).
— Observations on the respiratory centres. J. Physiol. (Lond.) **57**, 354—367 (1923).
— The regulation of respiration. J. Physiol. (Lond.) **58**, 81—91 u. 111—126 (1923).
LUNDBERG, N.: Continuous recording and control of ventricular fluid pressure in neurosurgical practice. Acta psychiat. scand., Suppl. 149, **36** (1960).
MACINTOSH, R. R., u. F. B. BANNISTER: Grundlagen der Allgemeinnarkose. Berlin: Volk und Gesundheit 1960.
MAGOUN, H. W.: An ascending reticular activating system in the brain. Arch. Neurol. Psychiat. (Chic.) **67**, 145—154 (1952).
MAJOR, R. H.: Physical diagnosis. Philadelphia u. London: W. B. Saunders Company 1951.
MALETTE, W.: Cerebral anoxia resulting from hyperventilation. Surg. Forum **9**, 208—211 (1959).
MARCKWALD, M.: Die Bedeutung des Mittelhirns für die Atmung. Z. Biol. 8, 259—289 (1890).
MARX, H.: Beobachtungen zur Atmungsphysiologie Frühgeborener (Frequenz — Rhythmus — CO_2-Ausatmung). Medizinische **1959 II**, 1472—1479.
McCANN, J. C.: Neurophysiology of respiration during surgical anesthesia. Pneumographic studies on the human during intravenous (Pentothal), ether and spinal anesthesia. Anesth. Analg. Curr. Res. **26**, 140—155 (1947).
McCUTCHEON (1953): Zit. nach SCHOEDEL 1956.
MEAD, J.: Control of respiratory frequency. J. appl. Physiol. **15**, 325—336 (1960).
MEANS, J. H., A. V. BOCK and M. N. WOODWELL: Studies of the acid-base equilibrium in disease from the point of view of blood gases. J. exp. Med. **33**, 201—222 (1921).
MELLEMGAARD, K., and P. ASTRUP: The quantitative determination of surplus amounts of acid or base in the human body. Scand. J. clin. Lab. Invest. **12**, 187—199 (1960).
MÉREI, F. T., TH. HASZNOS u. E. GRASTYÁN: Experimentelle Beiträge zur Pathogenese der Commotio cerebri. — Mit besonderer Berücksichtigung der Kreislaufstörungen des Gehirns. Budapest: Akadémiai Kiadó 1957.

Meyer, J. S.: Studies of cerebral circulation in brain injury. III. Cerebral contusion, laceration and brain stem injury. Electroenceph. clin. Neurophysiol. 8, 107—116 (1956); — IV. Ischemia and hypoxemia of the brain stem and respiratory center. Electroenceph. clin. Neurophysiol. 9, 83—100 (1957).

—, and F. Gotoh: Metabolic and electroencephalographic effects of hyperventilation. Arch. Neurol. (Chic.) 3, 539—552 (1960).

Meyers, R.: Systemic vascular and respiratory effects of experimentally induced alterations in intraventricular pressure. J. Neuropath. exp. Neurol. 1, 241—264 (1942).

Miller, R. A., and G. F. Brindle: Studies with an organic buffer (T.H.A.M.)[1] during apnoeic oxygenation in dogs. Brit. J. Anaesth. 32, 248 (1960).

Minkowski, O., u. A. Bittorf: Pathologie der Atmung. In Krehl u. Marchand, Handbuch der allgemeinen Pathologie. Bd. 2/1, S. 492ff., S. 620ff. Leipzig 1912.

Molitor, H.: Die Vorlagerung von Organen aus dem Körperinneren (hier: Vorlagerung der Karotis). In Abderhaldens Handbuch biologischer Arbeitsmethoden, Bd. IV, 6/II, S. 1975—1979. Berlin: Urban & Schwarzenberg 1932.

Mond, H., u. S. Wassermann: Die Seufzeratmung. Wien. Arch. inn. Med. 14, 335—344 (1927).

Müller, B.: Kein Überwiegen des Aspirationstodes bei Verkehrsunfällen. Zbl. Verkehrs-Med. 1, 168—170 (1955).

Naunyn, B., u. J. Schreiber: Über Gehirndruck. Naunyn-Schmiedeberg's Arch. exp. Path. Pharmak. 14, 1 (1881).

Nelson, Th. G.: Tracheotomy. A clinical and experimental study. Baltimore: Williams & Wilkins Company 1958.

Netsky, M. G., and R. R. J. Strobos: Neoplasms within the midbrain. Arch. Neurol. Psychiat. (Chic.) 68, 116—129 (1952).

Newman, W., J. A. Feltman and B. Devlin: Pulmonary function studies in polycythemia vera. Amer. J. Med. 11, 706—714 (1951).

Ngai, S. H.: Pulmonary ventilation studies on pontile and medullary cats. Changes in O_2 consumption, in arterial blood p_H, CO_2 tension and O_2 saturation, and in response to CO_2 and cyanide. Amer. J. Physiol. 190, 356—360 (1957).

Nielsen, K. C.: Signs of hypoxia caused by hyperventilation during hypothermia. Acta med. scand. 170, 770—771 (1961).

Nielsen, M.: Untersuchungen über die Atemregulation beim Menschen. Skand. Arch. Physiol. 74, 87—208 (1936).

Noe, F. E., H. G. Pauli, E. Osborne Coates and F. E. Greifenstein: Individual variations in CO_2 balance and ventilatory response. Acta anaesth. scand. 1, 33—49 (1960).

Noell, W., u. M. Schneider: Zur Hämodynamik der Gehirndurchblutung bei Liquordrucksteigerung. Arch. Psychiat. Nervenkr. 180, 713—730 (1948).

Oberholzer, R. J. H.: Zentren für Atmung und Kreislauf in der Medulla oblongata. Klin. Wschr. 35, 448 (1957).

Olivecrona, H., u. W. Tönnis: Handbuch der Neurochirurgie, Bd. 4. Berlin-Göttingen-Heidelberg: Springer 1960.

Opitz, E., u. M. Schneider: Über die Sauerstoffversorgung des Gehirns und den Mechanismus von Mangelwirkungen. Ergebn. Physiol. 46, 126—260 (1950).

Oppenheim, H.: Die Geschwülste des Gehirns. Berlin: S. Karger 1908.

Paillas, J. E.: Le rhythme respiratoire de Cheyne-Stokes est-il nécessairement un phénomène morbide? Arch. int. Neurol. 50, 265—266 (1931).

Pare, P., u. L. Lowenstein: Polycythemia associated with disturbed function of the respiratory center. Blood 11, 1077 (1956).

Parker, H. L.: Disturbances of the respiratory rhythm in children. Arch. Neurol. Psychiat. (Chic.) 8, 630—638 (1922).

Pauli, H. G., F. E. Noe u. E. O. Coates: Der ventilatorische Effekt zunehmender arterieller CO_2-Spannungen. Klin. Wschr. 36, 904 (1958).

Peiper, A.: Die Atemstörungen der Frühgeburten. Ergebn. inn. Med. Kinderheilk. 40, 1 (1931).

— Die Eigenart der kindlichen Hirntätigkeit. Leipzig: Georg Thieme 1956.

---

[1] T.H.A.M. = tris (-hydroxymethyl)amino-methane.

PETERS, J. P.: J. biol. Chem. **56**, 745 (1923). Zit. nach SIGGAARD ANDERSEN u. ENGEL 1960.
PIA, H. W.: Die Schädigung des Hirnstammes bei raumfordernden Prozessen des Gehirns. — Ein Beitrag zur Pathogenese, Klinik und Behandlung der Massenverschiebungen des Gehirns. Acta neurochir. (Wien) Suppl. **4** (1957).
PITTS, R. F.: The differentiation of respiratory centers. Amer. J. Physiol. **81**, 503 (1927).
— Organisation of the respiratory center. Physiol. Rev. **26**, 609—630 (1946).
— H. W. MAGOUN and S. W. RANSON: Localisation of the medullary respiratory centers in the cat. Amer. J. Physiol. **126**, 673—688 (1939).
— — — Interrelations of the respiratory centers in the cat. Amer. J. Physiol. **126**, 689—707 (1939).
PLUEGGE, H., u. A. J. ANTHONY: Über eine seltene mesencephalitische Atemstörung. Dtsch. Z. Nervenheilk. **150**, 176 (1940).
PLUM, F.: Neural mechanisms of abnormal respiration in humans. Arch. Neurol. (Chic.) **3**, 18—21 (1960).
—, and A. G. SWANSON: Abnormalities in central regulation of respiration in acute and convalescent poliomyelitis. Arch. Neurol. Psychiat. (Chic.) **80**, 267—285 (1958).
— — Central neurogenic hyperventilation in man. Arch. Neurol. Psychiat. (Chic.) **81**, 535—549 (1959).
POLIS, A.: La commotion cérébrale. Rev. Chir. (Paris) **273**, 645 (1894).
POOL, J. L.: The visceral brain of man. J. Neurosurg. **11**, 45—63 (1954).
— La representación visceral en la corteza cerebral humana. Wld Neurol. **1**, 247 (1960).
—, and J. RANSOHOFF: Autonomic effects on stimulating rostral portion of cingulate gyri in man. J. Neurophysiol. **12**, 385—392 (1949).
PORGES, O., u. H. LIPSCHÜTZ: Über Acetomie und Alkalose. Naunyn-Schmiedeberg's Arch. exp. Path. Pharmak. **97**, 379—385 (1923).
POTTER, J. M.: The practical management of head injuries. London: Lloyd-Luke 1961.
QUANDT, J.: Die zerebralen Durchblutungsstörungen des Erwachsenenalters. Berlin: Volk und Gesundheit 1959.
RANKE, O. F.: Arbeits- und Wehrphysiologie (mit Hinweisen auf die Sportphysiologie). Leipzig: Quelle u. Meyer 1941.
RAPIN, M.: Les hypoventilations alvéolaires d'origne bulbaire. Presse méd. **66**, 767 (1958).
RATTO, O., W. A. BRISCOE, J. W. MORTON and J. H. COMROE jr.: Anoxemia secondary to polycythemia and polycythemia secondary to anoxemia. Amer. J. Med. **19**, 958—965 (1955).
RECHNITZER, E.: Über Dissoziation der Atmung, den Singultus und seine Beziehung zur Atmung. Wien. Arch. inn. Med. **14**, 353—376 (1927).
REDGATE, E. S.: Inspiratory area excitability and the hypothalamus. Amer. J. Physiol. **198**, 1299—1303 (1960).
REHWALD, E.: Das Hirntrauma. Beiträge zur Behandlung, Begutachtung und Betreuung Hirnverletzter. In Arbeit u. Gesundheit, Bd. 59. Stuttgart: Georg Thieme 1956.
REIN, H.: Elektrische Gaswechselschreibung an Tier und Mensch. In Handbuch der biologischen Arbeitsmethoden, Bd. IV, S. 795—833. Berlin: Urban & Schwarzenberg 1937.
—, u. M. SCHNEIDER: Einführung in die Physiologie des Menschen. Berlin-Göttingen-Heidelberg: Springer 1955/1960.
RENZETTI, A., and W. R. PADGET: The acute respiratory effects of chlorpromazine in man. J. Lab. clin. Med. **50**, 400—409 (1957).
RHINES, R., H. W. MAGOUN and W. F. WINDLE: The bulbar inhibitory mechanism in concussion. Amer. J. Physiol. **146**, 344—347 (1946).
RICHTER, T., J. R. WEST and A. P. FISCHMAN: The syndrome of alveolar hypoventilation and diminished sensitivity of the respiratory center. N. Engl. J. Med. **256**, 1165—1170 (1957).
RIEGEL, F.: Die Atembewegungen. Eine physiologisch-pathologische Studie. Würzburg: Stubers Buchhandlung 1873.
RIESSNER, D., u. K. J. ZÜLCH: Über die Formveränderungen des Hirns (Massenverschiebungen, Zisternenverquellungen) bei raumbeengenden Prozessen. Dtsch. Z. Chir. **253**, 1—61 (1939).

Robin, E. D., R. D. Whaley, C. H. Crump and D. M. Travis: Alveolar gas tensions, pulmonary ventilation and blood p_H during physiologic sleep in normal subjects. J. clin. Invest. **37**, 981—989 (1958).
Robinson, J. S., and T. C. Gray: Observations on the cerebral effects of passive hyperventilation. Brit. J. Anaesth. **33**, 62—68 (1961).
Rodman, Th., M. E. Resnick, R. D. Berkowitz, J. F. Fenelly and J. Olivia: Alveolar hypoventilation due to involvement of the respiratory center by obscure disease of the central nervous system. Amer. J. Med. **32**, 208—217 (1962).
Rosenthal, J.: Studien über Atembewegungen. Arch. Anat., Physiol., wiss. Med. (1864). Zit. nach Winterstein 1955.
— Du Bois u. Reicherts Archiv (1865). Zit. nach Wittich 1866.
— Atembewegungen und Innervation derselben. In L. Hermann, Handbuch der Physiologie, Bd. 4/II, S. 165. Leipzig: 1882. Zit. nach Winterstein 1955.
Rossier, P. H., u. A. Bühlmann: Pathophysiologie der Atmung. In Handbuch Innere Medizin, 4. Aufl., Bd. IV/1, S. 39—252. Berlin-Göttingen-Heidelberg: Springer 1956.
— — u. K. Wiesinger: Physiologie und Pathologie der Atmung, 2. Aufl. Berlin-Göttingen-Heidelberg: Springer 1958.
—, et H. Mean: L'insuffisance pulmonaire. Schweiz. med. Wschr. **1943**, 327.
Rowbotham, G. F.: Acute injuries of the head: Diagnosis, treatment, complications, and sequels. Edinburgh: E. u. S. Livingstone 1949, und Baltimore: Williams & Wilkens Company 1949.
Ryder, H. W., F. F. Espey, F. D. Kimbell, E. J. Penka, A. Rosenauer, B. Podolsky and J. P. Evans: The mechanism of the change in cerebrospinal fluid pressure following an induced change in the volume of the fluid space. J. Lab. clin. Med. **41**, 428 (1953).
— — — — — — — The mechanism of the effect of changes in blood osmotic pressure on the cerebrospinal fluid pressure. J. Lab. clin. Med. **41**, 543—549 (1953).
— A. Rosenauer, E. J. Penka, F. F. Espey and J. P. Evans: Failure of abnormal cerebrospinal fluid pressure to influence cerebral function. Arch. Neurol. Psychiat. (Chic.) **70**, 563—586 (1953).
Salmoiraghi, G. C., and B. D. Burns: Localization and patterns of discharge of respiratory neurones in brain-stem of cat. J. Neurophysiol. **23**, 2—13 (1960).
— — Notes on mechanism of rhythmic respiration. J. Neurophysiol. **23**, 14—26 (1960).
Sapirstein, L. A.: Measurement of the cephalic and cerebral blood flow fractions of the cardiac output in man. J. clin. invest. (Boston) **41**, 1429—1435 (1962).
Sarnoff, S. J., J. L. Whitenberger and J. E. Affeldt: Hypoventilation syndrome in bulbar poliomyelitis. J. Amer. med. Ass. **147**, 30—34 (1951).
Sauvé, L.: La réanimation "in extremis" du nourrisson. Presse méd. **1958 II**, 1344.
Schaefer, K. E.: Atmung. In Landois-Rosemann, Lehrbuch Physiologie des Menschen, 28. Aufl., Bd. I. München u. Berlin: Urban & Schwarzenberg 1960.
Scheid, W.: Die Zirkulationsstörungen des Gehirns und seiner Häute. In v. Bergmann, Frey, Schwiegk, Handbuch Innere Medizin, Bd. V/3, Neurologie. Berlin-Göttingen-Heidelberg: Springer 1953.
— Kreislaufstörungen des Zentralnervensystems. Kongreß Gesamtverb. Dtsch. Nervenärzte, Köln 1959. Acta neurochir. (Wien) Suppl. **7** (1961).
Schlesinger, H.: Die Syringomyelie, 2. Aufl. Wien: Franz Deuticke 1902.
Schmidt, Kl., u. G. Kaniak: Über Atemfunktionsstörungen beim Parkinson-Syndrom. Neurochir. **3**, 182 (1960).
Schneider, J.: Die stumpfe Hirnverletzung im Lichte der anatomischen Physik. Arch. Psychiat. u. Z. Neurol. **187**, 353—362 (1951).
Schneider, M.: Über die Wiederbelebung bei Kreislaufunterbrechung. Thoraxchirurgie **6**, 95—106 (1958/59).
— Zur Pathophysiologie des Gehirnkreislaufs. Tgg Ges. Verband Dtsch. Nervenärzte, Köln September 1959. Acta neurochir (Wien), Suppl. **7**, 34—50 (1961).
— Zur Pathophysiologie der verschiedenen Schockformen. Ergebn. Bluttransf. Forsch. **7**, (tm Druck).
—, u. W. Schoedel: Neuere Methoden der Spirographie und Spirometrie. In Abderhalden, Handbuch biologische Arbeitsmethoden, Bd. IV/13, S. 835—941. Berlin: Urban & Schwarzenberg 1937.

SCHNEIDER, R.: Atemstörungen bei neurochirurgischen Operationen in potenzierter Narkose. Diss. Köln 1957.
SCHOEDEL, W.: Die Atmung. In Handbuch der Zoologie, Bd. 5/9, S. 1—96. Berlin: W. de Gruyter & Co. 1956.
— Abschließender Bericht der Deutschen Gesellschaft für Innere Medizin zur Normung der Nomenklatur und der Symbole von Atemgrößen. Thoraxchirurgie **6**, 472—480 (1958/59).
— Die Atmungsregulation. In Handbuch allgemeine Pathologie, Bd. V/1, S. 295—324. Berlin-Göttingen-Heidelberg: Springer 1961.
SCHOEN, R.: Einflüsse übergeordneter Zentren auf die Atmung. Verh. dtsch. Ges. inn. Med. **39**, 75—78 (1927).
SCHOPP, R. T.: Mechanisms of immediate respiratory responses to chlorpromazine. Amer. J. Physiol. **197**, 1075—1078 (1959).
— Couplet periodic breathing. Response to high carbon dioxide and high and low oxygen. Science **132**, 3432, 957—958 (1960).
SCHULTZ, E. A., J. J. BUCKLEY, A. J. OSWALD and F. H. VAN BERGEN: Profound acidosis in an anesthetized human: report of a case. Anesthesiology **21**, 285—291 (1960).
SCHWIEGK, H., u. G. BETZIEN: Die Erregbarkeit des Atemzentrums bei Herzkranken. Z. ges. exp. Med. **116**, 216—236 (1950/51).
SIEKER, H. O., A. HEYMAN and R. I. BIRCHFIELD: The effects of natural sleep and hypersomnolent states on respiratory function. Ann. intern. Med. **52**, 500 (1960).
SIGGAARD ANDERSEN, O.: A graphic representation of changes of the acid-base status. Scand. J. clin. Lab. Invest. **12**, 311—314 (1960).
— Sampling and storing of blood for determination of acid-base status. Scand. J. clin. Lab. Invest. **13**, 196—204 (1961).
— Factors affecting the liquid-junction potential in electrometric blood p_H measurement. Scand. J. clin. Lab. Invest. **13**, 205—211 (1961).
—, and K. ENGEL: A new acid-base nomogram. An improved method for the calculation of the relevant blood acid-base data. Scand. J. clin. Lab. Invest. **12**, 177—186 (1960).
— — K. JØRGENSEN and P. ASTRUP: A micro method for determination of p_H, carbon dioxide tension, base excess and standard bicarbonate in capillary blood. Scand. J. clin. Lab. Invest. **12**, 172—176 (1960).
SINGER, R. B., u. A. B. HASTINGS: An improved clinical method for the estimation of disturbances of the acid-base balance of human blood. Medicine **27**, 223—242 (1948).
SPÜHLER, O.: Die Erkrankungen des Zwerchfells. 2. Der Singultus. In Handbuch Innere Medizin, 4. Aufl., Bd. IV/4, S. 653—656. Berlin-Göttingen-Heidelberg: Springer 1956.
STAEHELIN, R.: Die Erkrankungen der Trachea, der Bronchien, der Lungen und der Pleura. In v. BERGMANN-STAEHELIN, Handbuch der Inneren Medizin, Bd. 2/2. Berlin: Springer 1930.
STEEGMANN, A. T.: Primary pontile hemorrhage with particular reference to respiratory failure. J. nerv. ment. Dis. **114**, 35—65 (1951).
STEINMANN, H. W.: Über die Beziehungen zwischen Anfallserscheinungen und EEG-Veränderungen bei experimentellen Hirnläsionen. Dtsch. Z. Nervenheilk. **184**, 427 (1963).
STERN, F.: Die epidemische Encephalitis, 2. Aufl. Berlin: Springer 1928.
— Epidemische Encephalitis. In BUMKE-FOERSTER, Handbuch Neurologie, Bd. 13. Leipzig: Springer 1936.
STOKES, W.: Die Krankheiten des Herzens und der Aorta. Denkschrift v. LINDENWURM 1885. Zit. nach MINKOWSKI u. BITTORF 1912.
STRAUB, H.: Störungen der physikalisch-chemischen Atmungsregulation. Ergebn. inn. Med. Kinderheilk. **25**, 1—19 (1924).
SUGIOKA, K., and D. A. DAVIS: Hyperventilation with oxygen — a possible cause of cerebral hypoxia. Anesthesiology **21**, 135—143 (1960).
TALBERT, O. R., J. H. CURRENS and M. E. COHEN: Cheyne-Stokes respiration. Trans. Amer. neurol. Ass., 79th meeting, Richmond, Virg.: W. Byrd Press, 226—228 (1954).
TANG, P. C.: Localization of the pneumotaxic center in the cat. Amer. J. Physiol. **172**, 645—652 (1953).

Tarlov, J. M., A. Giancotti and A. Rapisarda: Acute intracranial hypertension. Arch. Neurol. (Chic.) **1**, 3—18 (1959).
Ter Braak, J. W. G., u. F. Krause: Syringobulbie mit Mißbildungen des Cerebellums, zugleich ein Beitrag zur Automatie der Atmung. Z. ges. Neurol. Psychiat. **138**, 238—262 (1932).
Thelen, D.: Behandlungsergebnisse und Prognose schwerer Schädel-Hirnverletzungen im Erwachsenenalter. Diss. Köln 1962.
Tönnis, W.: Die Entstehung der intrakraniellen Drucksteigerung bei Hirngeschwülsten. Langenbecks Arch. klin. Chir. **193**, 667—672 (1939).
— Zirkulationsstörungen bei krankhaftem Schädelinnendruck. Z. ges. Neurol. Psychiat. **167**, 463—465 (1939).
— Kreislaufstörungen nach Hirnoperationen. Langenbecks Arch. klin. Chir. **200**, 179—184 (1940).
— Die Chirurgie des Gehirns und seiner Häute. In Kirschner-Nordmann, Die Chirurgie, 2. Aufl., Bd. III. Wien: Urban & Schwarzenberg 1948.
— Beobachtungen an frischen, gedeckten Hirnschädigungen. Langenbecks Arch. klin. Chir. **264**, 368—374 (1950).
— Klinische Beobachtungen bei zentralen Störungen der Kreislaufregulation. Dtsch. Z. Nervenheilk. **162**, 175—184 (1950).
— Neurochirurgische Erfahrungen bei cerebralen Durchblutungsstörungen. In Regensburg. Jb. ärztl. Fortbild. **4**, 35—41 (1956).
— Inwieweit ist die Kontrastmitteldiagnostik bei frischen Kopfverletzungen notwendig bzw. berechtigt. Hefte Unfallheilk. **60**, 99—106 (1959).
— Pathophysiologie und Klinik der intrakraniellen Drucksteigerung. In Olivecrona u. Tönnis, Handbuch der Neurochirurgie, Bd. I/1, S. 304—445. Berlin-Göttingen-Heidelberg: Springer 1959.
—, u. W. Bischof: Störungen innerer Organe bei Erkrankungen des Gehirns und des Rückenmarks. Beitr. Neurochir. **4** (1961).
—, u. R. A. Frowein: Die Versorgung frischer Kopfverletzungen. Wien. med. Wschr. **106**, 933—937 (1956).
—, u. F. Loew: Einteilung der gedeckten Hirnschädigungen. Ärztl. Prax. **5**, 13—14 (1953).
—, u. F. Marguth: Kreislaufstörungen des Zentralnervensystems. Acta neurochir. (Wien), Suppl. 7. Springer 1961.
—, u. W. Schiefer: Zirkulationsstörungen des Gehirns im Serienangiogramm. Berlin-Göttingen-Heidelberg: Springer 1959.
Torre, R. de la, M. Mier and B. Boshes: Studies in Parkinsonism. Evaluation of respiratory function. — Preliminary observations. Quart. Bull. Northw. Univ. med. Sch. **34**, 232—236 (1960).
Traube, L.: Über das Cheyne-Stokessche Respirations-Phänomen. Ges. Beitr. Path. Physiol. **2**, 882 (1871).
Turner, E. A.: Cerebral control of respiration. Brain **77**, 448—485 (1954).
Ugryumov, V. M.: Respiratorische Störungen, ihre Frühdiagnose und Behandlung bei Patienten mit Gehirntumoren. Excerpta med. Washington, Int. Congr. Ser. **36**, E 151—152 (1961).
Uhlenbruck, P.: Über Cheyne-Stokessches Atmen. Verh. dtsch. Ges. inn. Med. **39**, 78—83 (1927).
Valentin, H.: Moderne funktionelle Beurteilung des Herzens und der Lungen. Medizinische **14/15**, 1—35 (1959).
Vassella, F.: Lokalisation eines inspiratorischen Zentrums in der Medulla oblongata des Kaninchens. Helv. physiol. pharmacol. Acta **19**, 166—192 (1961)
Verbiest, H.: Modern trends in the treatment of lifethreatening states following operations upon or injuries to the brain. Folia psychiat. neerl. **58**, 321—340 (1955).
Vincent, Cl.: Diagnostik und Therapie bei Schädel-Hirnverletzungen. Zit. nach H. Köbcke 1944.
— M. David et F. Thiébaut: Le cône de pression temporal dans les tumeurs des hémisphères cérébraux. Rev. neurol. **65**, 536—543 (1936).

WAHLGREN, S.: Analys av 222 under år 1956 i sverige inträffade Trafikolyckor med dödlig utgång. In H. B. WULFF, S. 55—113. 1957.
WALKER, A. E., J. J. KOLLROS and R. J. CASE: The physiological basis of concussion. J. Neurosurg. 1, 103—116 (1944).
WANKE, R.: Pathologische Physiologie der frischen geschlossenen Hirnverletzung, insbesondere der Hirnerschütterung; klinische, anatomische und experimentelle Befunde. Stuttgart: Georg Thieme 1948.
WASSERMANN, S.: Der Cheyne-Stokes-Symptomenkomplex. Seine Symptomatologie, Pathophysiologie, klinische Stellung und seine Therapie im Rahmen der Herz-Gefäßerkrankungen. Wien. Arch. inn. Med. 4, 415 (1922); 5, 283—320 (1923).
— Zur Kenntnis der kardialen Seufzeratmung. Das neurogene, anginöse Seufzen. Z. klin. Med. 111, 539 (1929).
WASSNER, U. J.: Die untere Leistungsgrenze der Lunge. In: Die Tuberkulose und ihre Grenzgebiete in Einzeldarstellungen, Bd. 12. Berlin-Göttingen-Heidelberg: Springer 1961.
— Zur Frage des Anteiles von Brustwandatmung und Zwerchfellatmung an der Gesamtventilation. Thoraxchirurgie 9, 585—591 (1962a).
— Neue Gesichtspunkte für die Behandlung der akuten Ateminsuffizienz. Langenbecks Arch., Kongreßbericht 1962b.
—, u. H. L'ALLEMAND: Die Tracheotomie zur Behandlung der postoperativen Ateminsuffizienz. Chirurg 29, 342 (1958).
WEBER, E.: Der praktische Arzt und das Schädel-Hirntrauma. Münch. med. Wschr. 102, 1011 (1960).
WELLENBERGH, P.: Jets over de pathogenie van het Cheyne-Stokes respiratie phenomeen. Psychiat. Bl. 3, 30 (1885).
WENCKEBACH, K. F.: Über pathologische Atmungs- und Thoraxformen. Wien. Arch. inn. Med. 1, 1—34 (1920).
WERTHEIMER, P., et J. DESCOTES: Traumatologie crânienne. Paris: Masson & Cie. 1961.
WESTLAKE, E. K., and M. KAYE: Raised intracranial pressure in emphysema. Brit. med. J. 1954, 4857, 302—304.
WIECK, H. H.: Zur Klinik der sogenannten symptomatischen Psychosen. Dtsch. med. Wschr. 81, 1345—1349 (1956).
WIEDEMANN, H.: Respiratorische Affektkrämpfe und Geschwulst im Bulbus medullae. Arch. Kinderheilk. 135, 15—18 (1948).
WIEMERS, K., u. E. KERN: Die postoperativen Frühkomplikationen. Stuttgart: Georg Thieme 1957.
WILLIAMS, D., and W. G. LENNOX: The cerebral blood flow in arterial hypertension, arteriosclerosis, and high intracranial pressure. Quart. J. Med., N. S. 8, 185—194 (1939).
WINKLER, F.: Attention and respiration. Proc. kon. ned. Akad. Wet. 133 (1898).
WINTERSTEIN, H.: Die chemische Steuerung der Atmung. In: Ergebnisse der Physiologie, biologischen Chemie und experimentellen Pharmakologie, Bd. 48, S. 330—528. Berlin-Göttingen-Heidelberg: Springer 1955.
— Probleme der Atemfunktion im Lichte neuerer Forschung. Pflügers Arch. ges. Physiol. 268, 16—17 (1958).
WITTICH, v.: Über die Beziehungen der Medulla oblongata zu den Atembewegungen bei Fröschen. Virchows Archiv path. Anat. 37, 322—345 (1866).
WOLDRING, S., and M. N. J. DIRKEN: Site and extension of bulbar respiratory center. J. Neurophysiol. 14, 227—241 (1951).
WOOLMER, R. F.: A symposium on p_H and blood-gas measurement. London: J. u. A. Churchill 1959.
WULF, H.: Die Neugeborenendyspnoe: Diagnose, Prophylaxe und Therapie. Schleswig-Holsteinisches Ärztebl. 1958, 331—334.
— Atmungsanalysen bei Neugeborenen. Arch. Kinderheilk. 161, 122 (1960).
WULFF, H. B.: Trafikskador i Skandinavien. Lund: Berlingska Boktryckeriet 1957.
WYSS, O. A. M.: Respiratory centre and reflex control of breathing. I. The mode of functioning of the respiratory centre. II. The part played by the lungs in the reflex control of breathing. Helv. physiol. pharmacol. Acta 12, Suppl. 10, 5—25, 26—35 (1954).

Young, A. C.: Neural control of respiration. In Ruch u. Fulton, Medical physiology and biophysics, 18. edit., chapt. 37, p. 813—828. Philadelphia u. London: W. B. Saunders Company 1960.

Zeilhofer, R., u. L. G. Barker: Atmungserregung und zentrale Erregbarkeit bei Ventilationsstörungen der Lunge und bei respiratorischer Acidose. Klin. Wschr. **37**, 172—178 (1959).

Ziehen, Th.: Die Krankheiten des Gehirns und der Hirnhäute im Kindesalter. In Handbuch der Nervenkrankheiten im Kindesalter, S. 547—965. Berlin: S. Karger 1912.

Zijlstra, W. G.: A manual of reflection oximetry and some other applications of reflection photometry. Assen, Netherlands: Van Gorcum & Comp. N.V. 1958.

Zülch, K. J.: Störungen des intrakraniellen Druckes. Die Massenverschiebungen und Formveränderungen des Hirns bei raumfordernden und schrumpfenden Prozessen und ihre Bedeutung für die klinische und röntgenologische Diagnostik. In Olivecrona u. Tönnis, Handbuch Neurochirurgie, Bd. I/1, S. 208—303. Berlin-Göttingen-Heidelberg: Springer 1959.

Namenverzeichnis

Die kursiven Ziffern beziehen sich auf Zitate im Schrifttum

Aepli, R. *117*
Affeldt, J. E. s. Sarnoff, S. J. 20, *131*
Alexander, J. K., H. F. Spalter u. J. R. West 84, 85, *117*
— J. R. West, J. A. Wood u. D. W. Richards 84, 85, *117*
Alman, R. W. s. Fazekas, J. F. 99, *121*
Alpert, G. 32, *117*
Anand, B. K., S. Dua u. G. S. China 8, *117*
Andrew, J. 102, *117*
Anthony, A. J. 73, *118*
— u. H. Venrath 115, *118*
— s. Pluegge, H. 19, *130*
Arfel-Capdevielle, G. s. Fischgold, H. 17, *121*
Asmussen, E., u. M. Nielsen 87, *118*
Astrup, P. 20, 33, 34, *118*
— K. Jørgensen, O. Siggaard Andersen u. K. Engel 33, 115, *118*
— u. S. Schrøder *118*
— s. Mellemgaard, K. *128*
— s. Siggaard Andersen, O. 33, 34, *132*

Babcock, R. H., u. M. G. Netsky *118*
Bättig, P. s. Bucher, K. *119*
Bailey, P. 1, *118*
— u. H. W. Sweet *118*
Baker, A. B., H. A. Matzke u. J. R. Brown 14, 20, *118*
Balthasar, K. s. Baumgarten, R. v. 3, *118*
Bannister, F. B. s. Macintosh, R. R. *128*
Barach, A. L., J. H. Means u. M. N. Woodwell *118*
Barbizet, J. 51, 52, *118*
Barcroft, J. 4, 50, *118*
— u. R. Margaria 87, *118*
Barker, L. F., u. T. R. Sprunt 19, *118*

Barker, L. G. s. Zeilhofer, R. *135*
Bartels, H. *118*
— E. Bücherl, C. W. Hertz, G. Rodewald u. M. Schwab 29, 74, 115, *118*
Bauer, K. H. 102, 111, *118*
Baumgarten, R. v. 2, 3, *118*
—, K. Balthasar u. H. P. Koepchen 3, *118*
Bellville, J. W., W. S. Howland, J. C. Seed u. R. W. Houde 85, 88, *118*
— u. J. C. Seed 32, 8 , 88, *118*
Benett, A. E., u. A. Fortes 17, *118*
Bergen, F. H. van s. Schultz, E. A. 103, *132*
Berger, H. 7, 11, *119*
Bergmann, E. v. 22, 24, *119*, *127*
Berkowitz, R. D. s. Rodman, Th. 21, *131*
Betzien, G. s. Schwiegk, H. 84, *132*
Biot, M. C. 19, 40, 88, *119*
Birchfield, R. I., u. A. Heyman *118*
— H. O. Sieker u. N. C. Durham 84, 85, 87, *119*
— s. Heyman, A. 13, 19, 30, 45, 84, 85, 87, 97, 98, 113, *125*
— s. Sieker, H. O. *132*
Birkmayer, W., u. W. Winkler 39, 46, *119*
Bischof, W. s. Tönnis, W. 23, 32, *133*
Bittorf, A. s. Minkowski, O. *129*
Blitz, J. 103, *119*
Blömer, H. s. Fruhmann, G. 21, *122*
Blumberg, M. L. *119*
Bock, A. V. s. Means, J. H. 18, *128*
Bolt, W. s. Knipping, H. W. 13, 18, 29, 74, 115, 117, *126*
Bonhoeffer *126*

Borison, H. L. s. Brodie, D. A. 3, *119*
— s. Harris, T. D. *124*
Boshes, B. s. Torre, R. de la 20, *133*
Breckenridge, C. G., u. H. E. Hoff *119*
— s. Hoff, H. E. 2, 4, 5, 7, 8, 9, 39, 47, 50, 71, *125*
Brendel, W. 72, *119*
Breuer, J. s. Hering, E. 6, *124*
Brewin, J. G., R. P. Gould, F. S. Nashat u. E. Neil 33, *119*
Bricker, J. s. Gesell, R. *123*
Brindle, G. F. s. Miller, R. A. *129*
Brinkman, G. L., D. G. Remp, E. O. Coates jr. u. E. M. Priest *119*
Briscoe, W. A. s. Ratto, O. 21, *130*
Brobeil, A. 1, *119*
Brock, S. 1, *119*
Brodie, D. A., u. H. L. Borison 3, *119*
Brodovsky, D., J. A. MacDonnel u. R. M. Cherniack *119*
Brody, J. I., u. F. Rodriguez *119*
Browder, J., u. R. Meyers 24, 65, *119*
Brown, E. B. *119*
Brown jr., E. B. 11, 19, 20, 99, *119*
Brown, H. W., u. F. Plum 19, 44, 45, 97, 113, *119*
Brown, J. R. s. Baker, A. B. 14, 20, *118*
Brugger, G. 12, 23, 54, *119*
Brun, R. 23, *119*
Bruns, L. 22, *119*
Buchborn, A. *119*
Bucher, K. 2, 6, 10, 50, *119*
— u. P. Bättig *119*
Buckley, J. J. s. Schultz, E. A. 103, *132*

10*

Bücherl, E., u. G. Ressel 84, 86, 88, *120*
— s. Bartels, H. 29, 74, 115, *118*
Bühler, F. 38, *120*
Bühlmann, A. *120*
— s. Hunziker, A. 23, *125*
— s. Rossier, P. H. 2, 10, *131*
Buren, J. M. van 8, *120*
Burns, B. D., u. G. C. Salmoiraghi 3, *120*
— s. Salmoiraghi, G. C. *131*
Burrows, M. T. s. Eyster, J. A. *121*

Cairns, H. 23, *120*
Campbell, E. J. M. 10, 11, 87, *120*
— u. J. B. L. Howell *120*
Case, R. J. s. Walker, A. E. *134*
Castex, M. R. 8, *120*
Cheyne, J. 41, *120*
Cherniack, R. M. s. Brodovsky, D. *119*
China, G. S. s. Anand 8, *117*
Christian, P., P. Mohr, M. Schrenk u. N. Ulmer 11, *120*
Clauser, G. *120*
Close s. Rodman 21
Coates, E. O. s. Pauli, H. G. *129*
— jr. s. Brinkman, G. L. *119*
— s. Noe, F. E. 31, 84, 87, *129*
Cohen, G. s. Frumin, M. J. 82, *122*
Cohen, M. E. s. Hebertson, W. H. 19, 45, *124*
— s. Talbert, O. R. 18, *132*
Comninos, A. 1, *120*
Comroe, J. H. s. Dripps, R. D. 87, *121*
Comroe jr., J. H. *120*
— s. Ratto, O. 21, *130*
Condorelli, L., u. E. Rechnitzer *120*
Converse, J. G. s. Landmesser, C. M. 85, *127*
Cormack, R. S., D. J. C. Cunningham u. J. B. L. Gee *120*
— s. Cunningham, D. J. C. 114, *120*
Corman, H. H. s. Garcia-Banus, M. *123*
Crowell, J. W. s. Guyton, A. C. 44, *124*
Crump, C. H. s. Robin, E. D. 85, *131*

Cunningham, D. J. C., R. S. Cormack, J. L. H. O'Riordan, M. G. M. Jukes u. B. B. Lloyd 114, *120*
— s. Cormack, R. S. *120*
— s. Lloyd, B. B. *127*
Currens, J. H. s. Hebertson, W. H. 19, 45, *124*
— s. Talbert, O. R. 18, *132*
Cushing, H. 1, 24, 64, *120*

Damoiseau, B. s. Goulon, M. 113, *123*
David, M., u. H. Pourpre 1, *120*
— s. Vincent, Cl. 22, *133*
Davis, D. A. s. Sugioka, K. 99, 100, *132*
Davson, H. 65, *120*
Delgado, J. M. R., u. R. B. Livingston 7, *120*
Dell, M. B., u. J. Talairach 7, 9, *120*
Dell, P. 7, *120*
Denny-Brown, D., u. W. R. Russell 24, *120*
Descotes, J., u. M. Haguenauer 102, *121*
— u. P. Wertheimer 13, 17, *121*
— s. Wertheimer, P. 1, 26, 53, 111, *134*
Devlin, B. s. Newman, W. 21, *129*
Dirken, M. N. J. s. Woldring, S. *134*
Dittner, D. S., u. R. M. Grebe *121*
Dönhardt, A. *121*
— u. H. Marx *121*
— u. K. Schernau *121*
— s. Killian, H. 102, *126*
Dripps, R. D., u. J. H. Comroe 87, *121*
Dua, S. s. Anand, B. K. 8, *117*
Dunsmore, R. H., W. B. Scoville, F. W. Reilly u. B. B. Whitcomb 102, *121*
Duret 24
Durham, N. C. s. Birchfield, R. I. 84, 85, 87, *119*

Eckenhoff, J. E., u. M. Heldrich 85, 88, *121*
— u. W. D. Ralph jr. 86, 88, *121*
Eckstein, A., u. E. Rominger 15, 36, 40, 47, 49, 50, *121*
Economo, v. 52
Efron, R., u. D. C. Kent 21, *121*

Engel, K. s. Astrup, P. 33, 115, *118*
— s. Siggaard Andersen, O. 33, 34, 115, *119*, *130*, *132*
Epstein, J. s. Kaada, B. R. *125*
Epstein, R. M. s. Frumin, M. J. 82, *122*
Espey, F. F. s. Evans, J. P. 24, 65, *121*
— s. Ryder, H. W. *131*
Essick, C. R. s. Eyster, J. A. *121*
Evans, J. P., F. F. Espey, F. V. Kristoff, F. D. Kimbell u. H. W. Ryder 24, 65, *121*
— s. Ryder, H. W. *131*
Exner, R. 11, 12, 13, 17, 54, *121*
Eyster, J. A. 24, 42, *121*
—, M. T. Burrows u. C. R. Essick *121*

Fay, T. 16, 22, 72, 107, 113, *121*
Fazekas, J. F., L. C. McHenry jr., R. W. Alman u. J. F. Sullivan 99, *121*
Feltman, J. A. s. Newman, W. 21, *129*
Fenelly, J. F. s. Rodman, Th. 21, *131*
Filehne, W. s. Koch, W. 24, *126*
Fink, B. R. 6, 100, *121*
— R. Katz, H. Reinhold u. A. Schoolman 100, *121*
— s. Hanks, E. C. 86, 88, *124*
Finley, K. H. 20, *121*
Fischer, A. W. 102, *121*, *124*
Fischgold, H., u. G. Arfel-Capdevielle 17, *121*
Fischman, A. P. s. Richter, T. 21, *130*
Fleisch, A. 42, 88, *121*
— u. F. Lechner *122*
— s. Haab, P. 42, *124*
Flourens, P. 3, *122*
Foerster, O., O. Gagel u. W. Mahoney 12, 54, *122*
Foltz, E. L., u. R. P. Schmidt *122*
Formel, P. F. s. Landmesser, C. M. 85, *127*
Fortes, A. s. Benett, A. E. 17, *118*
Fortunate, D. s. Hebertson, W. H. 19, 45, *124*
Franke, O. F. 9, *122*
French, J. D. 97, *122*
Fricke, W. 75, *122*

Friedhoff, E. *122*
— u. V. Hoffmann 102, 111, *122*
— u. H. D. Lehmann 111, *122*
Frowein, R., u. G. Harrer 13, *122*
Frowein, R. A. III, 10, 17, 18, 32, 53, 84, 85, 99, 100, 101, 102, 103, 104, 106, *122*
— u. H. D. Lehmann 18, 111, *122*
— u. F. Loew 75, *122*
— s. Tönnis, W. 23, 70, 75, 102, 104, 106, *133*
Fruhmann, G., H. Blömer u. P. Kolb 21, *122*
— u. H. Pichlmaier 83, 84, *122*
— s. Lechtenbörger, H. 82, *127*
Frumin, M. J., R. M. Epstein u. G. Cohen 82, *122*
Fulton, J. F. 97, *123*

Gänshirt, H. 1, 10, 13, 17, 25, 53, *123*
Gagel, O. 12, 17, 54, 97, *123*
— s. Foerster, O. 12, 54, *122*
Garcia-Banus, M., H. H. Corman, V. P. Perlo u. G. L. Popkin *123*
Garlind, T., u. H. Linderholm 20, 85, 87, *123*
Gastaut, H. 2, *123*
Gee, J. B. L. s. Cormack, R. S. *120*
Gelin, L. E. 99, *123*
Gerardy, W., D. Herberg u. H. M. Kuhn 15, 19, 21, *123*
Gerlach, J. 12, 17, *123*
— u. H. P. Jensen 102, *123*
Gertz, K. H. s. Loeschcke, H. H. 114, *127*
Gesell, R. 2, *123*
— J. Bricker u. C. Magee *123*
Giancotti, A. s. Tarlov, J. M. 13, 18, 23, 25, *133*
Glaser, V. 11, *123*
Glees, P. 97, *123*
Gleichmann, U., u. D. W. Lübbers 34, *123*
— s. Lübbers, D. W. 34, *128*
Gött, U., W. Grote u. R. Wüllenweber 65, *123*
Gollwitzer-Meier, K. 84, *123*
— u. Mainzer 99, *123*
— u. O. Pinotti *123*
Gotoh, F. s. Meyer, J. S. 99, *129*
Gould, R. P. s. Brewin, J. G. 33, *119*

Goulon, M., B. Damoiseau, M. Rapin u. J. J. Pocidalo 113, *123*
Grastyán, E. s. Mérei, F. T. 24, *128*
Gray, J. S. *123*
Gray, T. C. 83, 84, *123*
— s. Robinson, J. S. 99, *131*
Grebe, R. M. s. Dittner, D. S. *121*
Greene, N. M. 103, *123*
Greifenstein, F. E. s. Noe, F. E. 31, 84, 87, *129*
Grieder, H. R. 83, *123*
Griesemann, H. s. Lechtenbörger, H. 82, *127*
Grimmer, R. V., F. H. Hesser u. O. R. Langworthy 10, 11, 17, *124*
Grohmann, W. *124*
Gros 102, *123*
Grosch, H. 71, *124*
Grote, W., u. R. Wüllenweber 65, *124*
— s. Gött, U. 65, *123*
Grün 103
Guedel-Waters 49, *124*
Gurdjian, E. S., u. J. E. Webster 1, *124*
Guyton, A. C., J. W. Crowell u. J. W. Moore 44, *124*

Haab, P., F. Ramel u. A. Fleisch 42, *124*
Haber, E., K. W. Kohn, S. H. Ngai, D. A. Holaday u. S. C. Wang *124*
Hadorn u. Scherrer 21
Haguenauer, M. s. Descotes, J. 102, *121*
Hahn, N. s. Katsaros, B. 32, 85, 86, 87, 88, *126*
Haldane, J. S. 43
— u. J. G. Priestley 31, 83, *124*
Handforth, C. *124*
Hanks, E. C., S. H. Ngai u. B. R. Fink 86, 88, *124*
Harrer, G. s. Frowein, R. 13, *122*
Harris, T. D., u. H. L. Borison *124*
Harrop, G. A., u. R. F. Loeb 19, *124*
Hassler, R. 12, 23, 54, *124*
Hastings, A. B. s. Singer, R. B. 34, *132*
Hasznos, Th. s. Mérei, F. T. 24, *128*

Hebertson, W. H., E. P. Richardson, J. H. Currens, D. Fortunate u. M. E. Cohen 19, 45, *124*
—, O. R. Talbert u. M. E. Cohen *124*
Heldrich, M. s. Eckenhoff, J. E. 85, 86, 88, *131*
Hemmer, R. 25, 65, *124*
Henderson, Y. 99, *124*
Hensell, V., u. N. Müller 24, 25, 101, *124*
Herberg, D. s. Gerardy, W. 15, 19, 21, *123*
Hering, E., u. J. Breuer 6, *124*
Hermann, L. *131*
Hertz, C. W. s. Bartels, H. 29, 74, 115, *118*
Hess, L., u. E. Pollak 22, *124*
— u. W. Rosenbaum 42, 43, *124*, *127*
Hess, W. R. 2, 6, 7, 9, *124*
— u. H. R. Müller 7, *125*
Hesser, F. H. s. Grimmer, R. V. 10, 11, 17, *124*
Hey, E. N. 87, 114, *125*
Heyman, A., R. I. Birchfield u. H. O. Sieker 13, 19, 30, 45, 84, 85, 87, 97, 98, 113, *125*
— s. Birchfield, R. I. *118*
— s. Sieker, H. O. *132*
Higgins, G. 23, *125*
Hofbauer, L. 36, 42, 45, 46, *125*
Hoff, F. 97, *125*
Hoff, H., u. G. Osler 97, *125*
Hoff, H. E., u. C. G. Breckenridge 2, 4, 5, 7, 8, 9, 39, 47, 50, 71, *125*
— s. Breckenridge, C. G. *119*
Hoffmann, V. s. Friedhoff, E. 102, 111, *122*
Holaday, D. A. s. Haber, E. *124*
Holman, J., u. G. T. Shires 84, *125*
Holub, K. 1, 26, *125*
Homura, H. s. Honda, Y. *125*
Honda, Y., H. Homura u. M. Minoguchi *125*
Hossli, G. 102, *125*
Houde, R. W. s. Bellville, J. W. 85, 88, *118*
Howell, J. B. L. s. Campbell, E. J. M. *120*
Howland, W. S. s. Bellville, J. W. 85, 88, *118*
Hügin, W. 102, *125*
Huguenard, P. s. Laborit, H. 103, *126*

Hukuhara, T. *125*
Hunziker, A., A. Bühlmann, A. Uehlinger u. E. M. Osacar 23, *125*

Ingvar, D. H., u. N. Lundberg 13, 25, *125*

Jackson, J. H. 10, 22, *125*
Jacoby, J. s. Jones, J. R. 49, 101, *125*
Jansen, K., H. W. Knipping u. K. Stromberger 12, 18, 73, *125*
Jarlöv, E. 17, 18, 19, *125*
Jasper, H. s. Kaada, B. R. 8, 9, *125*
Jeddeloh, B. 11, *125*
Jefferson, G., u. R. T. Johnson 17, *125*
Jensen, H. P. s. Gerlach, J. 102, *123*
Johnson, R. T. s. Jefferson, G. 17, *125*
Jones, J. R., u. J. Jacoby 49, 101, *125*
Jørgensen, K. s. Astrup, P. 33, 115, *118*
— s. Siggaard Andersen, O. 33, 34, *132*
Jukes, M. G. M. s. Cunningham, D. J. C. 114, *120*
— s. Lloyd, B. B. *127*
Julich, H. 83, 84, *125*

Kaada, B. R. 7, *125*
— u. H. Jasper 8, 9, *125*
— K. Pribram u. J. Epstein *125*
Kalb, U., u. H. Venrath *126*
Kaniak, G. s. Schmidt, Kl. 7, 20, *131*
Katsaros, B., H. H. Loeschcke, D. Lerche, H. Schönthal u. N. Hahn 32, 85, 86, 87, 88, *126*
— s. Lerche, D. 84, 85, 86, 87, *127*
— s. Loeschcke, H. H. *128*
Katz, R. s. Fink, B. R. 100, *121*
Kaye, M. s. Westlake, E. K. *134*
Kehrer, F. 22, *126*
Keller, A. D. *126*
Kent, D. C. s. Efron, R. 21, *121*
Kern, E., u. K. Wiemers 102, *126*
— s. Wiemers, K. *134*

Kety, S. S., u. C. F. Schmidt 99, *126*
Killian, H., u. A. Dönhardt 102, *126*
— u. H. Weese 49, *124*, *126*
Kimbell, F. D. s. Evans, J. P. 24, 65, *121*
— s. Ryder, H. W. *131*
Kleinsorg, H., u. K. Kochsiek 101, *126*
— — u. G. Schweer 101, *126*
Kleist, E. 16, *126*
Kleyntjens, F. s. Kolb, L. C. 11, *126*
Klingler, M. 23, 53, 111, *126*
Knipping, H. W. 12, 28, 35, 39, 40, 41, 54, 65, 74, *126*
— W. Bolt, H. Valentin u. H. Venrath III, 13, 18, 29, 74, 115, 117, *126*
— s. Jansen, K. 12, 18, 73, *125*
Knipping, J. W., W. Lewis u. A. Moncrieff 12, 13, 17, 18, 39, 40, 45, 46, 48, 50, 54, 73, 74, *126*
Kober, P. 24, 35, 51, *126*
Koch, W., u. W. Filehne 24, *126*
Kocher, T. 24, 25, *126*
Kochsiek, K. s. Kleinsorg, H. 101, *126*
Köbcke, H. 22, 72, 113, *126*
Koepchen, H. P., u. H. H. Loeschcke *126*
— s. Baumgarten, R. v. 3, *118*
Koeppelin s. Levy 42
Kohn, K. W. s. Haber, E. *124*
Kolb, L. C., u. F. Kleyntjens 11, *126*
Kolb, P. s. Fruhmann, G. 21, *122*
Kollros, J. J. s. Walker, A. E. 24, *134*
Kornfeld, F., u. U. Sammartino 24, *126*
Kough, R. H. s. Loeschcke, H. H. 88, *128*
Kramer, K. *126*
Krause, F. s. Ter Braak, J. W. G. 12, 17, *133*
Kristoff, F. v. s. Evans, J. P. 24, 65, *121*
Kuhn, H. M. s. Gerardy, W. 15, 19, 21, *123*

Laborit, H., u. P. Huguenard 103, *126*
Läuppi, E. 102, *127*

L'Allemand, H. s. Wassner, U. J. 102, *134*
Lambertsen, C. J. s. Loeschcke, H. H. 88, *128*
Landmesser, C. M., P. F. Formel u. J. G. Converse 85, *127*
Langendorff, O. *126*
Langworthy, O. R. s. Grimmer, R. V. 10, 11, 17, *124*
Laubenthal, F. 23, *127*
Le Beau, J. 22, *127*
Lechner, F. s. Fleisch, A. *122*
Lechtenbörger, H., H. Valentin, H. Venrath, G. Fruhmann, I. S. Özsoy, T. H. Steinforth, T. H. Schmitz u. H. Griesemann 82, *127*
Ledinsky, Q., u. N. Ledinska 32, *127*
Ledinska, N. s. Ledinsky, Q. 32, *127*
Le Galois, C. J. 3, *127*
Lehmann, H. D. s. Friedhoff, E. 111, *122*
— s. Frowein, R. A. 18, 111, *122*
Lennox, W. G. s. Williams, D. 65, *134*
Lerche, D., B. Katsaros, G. Lerche u. H. H. Loeschcke 84, 85, 86, 87, *127*
— u. H. J. Nickol 103, *127*
— s. Katsaros, B. 32, 85, 86, 87, 88, *126*
— s. Loeschcke, H. H. 32, *128*
Lerche, G. s. Lerche, D. 84, 85, 86, 87, *127*
Leusen, I. R. *127*
Levy u. Koeppelin 42
Lewis, W. s. Knipping, J. W. 12, 13, 17, 18, 39, 40, 45, 46, 48, 50, 54, 73, 74, *126*
Leyden, E. 4, 24, *127*
Liljestrand, A. 2, 3, 6, *127*
Linderholm, H., u. H. Werneman 20, 84, 85, 87, *127*
— s. Garlind, T. 20, 85, 87, *123*
Lindgren, St. O. 53, *127*
Lindhard, J. 83, *127*
Liot, F. 20, 85, *127*
Lipschütz, H. s. Porges, O. 19, *130*
Livingston, R. B. s. Delgado, J. M. R. 7, *120*
Lloyd, B. B., M. G. M. Jukes u. D. J. C. Cunningham *127*
— s. Cunningham, D. J. C. 114, *120*

Namenverzeichnis

Loeb, R. F. s. Harrop, G. A. 19, *124*
Löffler, W. *127*
Loennecken, S. J. 23, 26, 102, *127*
Loeschcke, H. H. 32, 84, 86, 87, 114, *127*
— u. K. H. Gertz 114, *127*
— u. B. Katsaros *128*
— u. D. Lerche 32, *128*
—, A. Sweel, R. H. Kough u. C. J. Lambertsen 88, *128*
— u. H. Wendel 85, 88, *128*
— s. Katsaros, B. 32, 85, 86, 87, 88, *126*
— s. Koepchen, H. P. *126*
— s. Lerche, D. 84, 85, 86, 87, *127*
Loew, F. 1, *128*
— s. Frowein, R. A. 75, *122*
— s. Tönnis, W. 1, 70, *133*
Loewenstein, O. von u. zu 38, *128*
Lowenstein, L. s. Pare, P. 21, *129*
Lübbers 34
Lübbers, D. W., u. U. Gleichmann 34, *128*
— s. Gleichmann, U. 34, *123*
Lumsden, T. 4, 5, *128*
Lundberg, N. 13, 18, 25, 43, 65, 99, *128*
— s. Ingvar, D. H. 13, 25, *125*

MacDonnel, J. A. s. Brodovsky, D. *119*
Macintosh, R. R., u. F. B. Bannister *128*
Magee, C. s. Gesell, R. *123*
Magoun, H. W. 5, *128*
— s. Pitts, R. F. 2, *130*
— s. Rhines, R. *130*
Mahoney, W. s. Foerster, O. 12, 54, *122*
Mainzer s. Gollwitzer-Meier, K. 99, *123*
Major, R. H. *128*
Malette, W. 99, *128*
Marckwald, M. 2, 4, 6, 7, 8, 49, 110, *128*
Margaria, R. s. Barcroft, J. 87, *118*
Marguth, F. s. Tönnis, W. 1, *133*
Marx, H. 21, *128*
— s. Dönhardt, A. *121*
Matzke, H. A. s. Baker, A. B. 14, 20, *118*
McCann, J. C. 49, *128*

McCutcheon 47, 48, *128*
McHenry jr., L. C. s. Fazekas, J. F. 99, *121*
Mead, J. 73, *128*
Mean, H. s. Rossier, P. H. 73, *131*
Means, J. H., A. V. Bock u. M. N. Woodwell 18, *128*
— s. Barach, A. L. *118*
Mellemgaard, K., u. P. Astrup *128*
Mérei, F. T., Th. Hasznos u. E. Grastyán 24, *128*
Meyer, J. S. *129*
— u. F. Gotoh 99, *129*
Meyers, R. 25, *129*
— s. Browder, J. 24, 65, *119*
Mier, M. s. Torre, R. de la 20, *133*
Miller, R. A., u. G. T. Brindle *129*
Minkowski, O., u. A. Bittorf *129*, *132*
Minoguchi, M. s. Honda, Y. *125*
Mitchell u. Mitarb. 25
Mohr, P. s. Christian, P. 11, *120*
Molitor, H. 35, *129*
Moncrieff, A. s. Knipping, J. W. 12, 13, 17, 18, 39, 40, 45, 46, 48, 50, 54, 73, 74, *126*
Mond, H., u. S. Wassermann 47, *129*
Moore, J. W. s. Guyton, A. C. 44, *124*
Mørdre 18
Morton, J. W. s. Ratto, O. 21, *130*
Müller, B. 102, *129*
Müller, H. R. s. Hess, W. R. 7, *125*
Müller, N. s. Hensell, V. 24, 25, 101, *124*

Nashat, F. S. s. Brewin, J. G. 33, *119*
Naunyn, B., u. J. Schreiber *129*
Neil, E. s. Brewin, J. G. 33, *119*
Nelson, Th. G. 102, *129*
Netsky, M. G., u. R. R. J. Strobos 12, 54, *129*
— s. Babcock, R. H. *118*
Newman, W., J. A. Feltman u. B. Devlin 21, *129*
Ngai, S. H. 4, 6, *129*
— s. Haber, E. *124*
— s. Hanks, E. C. 86, 88, *124*
Nickol, H. J. s. Lerche, D. 103, *127*
Nielsen, K. C. 99, *129*

Nielsen, M. 32, 83, 84, 85, 87, 88, *129*
— s. Asmussen, E. 87, *118*
Noe, F. E., H. G. Pauli, E. O. Coates u. F. E. Greifenstein 31, 84, 87, *129*
— s. Pauli, H. G. *129*
Noell, W., u. M. Schneider 1, 99, *129*

Oberholzer, R. J. H. 2, *129*
Olivecrona, H., u. W. Tönnis 1, 55, *129*, *133*
Olivia, J. s. Rodman, Th. 21, *131*
Özsoy, I. S. s. Lechtenbörger, H. 82, *127*
Opitz, E., u. M. Schneider 1, 99, *129*
Oppenheim, H. *129*
O'Riordan, J. L. H. s. Cunningham, D. J. C. 114, *120*
Osacar, E. M. s. Hunziker, A. 23, *125*
Osler, G. s. Hoff, H. 97, *125*
Oswald, A. J. s. Schultz, E. A. 103, *132*

Padget, W. R. s. Renzetti, A. 86, 88, *130*
Paillas 17, *129*
Pare, P., u. L. Lowenstein 21, *129*
Parker, H. L. 14, 19, *129*
Pauli, H. G., F. E. Noe u. E. O. Coates *129*
— s. Noe, F. E. 31, 84, 87, *129*
Peiper, A. 15, 21, 36, 45, 46, 52, 70, *129*
Penka, E. J. s. Ryder, H. W. *131*
Perlo, V. P. s. Garcia-Banus, M. *123*
Peters, J. P. 33, *130*
Pia, H. W. 23, *130*
Pichlmaier, H. s. Fruhmann, G. 83, 84, *122*
Pinotti, O. s. Gollwitzer-Meier, K. *123*
Pitts, R. F. 2, *130*
— H. W. Magoun u. S. W. Ranson 2, *130*
Pluegge, H., u. A. J. Anthony 19, *130*
Plum, F. 10, 40, 45, *130*
— u. A. G. Swanson 12, 13, 19, 20, 45, 57, 71, 84, 85, 98, 113, *130*
— s. Brown, H. W. 19, 44, 45, 97, 113, *119*

Pocidalo, J. J. s. Goulon, M. 113, *123*
Podolsky, B. s. Ryder, H. W. *131*
Polis, A. 24, *130*
Pollak, E. s. Hess, L. 22, *124*
Pool, J. L. 2, 8, *130*
— u. J. Ransohoff 8, *130*
Popkin, G. L. s. Garcia-Banus, M. *123*
Porges, O., u. H. Lipschütz 19, *130*
Potter, J. M. 1, 71, *130*
Pourpre, H. s. David, M. 1, *120*
Pribram, K. s. Kaada, B. R. *125*
Priest, E. M. s. Brinkman, G. L. *119*
Priestley, J. G. s. Haldane, J. S. 31, 83, *124*

Quandt, J. 1, *130*

Ralph jr., W. D. s. Eckenhoff, J. E. 86, 88, *121*
Ramel, F. s. Haab, P. 42, *124*
Randell s. Straw 34
Ranke, O. F. 73, 88, 96, *130*
Ransohoff, J. s. Pool, J. L. 8, *130*
Ranson, S. W. s. Pitts, R. F. 2, *130*
Rapin, M. 20, 21, *130*
— s. Goulon, M. 113, *123*
Rapisarda, A. s. Tarlov, J. M. 13, 18, 23, 25, *133*
Ratto, O., W. A. Briscoe, J. W. Morton u. J. H. Comroe jr. 21, *130*
Rechnitzer, E. 43, *130*
— s. Condorelli, L. *120*
Redgate, E. S. 7, *130*
Rehwald, E. *122*, *130*
Reilly, F. W. s. Dunsmore, R. H. 102, *121*
Rein, H. *130*
— u. M. Schneider 2, 6, 9, 97, *130*
Reinhold, H. s. Fink, B. R. 100, *121*
Remp, D. G. s. Brinkman, G. L. *119*
Renzetti, A., u. W. R. Padget 86, 88, *130*
Resnick, M. E. s. Rodman, Th. 21, *131*
Ressel, G. s. Bücherl, E. 84, 86, 88, *120*

Rhines, R., H. W. Magoun u. W. F. Windle *130*
Richards, D. W. s. Alexander, J. K. 84, 85, *117*
Richardson, E. P. s. Hebertson, W. H. 19, 45, *124*
Richter, T., J. R. West u. A. P. Fischman 21, *130*
Riegel, F. 38, 49, 50, *130*
Riessner, D., u. K. J. Zülch 22, 53, *130*
Robin, E. D., R. D. Whaley, C. H. Crump u. D. M. Travis 85, *131*
Robinson, J. S., u. T. C. Gray 99, *131*
Rodewald, G. s. Bartels, H. 29, 74, 115, *118*
Rodman u. Close 21
Rodman, Th., M. E. Resnick, R. D. Berkowitz, J. F. Fenelly u. J. Olivia 21, *131*
Rodriguez, F. s. Brody, J. I. *119*
Rominger, E. s. Eckstein, A. 15, 36, 40, 47, 49, 50, *121*
Rosenauer, A. s. Ryder, H. W. *131*
Rosenbaum, W. s. Hess, L. 42, 43, *124*, *127*
Rosenthal, J. *131*
Rossier, P. H., u. A. Bühlmann *131*
— — u. K. Wiesinger 2, 10, *131*
— u. H. Mean 73, *131*
Rowbotham, G. F. 1, *131*
Russell, W. R. s. Denny-Brown, D. 24, *120*
Ryder, H. W., F. F. Espey, F. D. Kimbell, E. J. Penka, A. Rosenauer, B. Podolsky u. J. P. Evans *131*
—, A. Rosenauer, E. J. Penka, F. F. Espey u. J. P. Evans *131*
— s. Evans, J. P. 24, 65, *121*

Salmoiraghi, G. C., u. B. D. Burns *131*
— s. Burns, B. D. 3, *120*
Sammartino, U. s. Kornfeld, F. 24, *126*
Sapirstein, L. A. *131*
Sarnoff, S. J., J. L. Whitenberger u. J. E. Affeldt 20, *131*
Sauvé, L. *131*
Schaefer, K. E. 2, *131*

Scheid, W. 1, 23, 27, *131*
Schernau, K. s. Dönhardt, A. *121*
Scherrer s. Hadorn 21
Schiefer, W. s. Tönnis, W. 1, 10, 32, *133*
Schlesinger, H. 12, 22, *131*
Schmidt, C. F. s. Kety, S. S. 99, *126*
Schmidt, Kl., u. G. Kaniak 7, 20, *131*
Schmidt, R. P. s. Foltz, E. L. *122*
Schmitz, T. H. s. Lechtenbörger, H. 82, *127*
Schneider, J. 35, *131*
Schneider, M. III, 96, 99, 107, *131*
— u. W. Schoedel 29, 38, *131*
— s. Noell, W. 1, 99, *129*
— s. Opitz, E. 1, 99, *129*
— s. Rein, H. 2, 6, 9, 97, *130*
Schneider, R. 17, 32, 75, *132*
Schoedel, W. 2, 6, 9, 10, 48, *132*
— s. Schneider, M. 29, 38, *131*
Schoen, R. 2, 43, *132*
Schönthal, H. s. Katsaros, B. 32, 85, 86, 87, 88, *126*
Schoolman, A. s. Fink, B. R. 100, *121*
Schopp, R. T. 45, *132*
Schreiber, J. s. Naunyn, B. *129*
Schrenk, M. s. Christian, P. 11, *120*
Schrøder, S. s. Astrup, P. *118*
Schultz, E. A., J. J. Buckley, A. J. Oswald u. F. H. van Bergen 103, *132*
Schwab, M. s. Bartels, H. 29, 74, 115, *118*
Schweer, G. s. Kleinsorg, H. 101, *126*
Schwiegk, H., u. G. Betzien 84, *132*
Scoville, W. B. s. Dunsmore, R. H. 102, *121*
Seed, J. C. s. Bellville, J. W. 85, 88, *118*
Shires, G. T. s. Holman, J. 84, *125*
Sieker, H. O., A. Heyman u. R. I. Birchfield *132*
— s. Birchfield, R. I. 84, 85, 87, *119*
— s. Heyman, A. 13, 19, 30, 45, 84, 85, 87, 97, 98, 113, *125*

Siggaard Andersen, O. *132*
— u. K. Engel 33, 34, 115, *119*, *130*, *132*
— — K. Jørgensen u. P. Astrup 33, 34, *132*
— s. Astrup, P. 33, 115, *118*
Singer, R. B., u. A. B. Hastings 34, *132*
Sørensen 34
Spalter, H. F. s. Alexander, J. K. 84, 85, *117*
Sprunt, T. R. s. Barker, L. F. 19, *118*
Spühler, O. 52, *132*
Staehelin, R. 12, 22, 36, 42, *132*
Steegmann, A. T. 13, 18, 57, *132*
Steinforth, T. H. s. Lechtenbörger, H. 82, *127*
Steinmann, H. W. 97, *132*
Stern, F. 19, *132*
Stokes, W. *132*
Straub, H. 22, 88, *132*
Straw u. Randell 34
Strobos, R. R. J. s. Netsky, M. G. 12, 54, *129*
Stromberger, K. s. Jansen, K. 12, 18, 73, *125*
Sugioka, K., u. D. A. Davis 99, 100, *132*
Sullivan, J. F. s. Fazekas, J. F. 99, *121*
Swanson, A. G. s. Plum, F. 12, 13, 19, 20, 45, 57, 71, 84, 85, 98, 113, *130*
Sweel, A. s. Loeschcke, H. H. 88, *128*
Sweet, H. W. s. Bailey, P. *118*

Talairach, J. s. Dell, M. B. 7, 9, *120*
Talbert, O. R., J. H. Currens u. M. E. Cohen 18, *132*
— s. Hebertson, W. H. *124*
Tang, P. C. 4, *123*
Tarlov, J. M., A. Giancotti u. A. Rapisarda 13, 18, 23, 25, *133*
Ter Braak, J. W. G., u. F. Krause 12, 17, *133*
Thelen, D. 103, *133*
Thiébaut, F. s. Vincent, Cl. 22, *133*
Tönnis, W. IV, 1, 10, 22, 25, 26, 52, 53, 103, 117, *133*
— u. W. Bischof 23, 32, *133*

Tönnis, W., u. R. A. Frowein 23, 70, 75, 102, 104, 106, *133*
— u. F. Loew 1, 70, *133*
— u. F. Marguth 1, *133*
— u. W. Schiefer 1, 10, 32, *133*
— s. Olivecrona, H. 1, 55, 129, *133*
Torre, R. de la, M. Mier u. B. Boshes 20, *133*
Traube, L. 42, *133*
Travis, D. M. s. Robin, E. D. 85, *131*
Turner, E. A. 8, 9, *133*

Uehlinger, A. s. Hunziker, A. 23, *125*
Ugryumov, V. M. 13, 18, *133*
Uhlenbruck, P. 43, *133*
Ulmer, N. s. Christian, P. 11, *120*

Valentin, H. *133*
— s. Knipping, H. W. 13, 18, 29, 74, 115, 117, *126*
— s. Lechtenbörger, H. 82, *127*
Vassella, F. 3, *133*
Venrath, H. s. Anthony, A. J. 115, *118*
— s. Kalb, U. *126*
— s. Lechtenbörger, H. 82, *127*
Verbiest, H. 32, *133*
Vincent, Cl. 113, *133*
— M. David u. F. Thiébaut 22, *133*

Wahlgren, S. 102, *134*
Walker, A. E. 9
— J. J. Kollros u. R. J. Case 24, *134*
Wang, S. C. s. Haber, E. *124*
Wanke, R. 23, *134*
Wassermann, S. 42, *134*
— s. Mond, H. 47, *129*
Wassner, U. J. 10, 13, 18, 95, 112, *134*
— u. H. L'Allemand 102, *134*
Weber, E. 111, *134*
Webster, J. E. s. Gurdjian, E. S. 1, *124*
Weese, H. s. Killian, H. 49, *124*, *126*
Wellenbergh, P. 24, *134*
Wenckebach, K. F. 43, 47, 50, *134*
Wendel, H. s. Loeschcke, H. H. 85, 88, *128*

Werneman, H. s. Linderholm, H. 20, 84, 85, 87, *127*
Wertheimer, P., u. J. Descotes 1, 26, 53, 111, *134*
— s. Descotes, J. 13, 17, *121*
West, J. R. s. Alexander, J. K. 84, 85, *117*
— s. Richter, T. 21, *130*
Westlake, E. K., u. M. Kaye *134*
Whaley, R. D. s. Robin, E. D. 85, *131*
Whitcomb, B. B. s. Dunsmore, R. H. 102, *121*
Whitenberger, J. L. s. Sarnoff, S. J. 20, *131*
Wieck, H. H. 27, 37, *134*
Wiedemann, H. *134*
Wiemers, K., u. E. Kern *134*
— s. Kern, E. 102, *126*
Wiesinger, K. s. Rossier, P. H. 2, 10, *131*
Williams, D., u. W. G. Lennox 65, *134*
Windle, U. W. F. s. Rhines, R. *130*
Winkler, F. 11, *134*
Winkler, W. s. Birkmayer, W. 39, 46, *119*
Winterstein, H. *131*, *134*
Wintrobe, M. M. 33
Wittich, v. *131*, *134*
Witzleben, H. B. v. *118*
Woldring, S., u. M. N. J. Dirken *134*
Wood, J. A. s. Alexander, J. K. 84, 85, *117*
Woodwell, M. N. s. Means, J. H. 18, *128*
— s. Barach, A. L. *118*
Woolmer, R. F. 33, *134*
Wüllenweber, R. s. Gött, U. 65, *123*
— s. Grote, W. 65, *124*
Wulf, H. 21, *134*
Wulff, H. B. *134*
Wyss, O. A. M. 2, 3, 6, *134*

Young, A. C. 2, 6, 9, *135*

Zeilhofer, R., u. L. G. Barker *135*
Ziehen, Th. 15, *135*
Zijlstra, W. G. *135*
Zülch, K. J. 10, *135*
— s. Riessner, D. 22, 53, *130*

Sachverzeichnis

Absaugen der Atemwege 102
Absceß 58
Acidose, respiratorische 20, 85, 87
Aggregation von Thrombocyten 99
Akinesie 7
Akromegalie 17
Alkalose, respiratorische 85, 88, 99
Alles-oder-nichts-Atmung 4, 47, 50, 82
Alter 60, 72
Ammoniumchlorid 85
Amplitudengröße, Streuung 36
Anfälle, cerebrale 18, 58
Angiographie nach Hirnverletzung 103
Angiome 12, 17, 58
Aneurysmen 58
Anoxie 6, 9
apneustische Atmung 4
— —, O_2-Aufnahme 6
Apnoe 6, 9, 16, 52, 100, 112
—, initiale 16
Apnoe-Schwelle der Atmung 100
Arachnitis der hinteren Schädelgrube 58
Arbeit, Atemantwortkurve 88
Arbeit, Atemfrequenz bei 73
Art des Hirnprozesses 58
Arterienpunktion 32
Aspiration 102
Aspirationsatelektase 32
Astrup-Methode 33
ataktische Atmung 4
Atemäquivalent 7, 12, 30, 73, 111
—, normales 74
—, Verlauf nach Hirnschädigungen 78, 82
Atemamplitude 11, 36
Atemanaleptika 82
Atemantrieb, neurogener 6, 73
Atemantwortkurve 6, 31, 83
—, bei Bewußtlosigkeit 100
—, bei Hirntumoren 88
—, nach Hirnverletzung 88
—, Linksverschiebung 87
—, bei Narkose 100
—, bei Normalpersonen 83
—, Rechtsverschiebung 88
—, im Schlaf 100
—, Steilheit 83
Atemarbeit 87

Atemarrhythmie 40
Atembehinderung 10, 24, 26, 62, 100
Atemdepression (vgl. auch Hypoventilation) 8, 16, 108
Atemerregungskurven s. Atemantwortkurven 83
Atemform 17, 36, 109
—, Amplitudenstreuung 37
—, Art des Hirnprozesses 58
—, Atemäquivalent 73
—, Definition 36
—, Einteilung 37
—, nach Hirnoperationen 36, 57
—, bei Hirntumoren 36, 58
—, nach Hirnverletzungen 36, 37
—, beim Kind 21
—, Modulation 4
—, periphere Einflüsse 10
—, bei psychischen Störungen 11, 68
—, Rhythmus 3
—, typische 36
—, Veränderung durch Ausschaltung oder Reizung von Hirngebieten 2
—, Verlauf 69, 78
—, Zahl der Befunde 36
Atemfrequenz, bei Arbeit 72
— bei Hirnschädigungen 72
— bei Kindern 72
Ateminsuffizienz 10
Atemkrämpfe 7
Atemkrisen 12
Atemkurven, Ausmessung 37
Atemlähmung 16
Atemleistung 17
Atemminutenvolumen, bei Hirnschädigungen 72, 82
Atemmuskeln 9, 10
Atemregulation, klinische Beurteilung 113
Atemrhythmus, Entstehung 3
—, Schrittmacher 3
Atemruhelage 10
Atemsteuerung, durch Sauerstoffmangel 114
Atemstillstand 6, 9, 16, 52, 100, 112
—, nach Tracheotomie 103
Atemstörungen, allgemeine klinische Beobachtungen 22
—, Tierexperiment 24, 35
—, zentrale 11

Sachverzeichnis

Atemtic 14
Atem- und Tonusstörungen 113
Atemwege, Freilegung 101, 102
Atemzeitquotient, Verlauf nach Hirnverletzung 82
Atemzentrum, Automatie 3
—, Erregbarkeit 31, 83, 88, 112
—, — vgl. Atemantwortkurven
—, — bei Hirninfarkten 14, 97
—, — bei Hirntumoren 88
—, — nach Hirnverletzungen 88
—, — bei Poliomyelitis 14
—, Lähmung 71, 87
—, medulläres 3
—, Schaltzentrum 9
—, Zerfall des 52
Atemzug-Amplitude 36
Atmung, apneustische 4
—, arrhythmische 39
—, ataktische 4, 39
—, CO_2-Empfindlichkeit 84
—, Erregungsbildung 3
—, beim Kind 15, 20, 52, 83
—, Leistung 6
—, maschinenmäßige 49
—, pausenlose 4, 13, 50
—, periodische 5, 16, 41, 65, 70
—, —, Atemäquivalent 76
—, medullärer Typ 39, 47
—, normale, unregelmäßige 38
—, regelmäßige 4, 7, 8, 48, 111
—, regelmäßige, Atemäquivalent 77
—, Reizbildungszentrum 3
—, Schnapp- 50
—, Schrittmacher 71
—, Seufzer- 46
—, stark unregelmäßige 38
—, stark unregelmäßige, Atemäquivalent 75
—, unökonomische 10
—, unregelmäßige 37
—, —, Atemäquivalent 75
—, vergessene 12
—, Verlangsamung 4, 8
—, vertiefte, regelmäßige 4
—, willkürliche Regulation 9
—, wogende 45
—, —, Atemäquivalent 77
—, zentralnervöse Kontrolle 2
Atmungsaktivierung 7, 8, 10
Atmungsgrößen 115
Atmungshemmung 7, 8, 9, 10
Atmungsimpulse, absteigende Bahnen 9
Atmungs-Ökonomie 7
Atmungsregulatoren 71
Atmungsuntersuchungen, Art der Prozesse 27
atonische Pausen 4
Atosil 86
Atropin 109

Ausschaltungsversuche 2, 7

Basenabweichung = Base Excess = BE 34
Beatmung, künstliche 53
Behandlung nach schwerer Hirnverletzung 75, *100*, 107, 113
Bewußtlosigkeit 37, 69, 100
—, Lagerung 100
—, langdauernde, Atemantwortkurve 91
—, Lungenveränderungen 32
Bewußtseinsklarheit 68
Bewußtseinsstörung 11, 68
—, Atemantwortkurve 96
Bewußtseinstrübung 37, 69
Biotsche Atmung 40
Blutdruck, Verlauf nach Hirnverletzung 82
Blutentnahme, Arterienpunktion 32
Blutgase 17, 115
—, bei Hirnblutungen 18
—, bei Neugeborenen 20
—, bei Parkinson-Syndrom 20
Bolzenschußgerät 35
Bronchopneumonie nach Hirnschädigungen 11, 32, 72
Bronchorrhoe 99
Brückenwinkeltumor 54
Brustwandatmung 10
BTPS 30, 115
Buffer Base (BB) 34, 115

Carotisschlinge, beim Hund 35
Carotissinus 6
cerebrale Anfallsleiden 58
Chemoreceptoren 6
Cheyne-Stokes-Atmung 6, 19, 42, 43
Codein 109
Couplet periodic breathing 45
CO-Vergiftung 12, 18
CO_2 s. Kohlensäure

Decerebrierung 6
Diamox 85
Diffusionsatmung 82
Dolantin 85, 107, 109
Dromoran 85
Druckkonus, cerebellarer 22, 53
—, temporaler 18, 22
Drucksteigerung, intrakranielle 10, 22, 24, 53, 60, 65
—, intrakranielle, experimentelle 24
Durchgangssyndrom 37, 68
Dyskinesen, respiratorische 14
Dyspnoe 12, 73
—, kardiale 47

Encephalitis 14, 19, 52, 85
Emotion 7
epidurales Hämatom, Atemantwortkurve 90

Epilepsie 18
Erholung 67, 69, 71
Ermüdung 9
Erregbarkeit des Atemzentrums (vgl. auch Atemantwortkurven) 31, 83, 88, 112
— — bei Hirninfarkt 14, 97
— — bei Hirntumoren 88
— — nach Hirnverletzung 88
— — bei Poliomyelitis 14
Erregungsbildung der Atmung 3
Erste Hilfe, nach Hirnverletzung 25, 102
Erstickung 4
Erythrocyten-Aggregation 99
Erythrocytenzahl 33
Eupnoe 6
experimentelle Untersuchungen 16
extrapyramidale Bahnen 9

Fieber 72, 96
Foramen magnum, Meningiom 17
Formatio reticularis 3, 5
Frequenz der Atmung 72
Frühgeborene, Atmung 20
Funktionskomplex 9

Gähnen 51
Gähnkrämpfe 14
Gangliocytom 17
Ganglioplegica 103
Gasaustausch 73
Gasping 83
Gefäßkrankheiten des Gehirns 13, 58
Gehirn, Sauerstoffmangel 99
Gehirn s. Hirn-
Gemütsbewegung 7
Glaselektrode 34
Glioblastom 17, 61, 62
Gliom, frontal, Atemantwortkurve 92
Großhirn 7, 8
Grundumsatz 12
Gyrus cinguli 8
Gyrus hippocampi (B.N,A.) = Gyrus parahippocampalis (P.N.A.) 8

Hämatokrit 33
Hämatom, epidurales 90
—, hintere Schädelgrube 17
—, subdurales 59, 61
Hämatome, intrakranielle 52, 58, 90, 114
Hemiparese 11
Hemmungsmechanismus 97
Hämoglobingehalt 33
Halbseitenlähmung 10
Halothan 85
Hering-Breuer-Reflex 6
Herz, Reizbildungszentrum 4
Herzerkrankung, kongenitale 15
Herzspitzenstoß 50

Hirnabsceß 58
—, Atemantwortkurve 92
Hirnatrophie 60
Hirnblutung 18, 85
Hirndruck s. intrakranielle Drucksteigerung 22
Hirndurchblutung 10, 13, 99
Hirndurchblutungsstörungen 1, 13, 54, 60, 99
—, Atemäquivalent 73
—, Diagnostik 1
Hirnerkrankungen 11, 22
—, Symptomatologie 15
Hirngefäß-Aneurysmen 58
Hirngefäßkrankheiten 18, 22, 58
Hirninfarkte 18, 43, 85
—, Atemantwortkurve 97
Hirnkontusion, Atemantwortkurve 90
Hirnläsionen, experimentelle 9
—, klinische 9, 11
Hirnmassenblutungen 65, 71
Hirnmetastase, Atemantwortkurve 92
Hirnmißbildungen 58
Hirnödem 52, 67
Hirnoperationen 17, 36, 79, 92, 95
Hirnrinde 7, 8
Hirnschädigung 9, 11, 57, 60
—, Lokalisation 53, 57
Hirnstamm, caudaler 3, 71
—, Durchschneidung 4
—, oraler 4, 7
Hirnstammschädigung 104
Hirnstammtumor 17, 52, 54
Hirntrauma s. Hirnverletzung
Hirntumoren 6, 9, 11, 17, 22, 36, 58
—, Art 58
—, Atemantwortkurven 83, 88
—, Diagnostik 1
—, Lokalisation 25, 100
Hirnverletzte, Lagerung 100
—, Tracheotomie 100
Hirnverletzung 1, 6, 9, 11, 13, 15, 16, 17, 22, 36, 103
—, akutes Stadium 103
—, Atemantwortkurven 83, 88
—, Diagnostik 1
—, Erste Hilfe 25, 100
—, Kurznarkose bei 85
—, Lokalisation 53, 57
—, Sauerstoffaufnahme 13
—, Symptomatologie 15
—, Therapie 75
— beim Tier 16, 24
—, Verlauf von Atemgrößen 82
—, — von Kreislaufgrößen 82
Höhenatmung, Atemantwortkurve 88
Husten, krampfhafter 14
Hydrocephalus 58
Hyperkapnie bei Schnappatmung 82

Hyperpnoe s. Hyperventilation
Hyperthermie 60, 106
Hyperventilation 6, 13, 16, 18, 19, 74, 98, 106
—, Atemäquivalent 77
Hypokapnie 6, 16, 98
Hypophysenadenom 54
Hypothalamus 7
Hypoventilation 13, 19, 74, 108
—, essentielle, primäre alveoläre 14, 20
Hypoxämie 60

Inspiration, Bahnung 5
Inspirationskrämpfe 4, 6, 14
Insula Reili 8
intrakranielle Drucksteigerung 10, 22, 53, 54, 60, 65, 73
Intubation 102
—, Atemstillstand 103
—, Kreislaufversagen 103

Keilbeinmeningiom, Atemantwortkurve 92
Kind vgl. Neugeborene 83
—, Atmung 21
Kleinhirntonsillen, Druckkonus 83
klinischer Verlauf 69
— —, Atemäquivalent 77
Koeffizient der Atemantwortkurven s. Steilheit 84
Körpergewicht 47
Kohlensäure-Atemantwortkurven s. auch Atemantwortkurven 32, 83
— bei Hirntumoren 83
— nach Hirnverletzungen 83
Kohlensäurebindungskurve 17
Kohlensäuredruck, im Blut 9, 90, 115
— im arteriellen Blut, Messung 32
Kohlensäure-Empfindlichkeit der Atmung 84
Kohlensäure-Rückatmungsversuch 6, 16, 29, 31, 83
Kohlensäure-Schwelle 100
Kohlensäurespannung, alveoläre 32, 115
—, arterielle 32, 115
Komplikationen 67
Koordinationsgebiete 6
Kopfschmerzen 99
Krampfanfälle, cerebrale 18
Kraniopharyngiom 54
Krankengut 26
Kreislauf, Reizbildungszentrum 4
—, Überleben bei Atemstillstand 4
Kreislaufregulations-Störungen 1, 72, 99
Kreislaufversagen 72
— nach Tracheotomie 103
Kreislaufzentralisation 99
künstliche Beatmung 53
Kurznarkose, nach Hirnverletzung 16, 103, 106

Lähmung des Atemzentrums 87
Lagerung 49, 100
Lebensalter 60, 70
Leistung der Atmung 72
Liquordruck 25, 43, 65
—, bei Hyperventilation 99
Liquordrucksteigerung 18, 24, 25
Liquorfistel, nasale, Atemantwortkurve 90
Literaturübersicht 17
Lokalisation der Hirnschädigung 53
Lufthammer nach Foltz 35
Lunge, Diffusionsstörungen 60
—, Veränderungen nach Hirnschädigung 11, 32, 72, 99
Lungenabsceß 11, 32
Lungendehnung 6
Lungenembolie 72
Lungenentspannung 6
Lungenkomplikationen 11, 32, 72, 99, 104
Lungenödem 32, 104
Lungenveränderungen, entzündliche 11, 32
Lungenvolumen 10
lytische Mischung 107

maschinenmäßige Atmung 49
Massenblutung des Gehirns 65, 71
—, Atemäquivalent 73
Massenverschiebungen, intrakranielle 10, 23, 54, 60
medikamentöse Dämpfung 99
Medulla oblongata 3, 5, 12, 15, 53, 54
— —, Atemtypen 39, 47
Megaphen 85
Meningitis 14, 19, 40, 47, 52
—, Atemantwortkurve 90
Meßmethoden 28
Micoren 82
Mißbildungen des Gehirns 58
Mittelhirn 4, 7, 12
Mittelhirnkompression 18
Mittelhirntumor 54
Mittelhirn, Verletzung 83
Modulation der Atmung 71
Morphin 40, 85
Muskeltonus, gesteigerter 9, 96, 105
—, schlaffer 10, 96, 108
Muskulatur, quergestreifte 9

Narkolepsie 15
Narkose 7, 14, 16, 37, 45, 49, 62, 74, 100, 104
—, nach Hirnverletzung 103
Narkotica bei Hirnverletzungen 85, 88, 108
Nembutal 85
Nephritis 22
N. glossopharyngeus 6
N. vagus 4, 6, 10
Neugeborene, Atmung 21, 83
Noeud vital 3

Nomenklatur 115
Normal Buffer Base (NBB) 34
Normalwerte 115
Normothermie-Behandlung 103
Notarztwagen 102
Nucleus amygdalae 8

O_2 s. Sauerstoff
Oblongata s. Medulla oblongata
Ökonomie der Atmung 72
Oligopnoe 22
Olive 3
Operation nach Hirnverletzung 104
Orbitalhirn 8

Panthesin-Hydergin 107
Paraganglien der thorakalen Aorta 6
Parkinson-Syndrom 7, 14, 19, 92
pausenlose Atmung 4, 13, 50
Periodische Atmung 5, 16, 41, 65, 70
— —, Atemäquivalent 76
Peripherie, Einflüsse auf die Atmung 10
pH-Messung 33
Phenothiazine 85, 103, 107
Pleuraerguß 11, 32
Poliomyelitis 12, 14, 20, 85
Polycythämie 14, 20
Pons 4, 12, 13, 15, 54
Ponsblutungen 57, 85, 98
Ponstumor, Atemantwortkurve 92
Prognose des Atemstillstands 53
—, infauste 71
psychische Störungen 68
— —, Symbole 37
Pufferbase (BB) 34, 91, 93
Pulsfrequenz, Verlauf nach Hirnverletzung 82
Punktion der Arterien zur Blutentnahme 32
Pyramidenbahnsystem 9

regelmäßige Atmung 48, 71, 111
— —, Atemäquivalent 77
Regelungslehre 9
Regulatoren der Atmung 71
Reizversuche 2, 7
Residualvolumen 10
respiratorische Dyskinesen 14
reticuläres System, Reizzustand 97
Rückenlage 101
Rückenmarksläsion 11

Säure-Basen-Gleichgewicht 87
Salicylsäure 85
Sauerstoffaufnahme 13, 73
—, Verlauf nach Hirnverletzung 82
Sauerstoffmangel des Gehirns 99, 114
Sauerstoff-Mangel-Receptoren 6
Sauerstoffsättigung des Blutes 35, 91, 93
Schädelhirntrauma, beim Hund 35

Schädelhirnverletzung s. Hirnverletzung
Schaltzentren 9
Schlaf 6, 9, 49, 85, 88, 100
Schlafmittel-Vergiftung 12, 40
Schluckauf 14, 52
Schmerzschwelle 99
Schnappatmung 4, 47, 50, 57, 67, 70, 101, 111
—, Atemäquivalent 77
—, Hyperkapnie 82
—, bei Neugeborenen 83
Schnüffeln 14
Seitenlagerung 101
Seufzeratmung 6, 46
—, Atemäquivalent 77
Singultus 14, 52
Sludge-Phänomen 99
spezifische Ventilation 73
Spirometrie 28
Stammganglien, Tumoren 18
Standardbicarbonat 34, 91, 93
Standard-Ventilation 98
stark unregelmäßige Atmung 38, 75, 95
— — —, Atemäquivalent 75
stereotaktische Operationen 7
STPD 30, 115
Streckkrämpfe 103, 113
Streckstarre 103
Subarachnoidalblutung 60
subcorticale Strukturen 7
subdurales Hämatom 59, 81
Symbole der Atmungsgrößen 115
— der Bewußtseinsstörungen 37
Syringobulbie 12, 17
Syringomyelie 22
Systemerkrankungen des Zentralnervensystems 13, 18

Tachypnoe 7, 72
Temperatursteigerung 72, 96
Temporalhernie 18
Temporallappen 8
Temporallappen-Kontusion 81
Thalamus 7
Therapie 75, *100*, 107, 113
Thiopental 85, 104
Thorakographie 28
Thoraxbewegung 10
Thrombocyten-Aggregation 99
Tierexperiment, Atemform 4, 16
—, intrakranielle Drucksteigerung 24
—, Hirnverletzung 16
—, Reizversuche 8
Tod 16, 69
tödliche Verläufe, Atemäquivalent 78
Tonuseinbrüche 71
Tonusminderung 108, 113
Tonussteigerung 113
Tonusstörungen, Atemantwortkurve 96

Sachverzeichnis

Tracheotomie 30, 37, 100, 101, 108
—, Atemstillstand und Kreislaufversagen nach 103
—, Zwerchfelltonus 50
Tractus solitarius 3
Trauma s. Hirnverletzung
—, Erste Hilfe 25, 100

Unregelmäßige Atmung 37
— —, Atemäquivalent 75
Unruhe, nach Hirnverletzung 99, 103, 113

Vasoconstriction 99
vegetative Dämpfung 37, 49, 77, 99, 103, 113
Ventilation, spezifische 73
Ventilatorkühlung 106
Ventrikulographie 65
vergessene Atmung 12
Verlauf s. Zeit nach Hirnschädigung 67
—, klinischer 69, 111
—, —, Atemäquivalent 77

Vierhügelplatte 4
vierter Ventrikel 3

Wasser- und Elektrolytregulation 60
Weckmittel 100
wogende Atmung 45
— —, Atemäquivalent 77
Wutdämpfung 9

Zahnradatmung 19
Zeit, nach der Hirnschädigung 66
—, des Verlaufs 73
Zentralnervensystem, Systemerkrankungen 13, 18
Zusammenfassung 109
Zwerchfellatmung 10
Zwerchfelltonus 50
Zwischenhirn 7

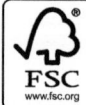

If you have any concerns about our products,
you can contact us on
ProductSafety@springernature.com

In case Publisher is established outside the EU,
the EU authorized representative is:
**Springer Nature Customer Service Center GmbH
Europaplatz 3, 69115 Heidelberg, Germany**

Printed by Libri Plureos GmbH
in Hamburg, Germany